结核病学继续医学教育培训系列教材　许绍发◎丛书主编



# 结核病治疗新进展

首都医科大学附属北京胸科医院
北京市结核病胸部肿瘤研究所　组织编写

唐神结　李　亮◎主编

北京科学技术出版社

图书在版编目(CIP)数据

结核病治疗新进展/唐神结，李亮主编. — 北京：北京科学技术出版社，2017.1

（结核病学继续医学教育培训系列教材）

ISBN 978-7-5304-8767-9

Ⅰ.①结… Ⅱ.①唐… ②李… Ⅲ.①结核病–治疗–继续教育–教材 Ⅳ.①R520.5

中国版本图书馆CIP数据核字（2016）第291857号

**结核病治疗新进展**

**主　　编：**唐神结　李　亮
**策划编辑：**宋玉涛
**责任编辑：**周　珊
**责任校对：**贾　荣
**责任印制：**李　茗
**图文制作：**樊润琴
**出 版 人：**曾庆宇
**出版发行：**北京科学技术出版社
**社　　址：**北京西直门南大街16号
**邮政编码：**100035
**电话传真：**0086-10-66135495（总编室）
0086-10-66113227（发行部）　0086-10-66161952（发行部传真）
**电子信箱：**bjkj@bjkjpress.com
**网　　址：**www.bkydw.cn
**经　　销：**新华书店
**印　　刷：**三河市国新印装有限公司
**开　　本：**720mm × 1000mm　1/16
**字　　数：**252千字
**印　　张：**18
**版　　次：**2017年1月第1版
**印　　次：**2017年1月第1次印刷
ISBN 978-7-5304-8767-9/R·2226

**定　价：48.00元**

结核病学继续医学教育培训系列教材

# 丛书编委会

**名誉主编** 端木宏谨 傅 瑜 马 玙

**主　　编** 许绍发

**副 主 编** 张宗德 蔡 超 李 亮

**编写秘书** 周 爽 黄艳伶

《结核病流行和预防控制》

**主　编** 刘宇红 李 亮

《结核病诊断新进展》

**主　编** 陈效友

《结核病治疗新进展》

**主　编** 唐神结 李 亮

《结核病护理新进展》

**主　编** 王秀华 聂菲菲

《结核病合并相关疾病》

**主　编** 初乃惠 高微微

《结核病相关疑难病例》

**主　编** 高孟秋

# 编者名单

**主　编**

唐神结（首都医科大学附属北京胸科医院）

李　亮（首都医科大学附属北京胸科医院）

**副主编**

谭守勇（广州市胸科医院）

吴　琦（天津市海河医院）

王卫华（武汉市肺科医院）

高孟秋（首都医科大学附属北京胸科医院）

**编　者**（以姓氏笔画为序）

丁卫民（首都医科大学附属北京胸科医院）

王　璞（重庆医科大学附属第一医院）

王卫华（武汉市肺科医院）

王娉婷（武汉市肺科医院）

戈启萍（首都医科大学附属北京胸科医院）

卢水华（上海市公共卫生临床中心）

兰汀隆（首都医科大学附属北京胸科医院）

刘一典（同济大学附属上海市肺科医院）

严广璇（首都医科大学附属北京胸科医院）

杜　鹃（武汉市肺科医院）

李　元（首都医科大学附属北京胸科医院）

李　红（同济大学附属上海市肺科医院）

李　亮（首都医科大学附属北京胸科医院）
吴　琦（天津市海河医院）
何文静（四川大学华西医院）
宋言峥（上海市公共卫生临床中心）
初乃惠（首都医科大学附属北京胸科医院）
张　静（首都医科大学附属北京胸科医院）
张惠勇（上海中医药大学附属龙华医院）
陆　宇（首都医科大学附属北京胸科医院）
陈效友（首都医科大学附属北京胸科医院）
陈雪融（四川大学华西医院）
范　俊（首都医科大学附属北京胸科医院）
范　琳（同济大学附属上海市肺科医院）
段鸿飞（首都医科大学附属北京胸科医院）
秦世炳（首都医科大学附属北京胸科医院）
敖国昆（解放军第309医院）
袁保东（武汉市肺科医院）
顾　瑾（同济大学附属上海市肺科医院）
高孟秋（首都医科大学附属北京胸科医院）
高微微（首都医科大学附属北京胸科医院）
唐　恺（首都医科大学附属北京胸科医院）
唐神结（首都医科大学附属北京胸科医院）
梅早仙（天津市海河医院）
鹿振辉（上海中医药大学附属龙华医院）
董伟杰（首都医科大学附属北京胸科医院）
谭守勇（广州市胸科医院）

# 序

人类与结核病的斗争经历了漫长的岁月，结核病至今仍是危害人体健康的主要传染病之一。人体以肺为主的多个组织器官都会感染结核分枝杆菌，结核病的临床诊断费时耗力，现代短程化疗也需历时 6 个月以上，还有复发和耐药之虞。在我国，结核病死亡率居各种传染病之首。

有效控制结核病是我们肩负的重任，面对摆在面前的诸多难题，我们首要的任务是学习、掌握相关的知识和技术，应对结核病危害的挑战。医学知识浩如烟海，在互联网上可以搜索到的结核病相关结果约 2430 万个。“结核病学继续医学教育培训系列教材”为我们解答了结核病相关难题，帮助我们提高结核病临床诊断的能力，从而使结核病患者获得更快、更好的治疗效果。

“结核病学继续医学教育培训系列教材”由首都医科大学附属北京胸科医院组织编写，总主编为首都医科大学附属北京胸科医院院长、北京市结核病胸部肿瘤研究所所长许绍发教授。该丛书的编写和出版将为解决结核病临床诊治面临的难题提供正确的思路和科学的方法。

“结核病学继续医学教育培训系列教材”共分为六册:《结核病流行和预防控制》《结核病诊断新进展》《结核病治疗新进展》《结核病护理新进展》《结核病合并相关疾病》《结核病相关疑难病例》。全套书涵盖内容全面，共 100 余万字。

首都医科大学附属北京胸科医院精心组织100余位来自全国各地各单位的专家，汇集了国内结核病及相关学科的高精尖人才，其中有白发苍苍的老专家，也有风华正茂的学科领军人物，更不乏年轻有为的后起之秀，他们来自结核病及相关学科的知名单位，大多是本学科的骨干，在临床、科研、防治领域辛勤耕耘，具有丰富的经验，取得了明显的成绩，获得了多项成果。专家们积极参与编写，使该丛书得以博采众长。该丛书体现了结核病的多学科特点，结核分枝杆菌多侵入肺部，但人体各组织器官皆可由此发病，不断发展的医学逐步将分子生物学、介入技术和磁共振等现代高科技手段引入结核病的诊断、治疗和预防。该丛书着眼于“三个结合”——理论与实际相结合、普及与提高相结合、临床与科研及防治相结合，对相关新技术在结核病领域的应用做了重点论述，对传统学科和新学科在结核病领域的应用做了全面介绍，并将多种相关疾病以及患者护理、感染控制、健康教育等融为一体。

期盼该丛书成为广大医务人员，尤其是从事结核病医疗、教学、科研和防治工作者的良师益友。让我们展望未来，共同实现控制结核病的远大目标。

端木宏谨

2016年11月

# 前　言

结核病仍然是危害人类生命健康的主要传染性疾病之一。我国是全球30个结核病高负担国家之一，也是30个耐多药结核病高负担国家之一，还是全球30个结核病/艾滋病双重感染高负担国家之一，结核病疫情仍然十分严重。近年来，国内外结核病领域研究进展迅速、亮点纷呈，在结核病临床治疗方面的研究更是十分活跃，硕果累累。为了全面、准确、及时地向结核病防治工作者展示结核病治疗方面国内外所取得的进展和成就，我们特编写了《结核病治疗新进展》一书。

本书全面综述了国内外结核病临床治疗领域的最新进展和最新热点，内容涵盖了结核病化学治疗、结核病免疫治疗、结核病介入治疗、结核病外科治疗、结核病营养支持治疗、结核病中医药治疗、耐药结核病治疗、特殊人群结核病治疗、肺结核危急重症治疗以及非结核分枝杆菌病治疗等方面。全书分9章，共21节，达20余万字。抗结核新药、结核病治疗新方案、结核病治疗性疫苗和宿主导向治疗、支气管结核综合介入治疗、结核病外科手术治疗方式的探讨、耐药结核病不同化疗方案等，均是本书的亮点。本书力求新颖、实用，资料完整，内容翔实，文字精练，层次清楚，适合从事结核病临床、基础、控制工作以及相关专业人员阅读与参考。由于时间仓促加之主编的水平有限，不妥之处，敬请广大读者给予批评指正。

本书在编写过程中得到了首都医科大学附属北京胸科医院、北京市结核病胸部肿瘤研究所、中国疾病预防控制中心结核病防治临床中心领导的大力支持和帮助，在此表示衷心的感谢。非常感谢各位编委在百忙之中不辞辛苦撰写了优质的书稿。

唐神结　李　亮

2016年11月于北京

# 目 录

## 第五章 结核病其他治疗进展



## 第六章 耐药结核病治疗进展



## 第七章 特殊人群结核病治疗进展



## 第八章 肺结核危急重症治疗进展



## 第九章 非结核分枝杆菌病治疗进展

# 第一章
# 结核病化学治疗进展

## 第一节　抗结核新药

20世纪90年代中期耐药结核病席卷全球，再次威胁到人类的生命健康，全球的结核病防治工作面临着严峻的考验和挑战。结核病治疗依然使用已有四五十年历史的药物，治疗疗程长，患者依从性差，不断出现耐多药结核病（multidrug resistant tuberculosis，MDR-TB），甚至广泛耐药结核病（extensive drug resistant tuberculosis，XDR-TB）。对耐多药结核病的治疗复杂、昂贵、治愈率低且不良反应多；对广泛耐药结核病（XDR-TB）几乎没有有效的药物。现有的药物远远不能满足结核病治疗的需要。

抗结核新药的研发难度大、研究周期长，且同时由于缺乏商业利益，很长时间内抗结核新药的研究几乎处于沉寂状态。2000年全球抗结核药物发展联盟（TB Alliance）、美国结核病试验合作组织（TBTC）和绿灯委员会（GLC）的成立，以及全球各大制药公司的加盟，为研制新的抗结核药物提供了重要平台。抗结核新药的研发近年获得重大突破，贝达喹啉和德拉马尼已分别被美国食品和药物管理局（FDA）和欧洲药品管理局（EMA）批准用于MDR-TB的治疗，还有一些化合物在抗结核临床开发产品线中进行开发。本节主要介绍抗结核新药研究的背景、现状及挑战。

## 一、现有药物无法满足结核病治疗需要

结核病疫情目前依然严峻，药物治疗是结核病防控的重要手段。1943年世界上第一个有效的抗结核药物链霉素（SM，S）诞生，20世纪70年代初利福平（RFP，R）问世，使得结核病的治疗疗程大幅缩短，疗效显著提高。但是利福平耐药随之出现，更糟糕的是，2006年出现了对一线和二线药物均耐药的广泛耐药结核病。由于缺乏甚至没有市场激励，40多年来，几乎没有任何专门治疗结核病的新药诞生。

目前，全世界治疗结核病的一线药物仍然主要为少数几个四五十年前发明的药物，而二线药物往往价格较贵且相对一线药物效果不甚理想，疗程长、疗效差、不良反应严重。结核病治疗存在诸多问题。首先是疗程太长而且十分复杂。对药物敏感的结核病患者需要接受4种药药联合的治疗方案，疗程达6～9个月，每天服药多达13粒；耐多药或广泛耐药结核病患者需在18～30个月服用7种以上药物，治疗失败率高、药物毒性大。这使患者很难完成治疗，并给各地卫生保健体系带来很大负担，尤其是结核病多发的资源贫乏地区。其次，治疗不规范往往会产生耐药性疾病，给治疗带来更大困难，大大增加治疗费用。同时，现有标准结核病治疗方案与一些常见的用于治疗艾滋病的抗逆转录病毒疗法（antiretroviral therapy，ART）不兼容。然而结核病却是导致艾滋病患者死亡的首要原因，而且艾滋病患者患活动性结核病的风险越来越高。根治结核病的主要挑战之一是潜伏性结核感染（LTBI）的存在，治疗LTBI的主要问题是疗程漫长和有重大安全问题，迫切需要研发抗结核新药。

## 二、抗结核新药的特征

理想的抗结核药物应该具有快速杀菌活性，不仅对复制结核分枝杆菌有效，并且具有强大的灭菌活性，对持留结核分枝杆菌也有作用，可缩短治疗疗程。另外，新药应该有不同于现有抗结核药物的作用机制，以保证其对耐药结核病有效。新药还应具有不良反应少，与抗艾滋病药物和其他抗结核药物没有相互拮抗作用，并且有良好的药物代谢动力学性质，能够一日1次口服给药，以提高患者依从性等特点。为了让所有结核病高负担国家的患者能够得到治疗，新药还应该价格低廉。

## 三、结核病药物的临床开发

抗结核药物的开发主要通过新化合物的发现、现有抗结核药物的结构改造和老药新用实现。

### （一）新型抗结核药物

1.贝达喹啉（Bedaquiline，Bdq，B，TMC207，也称R207910）　贝达喹啉是二芳基喹啉类代表性药物，2012年美国FDA加速批准了强生公司旗下用于治疗耐药性结核病的药物贝达喹啉。贝达喹啉成为近40年来首个具有全新作用机制的抗结核药物，同时也是有史以来首个明确用于MDR-TB治疗的药物。贝达喹啉分子式为$C_{32}H_{31}BrN_2O_2$，相对分子质量555.51。其作用机制为选择性抑制某种细菌的腺苷三磷酸（ATP）合成酶，其作用的靶位为ATP合成酶的低聚体亚单位C（AtpE）。贝达喹啉仅对分枝杆菌ATP合成酶有选择性抑制作用，而对真核生物（如人类）的线粒体ATP合成酶无抑制作用。贝达喹啉对结核分枝杆菌（MTB）具有很好的选择性和抑制活性（MIC为0.03～0.12mg/L），对耐药菌株[包括耐链霉素、异烟肼（INH，H）、利福平、乙胺丁醇（EMB，E）、吡嗪酰胺（PZA，A）和氟喹诺酮类药物]具有同等的抗菌活性，对休眠菌具有良好的灭菌效果，对大多数非结核分枝杆菌（NTM）均具有良好的抗菌作用。且该化合物与吡嗪酰胺具协同作用，联合用药有缩短治疗周期的可能。与传统的抗结核药物之间无交叉耐药性，耐药突变率低。

Ⅰ期临床试验研究显示，贝达喹啉可以被快速吸收并分布到组织，其半衰期长，组织再分布缓慢。血浆和组织中的半衰期分别为43.7～64.0小时和28.1～92.0小时。人体给药约5小时可出现最大血药浓度，之后呈三重指数下降，给药剂量低于700mg时，最大血药浓度（Cmax）和药时曲线下面积（AUC）均表现出很好的线性相关性。贝达喹啉经CYP3A4酶代谢产生活性代谢产物，与利福平联合使用会使酶的作用降低50%。饮食可以将贝达喹啉的吸收提高2倍。具有良好的耐受性，没有明显的不良反应。对贝达喹啉随机开放的早期杀菌活性（early bactericidal activity，EBA）研究表明，其400mg/d浓度所获得的EBA与异烟肼和利福平相仿。贝达喹啉治疗MDR-TB的随机双盲安慰剂对照的Ⅱb期1阶段临床试验显示，治疗8周痰培养阴转率（48%，10/21）明显高于对照组（9%，2/23）。FDA报告的重大安全问题主要是贝达喹啉使患者的QT间期延长、肝毒性风险增加以及更高的死亡率。2016年报道了贝达喹啉进行的包括中国在内的11个国家31个单位参加的采用单臂研究、非盲法、多中心临床试验，将符合入选和排除标准的大于18岁经痰培养证实的MDR-TB及XDR-TB患者选入该项研究，入选患者在MDR-TB治疗方案的基础上加用贝达喹啉。贝达喹啉的剂量与用法为：第1～2周，每次400mg，一日1次，口服；第3～24周，每次200mg，每周3次，口服。贝达喹啉治疗结束后，患者继续接受原治疗方案96周。主要疗效终点为贝达喹啉治疗24周期间痰培养阴转时间。共有233例患者入选，其中148例（63.5%）为MDR-TB；44例（18.9%）为广泛耐药结核病前期（pre-XDR-TB）；38例（16.3%）为XDR-TB；有3例对抗结核药物敏感的结核病患者入选后剔除。这些患者中既往曾使用过二线抗结核药物者203例（87.1%），肺部空洞大于2cm者148例（63.5%）。发生与贝达喹啉可能相关的不良反应77例（33%），其中严重不良反应1例（0.4%）。20例（8.6%）患者在24周内因各种不良反应中断治疗，治疗过程中死亡12例（5.15%）。在最终纳入疗效分析的205例患者中，治疗24周的痰菌阴转率为79.5%（163例），平均痰菌阴转时间为57天。治疗结束（120周）时的痰菌阴转率为72.2%，其中MDR-TB、pre-XDR-TB和XDR-TB的痰菌阴转率分别为73.1%、70.5%和62.2%。证明含贝达喹啉方案治疗MDR-TB或XDR-TB能够获得良好的疗效，且患者多可以耐受，不良反应较少。

2.硝基咪唑吡喃类

（1）德拉马尼（Delamanid，Deltyba，Dlm，OPC-67683）。该药是由日本大冢制药有限公司研发的具有全新作用机制的硝基咪唑类抗结核药物，2014年5月获欧盟委员会批准上市。

硝基咪唑类化合物，最初用作癌症化疗中的放射增敏剂，后来的研究发现其对培养的复制期结核分枝杆菌具有抑制活性，在小鼠结核感染模型具有显著体内活性。以CGI-17341作为硝基咪唑类先导化合物进行结构改造，合成一批3位取代的硝基咪唑类化合物，其中超过100种化合物抗结核活性超过或与CGI-17341相当，而且没有致突变性，德拉马尼正是这类新化合物之一。对敏感和耐药结核分枝杆菌的最低抑菌浓度（MIC）为0.006～0.024μg/ml。德拉马尼与一线药物利福平、异烟肼、乙胺丁醇和链霉素联合给药不产生相互拮抗作用；另外，它和利福平或乙胺丁醇联合使用在体外实验中表现出了较好的协同作用。小鼠慢性感染模型实验显示，该药治疗效果优于现有药物，且无交叉耐药性，口服剂量0.625mg/kg。对免疫系统受损的小鼠进行的体内实验显示，这种药物可能对结核病和艾滋病联合感染的患者有效。OPC-67683的半衰期长，不会被CYP代谢。

在对101例患者的Ⅰ期临床试验中，德拉马尼的安全性、耐受性和药效学研究结果较满意，主要临床试验数据未在同行评议期刊发表，可从欧洲药品管理局官方报告中获得。正在招募儿童MDR-TB患者的非随机临床试验，旨在确定儿童服用德拉马尼的剂量及安全性，结果值得期待。Ⅱ期临床试验中，Diacon等用

4种不同剂量组（100，200，300，400mg；1次/日）的德拉马尼对54例利福平敏感的结核患者早期杀菌活性（EBA）研究发现，德拉马尼的平均EBA为中等强度，菌落下降计数是0.04 logcfu/（ml·d），且各剂量组患者安全耐受。随后，Gler等的一项随机、安慰剂对照、多中心Ⅱ期临床试验中，481例MDR-TB患者入组，在2个月的短程联合疗法中，含德拉马尼（100mg，2次/日）的优化背景方案试验组患者痰菌液体培养阴转率较安慰剂组高（分别是45.4%、29.6%）。虽然临床上未见QT间期明显延长（＞500毫秒）的报道，但含德拉马尼的方案（200mg，2次/日；100mg，2次/日）中QT间期延长发生频率高于安慰剂组（分别为13.1%、9.9%和3.8%），且这些病例中QT间期延长均与临床表现（如心律失常或晕厥）无关，说明这一不良反应与德拉马尼的使用有关。Skripconoka等在该方案的后续开放性研究中发现，包含德拉马尼治疗时间≤2个月疗程的方案与治疗时间≥6个月的方案相比，满意的结果（治愈和完成治疗）由55%上升到74.5%，而且MDR-TB患者死亡率由8.3%下降到1%。该方案的Ⅲ期临床试验预计在2017年5月结束，我们期待其更多安全性和疗效的评估结果。即将启动的由法国无国界医师（Médecins Sans Frontières France）赞助的包含德拉马尼的新联合方案［Dlm，Bdq，氯法齐明（CfzC），左氧氟沙星（Lfx），莫西沙星（Mfx），利奈唑胺（LZD），PZA］旨在研究其安全及疗效，结果值得期待。总之，德拉马尼使用安全且耐受性良好，临床试验中出现的引起研究者们最关注的主要不良反应是QT间期延长，其中低蛋白血症或许是促使其发生的危险因素；其他不良反应包括恶心、腹痛、头痛、失眠等有待进一步考证。

（2）Pretomanid（PA-824，Pa）。由全球抗结核药物开发公司联盟研发，是对结核分枝杆菌有较高活性的硝基咪唑类新化合物。PA-824抗菌活性优于异烟肼，对敏感结核分枝杆菌和耐利福平结核分枝杆菌的MIC值为0.015～0.25mg/L，最低有效剂量为12.5mg/kg，最小抑菌剂量为100mg/kg，接近INH在人体内的抑菌活性。氧氟沙星和PA-824的联合给药最为有效，并且不易复发。PA-824和异烟肼联合给药虽然不产生协同作用，但是能够阻止PA-824的选择性和异烟肼耐药菌突变。与吡嗪酰胺联用产生协同作用，疗效与标准疗法相当。研究发现，PA-824实际上是一种前药，需要经过生物还原即黄素依赖的硝基还原酶进行激活，这种酶在哺乳动物中缺失，但在结核分枝杆菌中存在，正是酶的特异性保证了该类药物的安全性。已经证明，PA-824 耐药性的产生主要是由于为还原反应提供电子的特殊葡萄糖-6-磷酸酶缺失。PA-824最初在动物模型中具有较差的口服吸收利用度和较低的药物递送效率，但通过改造将其制成环糊精脂质体后，在水溶液中的溶解度从0.02mg/ml提升至7.5mg/ml，生物利用度从2%上升至40%。PA-824在小鼠体内的半衰期较短（3 ~ 4小时），但是组织分布率较高，尤其在肺和脾中的分布比血浆中分别高5倍和4倍。人体口服不同剂量PA-824时，均可在4 ~ 5小时达到最大血药浓度，半衰期为16 ~ 20小时。PA-824的Ⅱ期临床试验在痰菌阳性的结核病患者中进行，结果显示：PA-824在每日100 ~ 200mg剂量范围内是安全有效的，患者耐受性良好，并没有明显的不良反应报道；此外，早期杀菌活性与PA-824剂量相关，血清中药物浓度水平与剂量及药时曲线下面积呈正相关。最新的一项联合治疗方案（Bdq-Pa-LZD）于2015年3月启动，旨在对耐药结核病患者的安全性及疗效进行评价。从以上研究结果看，PA-824用于MTB的治疗是安全有效的。对于PA-824联合莫西沙星使用可能出现QT间期变化，有关研究正在进行。

（3）TBA-354。TBA-354是第二代窄谱具有抗结核作用的硝基咪唑类化合物，对复制期和非复制期MTB具有良好的体外抗菌活性，对MTB标准菌株$H_{37}Rv$和临床分离株（敏感株或耐药株）均具有良好抗菌活性。Upton等的研究中，TBA-354对复制期$H_{37}Rv$的MIC值与德拉马尼相同（0.004μm），且均比PA-824（0.034μm）低。TBA-354对10株MTB敏感或耐药的临床分离株的MIC值范围是0.02 ~ 0.36μm，同样比PA-824（0.38 ~ 1.39μm）低。在治疗小鼠MTB感染急慢性模型中，它表现出时间和剂量依赖性体内杀菌活性，其杀菌效能和德拉马尼相似，且强于PA-824。在一项新疗法的小鼠感染模型研究中，单药疗法的TBA-354

功效是PA-824的5～10倍，联合贝达喹啉时功效是PA-824的2～4倍。与PA-824和德拉马尼相比，最显著的特点是生物利用度高。TBA-354穿透力良好，受食物影响较小（区别于德拉马尼），它半衰期长，最终半衰期为8～12小时，这提示它未来可能用于每日1次的抗结核治疗方案中。于2015年1月进入Ⅰ期临床试验，对健康受试者的安全性、耐受性及药动学进行了评估，目前该研究已完成，但未公布相关数据结论，即将进入Ⅱ期临床试验。

3.咪唑并吡啶类 Q203　Anaflous等于2004年最早报道了咪唑并吡啶类化合物具有抗MTB活性，Q203则是韩国Pasteur研究所于2013年报道的，Q203对包括MDR-TB和XDR-TB在内的MTB具有优秀的体内外活性和良好的药物代谢动力学特征及良好的安全性。该研究所与瑞士诺华制药通力合作以加快开发，于2015年8月进入Ⅰ期临床试验。

### （二）重新利用和改造的抗生素

1.氟喹诺酮类药物　早期和临床前研究表明，氟喹诺酮类化合物通过抑制DNA合成而呈现出显著的抗结核分枝杆菌作用；含氟喹诺酮类化合物的抗结核治疗方案比标准治疗方案有更强大的杀菌活性，并且在短疗程治疗后可有效治愈结核病患者，复发率低。目前用于结核病治疗的常用氟喹诺酮类药物包括氧氟沙星、左氧氟沙星、莫西沙星和加替沙星。2014年在《新英格兰医学杂志》上发表了三项含氟喹诺酮类化疗方案的临床试验，目的都是为了缩短肺结核的治疗疗程。在REMoxTB试验中，评价用莫西沙星替代异烟肼或者乙胺丁醇的4个月联合化疗方案。在OFLOTUB/Gatifloxacin项目中，加替沙星在强化期替代乙胺丁醇；在2个月的巩固期中与异烟肼、利福平组成新的联合方案。在RIFAQUIN试验中，强化期莫西沙星代替异烟肼；巩固期：一种用2个月的每周2次的标准剂量利福喷丁和莫西沙星，另一种用4个月的每周1次的高剂量利福喷丁和莫西沙星。在2个月时，这3个研究中观察到的痰菌阴转率与Ⅱ期临床试验的数据一致，含有氟喹诺酮类药物的方案略好；但是这并没有预测到灭菌活性和复发率。这意味着在结核病患者中将抗结核治疗疗程从6个月缩短至4个月疗效不确切。Ⅱ期数据的不连贯性和Ⅲ期的结果进一步说明小样本数据限制了预测短疗程治疗的成功性。而对于基础结核病生物学的研究可以更好地了解和预测试验进程。Kalita等对比了左氧氟沙星与利福平治疗结核性脑膜炎的疗效和安全性。在印度的开放随机对照研究中，结合患者临床表现、MRI及脑脊液检查结果诊断结核性脑膜炎。患者随机分为左氧氟沙星（10mg/kg，最高500mg）组或者利福平（10 mg/kg，最高450mg）组。同时还使用异烟肼、吡嗪酰胺、乙胺丁醇、泼尼松龙和阿司匹林。主要终点是死亡，次要终点是6个月致残情况，复查MRI改变和严重不良事件（SAE）。结果显示：左氧氟沙星组有21.7%（13/60）患者死亡，利福平组有38.3%（23/60）患者死亡（$P$=0.07）。Cox回归生存分析显示：左氧氟沙星组优于利福平组（危险比2.13，95%$CI$：1.04～4.34，$P$=0.04）。意向治疗分析显示：左氧氟沙星组有21.3%（10/47）患者恢复不良，而利福平组为13.5%（5/37）。复查MRI示两组间无差异。左氧氟沙星组有16例因严重不良事件（SAE）停止治疗者，而利福平组为4例（$P$=0.01）。作者认为，左氧氟沙星在降低死亡率方面优于利福平，而致残情况与利福平相仿。左氧氟沙星可用于结核性脑膜炎的治疗，尤其是合并肝损伤且没有癫痫发作的患者。

2.噁唑烷酮类　噁唑烷酮类是一类新型蛋白质合成抑制剂类抗生素，具有较强的抗革兰阳性菌和抗结核分枝杆菌的作用。利奈唑胺于2000年通过美国FDA认证在美国上市。最近研究发现大部分MDR-TB对利奈唑胺敏感，临床研究结果显示，利奈唑胺治疗耐多药结核病取得了令人满意的临床效果。利奈唑胺最严重的不良反应为外周神经炎和骨髓抑制（包括血小板减少症、贫血等），应注意密切观察。推荐开始时每日治疗剂量1200mg，每日2次；为减少不良反应，4～6周后减少至600mg，每日1次；疗程暂推荐3～6个月。

已合成两个新的噁唑烷酮类化合物PNU-10048和AZD5847（Posizolid）。通过抑制细菌蛋白质的合成而发挥抗结核作用。PNU-10048显示对结核分枝杆菌的体外活性优于利奈唑胺，对MTB敏感株的MIC为0.25 μg/ml，在结核病小鼠模型中的活性明显，PNU-10048与莫西沙星、吡嗪酰胺的联合方案显示较标准方案的利福平、异烟肼、吡嗪酰胺具有更好的活性。一项多剂量研究显示PNU-10048与吡嗪酰胺具有协同作用，此外，长期、复发研究显示，PNU-10048与贝达喹啉联合具有很强的抗结核作用，这些结果表明，PNU-10048有可能缩短药物敏感肺结核和耐药性肺结核的疗程。PNU-10048在动物体内的首过效应明显，其代谢产物的MIC与原药相近，当其血药浓度及AUC均低于利奈唑胺时，仍可表现出更高的抗结核活性。对人体给药1000mg时，可在1～2小时达最大血药浓度，更高的给药剂量会使血药浓度降低。在Ⅰ期临床试验及健康受试者药物代谢动力学的研究中，PNU-10048显示耐受性良好，未发现严重不良反应。AZD5847是阿斯利康研发的新的噁唑烷酮类化合物，Ⅰ期临床试验已经完成，Ⅱa期临床试验在2012年开始进行。噁唑烷酮类药物对结核分枝杆菌能够很好地抑制，临床应用的主要顾虑在于它们的毒性。

### （三）重建现有的抗结核药物

1.利福霉素类　利福霉素类抗结核药物与利福平的作用机制相同，均作用于RNA聚合酶β亚单位从而抑制MTB转录过程。研究表明，利福喷丁（Rft）比利福平半衰期更长，药物暴露量更大，当其联合异烟肼治疗时，可以一周给药一次，有望缩短治疗周期。利福平、利福喷丁和利福布丁这3种药物具有高度的交叉耐药性，但有研究结果表明，利福喷丁和利福布丁（Rfb）对利福平低耐药菌株仍保留一定的杀菌活性，尤以利福布丁的效果更为显著。基于抗结核药物和抗病毒药物间的相互影响，在耐药结核病患者合并艾滋病的情况下，宜选用利福布丁。

2.乙二胺类　乙胺丁醇的衍生物SQ109由Sequella公司通过对一系列乙二胺类化合物高通量筛选而得到。虽与乙胺丁醇药效基团都为1，2-乙二胺，但作用机制不同，并非乙胺丁醇类似物，SQ109可抑制分枝杆菌细胞壁的生物合成及细胞生长。对敏感和耐药结核分枝杆菌都表现出很好的活性（MIC为0.16～0.64 μg/ml），与乙胺丁醇没有交叉耐药性，对乙胺丁醇耐药的菌株对SQ109仍然敏感。在体外活性测试中， SQ109和利福平或异烟肼的联合用药表现出协同作用，而且与其他一线治疗药物不相互拮抗。SQ109和利福平是一个非常有潜力的组合，二者的联合用药，在低浓度水平下就能达到对结核分枝杆菌99%的生长抑制，并且对利福平耐药的菌株也有效。这一协同作用是通过利福平诱导结核分枝杆菌CYP酶活化SQ109产生活性的氧化代谢产物起效的。SQl09在小鼠体内的杀菌效果优于乙胺丁醇，有望替代乙胺丁醇加入联合用药。SQl09口服给药吸收快但不完全，最大血药浓度出现在1小时以内，在动物体内的口服生物利用度为3.8%～12%，半衰期为5.3～29.3小时，而在人体内的半衰期可长达61小时。口服给药后药物在组织中的分布浓度高于血浆，在肝脏中的分布率最高，SQl09对动物和人的血浆蛋白结合率为6%～23%，SQl09进入体内后的首过效应明显，肝脏代谢速度很快，人肝脏中的CYP2D6和CYP2C9可能是作用于SQl09的主要代谢酶。在 2007年完成的第1份Ⅰ期临床试验报道中，经口服给药后SQ109能够快速、广泛地作用于组织，另外，由于它的半衰期足够长，每周1次的给药也是可能的，没有相关严重副作用的报道。2007年1月该药获得“快速通道”地位，同年10月，被FDA批准为“罕用药物”。Ⅱ期临床试验除进行早期杀菌活性、安全性等研究外，还继续进行与抗结核药物联合应用的对敏感及耐药结核病患者的安全性、有效性评价。

## （四）临床前新化合物

1. BTZ043　BTZ043属于新苯并噻嗪类化合物，通过抑制差向异构酶DprEl的活性来抑制MTB细胞壁的合成。由于很难分离得到活性的DprEl，所以BTZ043具体的作用过程还不清楚。BTZ043在体外表现出了对结核分枝杆菌生长的毫微摩尔级的杀菌活性。在急性或慢性MTB感染的动物模型中，BTZ043与异烟肼和利福平相比表现出有效性。BTZ043对结核分枝杆菌药物敏感菌株、MDR和XDR临床分离菌株都具有活性。最重要的是，BTZ043与其他抗结核药物或候选药物，如利福平、异烟肼、乙胺丁醇、贝达喹啉、PA-824、莫西沙星、美罗培南（有或无克拉维酸）及SQ109联合应用时没有拮抗作用。几乎所有的相互作用都有相加作用，而当BTZ043与贝达喹啉联合应用时观察到协同作用。

2.DC-159a　DC-159a是新型喹诺酮类化合物，主要作用于MTB的DNA回旋酶。DC-l59a具有很好的体外抗结核活性，MIC为0.03～0.13μg/ml，MIC90为O.06 μg/ml，对突变的DNA回旋酶同样具有高抑制活性，因此也可作用于喹诺酮耐药菌株，其MIC为0.13～1 μg/ml，MIC90为0.5 μg/ml，比莫西沙星和加替沙星分别低了8倍和4倍。在DC-159a的作用下，感染小鼠存活率明显升高且具有剂量依赖性，治疗效果明显优于莫西沙星、加替沙星、异烟肼和利福平。同时，DC-159a也具有良好的早期杀菌活性。小鼠口服给药100 μg/ml，最大血药浓度为8.22 μg/ml，半衰期为1.51小时，肺组织分布率较高。DC-159a现在仍处于临床前研究阶段，由于它对喹诺酮耐受的结核分枝杆菌具有很强的体内外杀菌活性，因此，具有成为抗多药耐药结核新型药物的潜力。

3.FAS-20013　FAS-20013 是β-磺基甲酰胺类化合物，它可以抑制MTB中ATP的合成，也可以通过干扰脂质的生物合成来抑制细胞壁的生成。FAS-20013对MTB敏感株及多药耐药株的MIC均为0.78 μg/ml，在24小时内的杀菌率大于99%，且对潜伏状态下的菌株仍然有效。它的抗结核活性与药物的暴露时间相关，而与浓度峰值无关。小鼠对FAS-20013的口服生物利用度高（＞90%），给药30分钟时可达最大血药浓度，血浆中的半衰期约1.5小时。它可被肝微粒体少量代谢，主要以原药的形式经肾脏消除。FAS-20013在大于60倍MIC的浓度下未表现出毒副作用，其临床前研究仍在进行中。

4.CPZEN-45　CPZEN-45是由卡普拉霉素半合成而来的核苷类抗生素，其作用机制还未明确，CPZEN-45在体内外均表现出明显的抗结核活性，对MTB敏感株和多药耐药株的MIC分别为1.56 μg/ml、6.25 μg/ml，且对体外休眠状态的菌株也有效。在与其他药物联合使用时，其活性可以得到显著提高。CPZEN-45仍处于临床前研究阶段，更多的性质及作用靶点仍需进一步研究。

5.SQ641　SQ641是一种己脲啶霉素（CM）类似物，可作用于细菌所特有的移位酶1，抑制细胞壁的合成，从而发挥抗结核作用。SQ641对MTB敏感株的MIC为0.5 μg/ml，比其他抗结核药物的杀菌速度更快，活性维持时间长达55小时，对多药耐药菌株也有效。同时，SQ641与乙胺丁醇、链霉素和SQ109之间都存在很强的协同作用。SQ641的水溶性较差，且受细胞外排作用的影响，使得其体内活性受到限制，为了改善SQ641的水溶性和体内活性，采用水溶性维生素E的类似物TPGS，对SQ641进行增溶或制成SQ641-TPGS微粒体，结果显示SQ641在小鼠体内的抗菌活性可明显增强，肺部活菌数显著降低，与异烟肼联合使用时作用更加显著。目前，SQ641还处于临床前研究阶段，SQ641有望成为新型的抗结核药物。

除上述化合物之外，仍有很多极具潜力的抗结核化合物没有列出，如Q201，正在进行临床前研究，相关的研究信息逐渐被详细报道。

## 四、新靶点筛选

随着对药物抗结核新靶点研究的不断深入，针对新靶点进行药物筛选和设计已成为发现新型抗结核药物的重要途径，特别是针对多药耐药结核以及潜伏期结核的药物筛选，已成为当今结核病研究的重中之重。

结核分枝杆菌全基因组的公布使基于靶标的药物筛选渐入佳境。基于代谢途径或者信号通路的多靶点筛选也在抗结核新药筛选中得到了应用。从潜伏感染时期的结核分枝杆菌的代谢组和蛋白组特征来寻找药物靶标，进而寻找能针对持留感染的结核分枝杆菌也是一个不错的思路。这种策略不但有助于寻找能缩短治疗时间的药物开发工具，也有助于了解分枝杆菌在宿主中的生活特性。值得提出的是，研究者发现吡嗪酰胺的水解产物吡嗪酸（Pyrazinoic acid，POA）通过结合到核糖体蛋白S1（RpsA）来实现对反式翻译过程的抑制，这也是吡嗪酰胺在饥饿、酸性环境、低氧以及能量代谢抑制剂存在的情况下具有更好活性的原因。这提示结核分枝杆菌自身抵御宿主压力损伤的机制是解决持留菌问题理想的药物靶点。

## （一）MmpL

结核分枝杆菌基因组有13个基因编码12RND（耐药、结节和细胞分裂）蛋白，被命名为MmpL。RND蛋白通过细胞质膜转运阳离子、阴离子或者中性化合物，包括各种药物、重金属、脂肪族和芳香族溶剂、胆汁盐、脂肪酸、去污剂、染料。*MmpL*3是生长必需基因，*MmpL*4、*MmpL*7、*MmpL*8和*MmpL*11这4个基因的突变造成了结核分枝杆菌在小鼠中毒性减弱。MmpL4和MmpL5直接介导含铁细胞输出，MmpL3和MmpL11介导亚铁红素的摄取。这些蛋白在铁平衡中起着重要作用，而铁是所有生物体包括致病菌的必需营养成分，但是哺乳动物免疫系统用各种方法限制致病菌摄取铁。因此，MmpL蛋白可以作为抗结核药物的靶点。MmpL3作为分枝菌酸的跨膜转运体，介导分枝菌酸穿过细胞膜运输到细胞表面。许多针对MmpL3靶点的抑制剂已经筛选出来用于开发抗结核新药，SQ109就是其中的代表。MmpL3的转运机制和底物特异性还需要进一步阐释。

## （二）ClpP蛋白酶

ClpP蛋白酶是保守的蛋白酶介导损伤或者错误折叠蛋白质的降解。结核分枝杆菌编码同源ClpP1和ClpP2，2个七聚环顶端靠在一起形成蛋白酶的催化腔。ClpP蛋白酶多聚体和Clp ATP酶形成蛋白水解复合物而产生活性。Acyldepsipeptide抗生素ADEP4能激活持留结核分枝杆菌中的ClpP蛋白酶，引起成熟蛋白质的非特异性降解，从而杀灭非复制结核分枝杆菌。不像利福平只是抑制，ADEP4是降解和彻底杀灭持留结核分枝杆菌。考虑到目前结核分枝杆菌的耐药形势以及结核分枝杆菌持留菌造成治疗失败的经验，ClpP作为治疗靶点开发出新的抗结核药物清除持留结核分枝杆菌尤为重要。这也提示有可能这类药物对缩短联合化疗方案疗程有效。

### （三）其他靶点药物筛选

在后基因组时代，通过各种先进的生物学技术手段，筛选出了许多潜在的药物靶点。我国科学家在结核分枝杆菌靶点药物筛选上也做出了主要贡献，揭示了潜在的抗结核治疗策略。针对核糖体蛋白L12-L10相互作用抑制剂的筛选、泛酸合成酶抑制剂的筛选、以丙氨酸消旋酶为靶点的筛选、蛋白激酶B抑制剂的发现、蛋白激酶A为靶点的筛选等，发现一批有抗结核活性的化合物。

## 五、新药研发的挑战

新型抗结核药物的研发是一个非常具有挑战性的工作。结核病的治疗需要多种药物组合，研发方案相对于其他的单药治疗药物研发增加了难度。此外，在这一领域数十年的研究停滞，由于市场缺乏激励和投资，增加了抗结核药物研发能力和知识的差距。

（1）对于结核病的生物学突破的需要。结核病治疗的根本问题之一就是结核病的治疗需要一个相当长的时间。科学的突破，需要更好地了解结核分枝杆菌的“休眠”或“持留”现象，使新的治疗策略得到发展。“休眠”或“持留”是机体与病原体相互作用的结果，因此，更有效的治疗策略应包括使用化疗药物消除免疫缺陷，以及通过免疫治疗来调节机体环境。

（2）对于一个更强有力的管线的需要。结核病的治疗需要3个或3个以上更有效的药物组合，以防止耐药性的发展。为了满足目前的结核病治疗所未达到的需求，特别是解决耐多药结核和结核合并人类免疫缺陷病毒（HIV）双重感染的问题，目前第一线治疗方案的所有化合物都需要更换。为了实现这一目标，我们需要发展一种新的药物组合，需要新机制的药物强大管线。

（3）增加全球临床试验能力的需要。全球进行随机对照临床试验的能力还很有限，需要大量的能力建设以支持全面评估开发新的化合物。

（4）对于预测疗效的生物标志物的需要。结核病药物开发的主要挑战之一是缺乏预测性生物标志物。结核病极其漫长的评估，需要临床治疗或复发后治疗12～24个月。发现和确定可早期预测疗效的生物标志物将显著加快新型抗结核药物的研发。

结核病药物研究和开发的最新进展是令人鼓舞的。但是，为了消除作为公共卫生问题的结核病，目前结核病药物管线是不够的。我们需要发现新的更多的化合物。我们需要增加全球临床试验的能力，使这些新化合物可以迅速进行评估。我们需要确定预测生物标志物来缩短完成临床试验所需的时间。最重要的是，我们需要实现新的发现战略和发展途径，才能把真正革命性的方案带给结核病患者。

（陆　宇）

## 第二节　结核病化学治疗新方案

结核病化疗新方案的目标包含以下4个方面：①缩短疗程；②更好的耐受性；③对耐药菌株有效；④可负担性。随着抗结核新药的研发及越来越多的临床研究证实，含新药的初治敏感结核方案和耐药结核方案得到临床进一步应用，提示对提高疗效和缩短疗程有很大帮助；另外一些老药如氯法齐明、莫西沙星、加替沙星和环丝氨酸等“老药新用”，疗效也得到了更多的临床验证。一般认为，由2～3种新药组成的方案才称之为新方案；但是，一些刚上市的新药其临床应用还得不到保证，一些很有希望的待上市新药尚在临床研究后期。因此，除了新药外，利用现有的药物进行重新组合形成所谓的新方案也很有必要。世界卫生组织（WHO）《耐药结核病治疗指南（2016年版）》较2011年版有所不同。2016年版指南指出：基于MDR-TB方案中药物有效性和安全性的最近证据，对传统MDR-TB治疗方案中的抗结核药物进行了重新分组，将氯法齐明和利奈唑胺列为核心二线药物，从而为耐药结核病的治疗提供了可靠的指导。

## 一、药物敏感肺结核新方案

### （一）初治敏感肺结核新方案

1.利福喷丁代替利福平的方案　对于初治肺结核患者，利福平是很重要的一个杀菌剂。但是利福平有肝损伤、过敏反应、胃肠道反应、骨髓抑制等副作用，部分患者使用受限制。利福喷丁在小鼠模型上抗结核治疗作用良好，目前并未广泛推荐应用于初治敏感肺结核患者，在人类的最佳剂量还不清楚。

Dorman等使用不同剂量的利福喷丁联合异烟肼、吡嗪酰胺和乙胺丁醇治疗涂阳肺结核患者。利福喷丁使用剂量为10、15、20 mg/（kg・d），强化期共治疗8周，对照组使用利福平。主要终点是不耐受方案无法继续治疗，强化期结束时痰菌阴转率作为疗效评定指标。两组的退组率相似[利福平组 8.2%；利福喷丁组10、15、20 mg/（kg・d）分别为3.4%、2.5%、7.4%]。强化期结束时利福平组81.3%的患者固体培养基法分枝杆菌阴转，而利福喷丁组10、15、20mg/（kg・d）的固体培养基阴转率分别为92.5%（$P$=0.097）、89.4%（$P$=0.29）、94.7%（$P$=0.049）。其中高剂量[20mg/（kg・d）]组利福喷丁的阴转率高于利福平组，且具有统计学意义。作者认为，利福喷丁耐受良好且安全，强化期结束时痰菌阴转率与利福喷丁的剂量相关。将来的试验可以研究高剂量的利福喷丁方案是否能把治疗时间缩短为少于6个月。

杨慧君使用利福喷丁和利福平在初治肺结核患者中进行比较，发现治疗组（利福喷丁组）总有效率（93.75%）明显高于对照组（利福平组，（78.13%），组间比较差异显著（$P$<0.05），有统计学意义；且治疗组白细胞、血小板、谷丙转氨酶、尿酸等指标水平均优于对照组，组间比较差异显著（$P$<0.05）。吴颖也发现利福喷丁组患者痰菌阴转率、病灶吸收有效率、空洞闭合有效率均高于利福平组，差异均有统计学意义（$P$<0.05）；利福喷丁组患

者胃肠道反应、皮疹、肝功能异常和白细胞减少等不良反应发生率均低于利福平组，差异有统计学意义（$P<0.05$）。李威等使用*Meta*分析的方法对利福喷丁与利福平治疗肺结核的疗效与安全性进行了评价。作者检索了万方数据库、维普数据库、超星数据库、CNKI数据库、PubMed、中国医院数字图书馆、SionMed、The Cochrane Library数据库公开发表的关于利福喷丁与利福平治疗肺结核的临床随机对照试验，共检索到65篇随机对照试验研究（randomized controlled trial，RCT）文献，根据纳入标准与排除标准，共纳入17个研究，通过*Meta*分析方法，运用RevMan 5.3软件对纳入的文献进行分析。结果共纳入RCT文献17篇，总样本量为2704例。其中利福喷丁治疗组为1377例，利福平治疗组为1327例，以空洞闭合率、病灶吸收率、痰菌阴转率作为疗效指标。其合并OR值分别是1.57（95%*CI*:1.23～2.00）、1.91（95%*CI*：1.15～3.16）、2.24（95%*CI*：1.42～3.53），其差异均有统计学意义（*P*值均小于0.05）。不良反应方面，利福喷丁组与利福平组除关节痛的发生率[（利福喷丁组：1.0%（14/1377），利福平组1.1%（15/1327）]差异无统计学意义（$\chi^2=0.08$，$P>0.05$）外，肝功能异常、皮疹、白细胞降低、发热、蛋白尿、胃肠道等不良反应的发生率较利福平组均有显著差异，具有统计学意义（*P*值均小于0.05）。作者认为，与利福平相比，利福喷丁在促进空洞闭合、病灶吸收、痰菌阴转方面疗效更显著；其安全性也优于利福平。

2.莫西沙星加入标准方案　Chen等通过*Meta*分析评价了莫西沙星联合标准方案（莫西沙星组）治疗初治结核的疗效和不良反应。作者搜索了Medline、Cochrane、EMBASE和Google Scholar（截止时间为2015年2月12日）上的相关研究，最后筛选出了6个研究共2056个病例。莫西沙星组与标准方案组（HRZE）比较，痰培养阴转的比值比为1.60（95%*CI*：0.93～2.74，$P=0.089$），提示没有显著性差异。两组间严重不良事件的比值比为OR=0.94（$P=0.862$），也没有显著性差异。通过*Meta*分析，作者认为：尽管目前在一线方案中加入莫西沙星治疗敏感结核病以提高培养阴转率的报道越来越多，但是，仍然需要更多的随机对照试验来进一步证明其有效性。

3.含硝基咪唑类药物的新方案

（1）PA-824。PA-824为二环硝基咪唑类药物，对结核分枝杆菌有较高的活性，是目前比较有希望的待上市药物。PA-824、莫西沙星和吡嗪酰胺（方案缩写为PaMfxZ）的联合方案在小鼠肺结核模型中，比标准四药的联合方案似乎具有更好的杀菌和灭菌活性。为了评估杀菌活性，对小鼠进行4个月的药物治疗，然后监测复发。研究发现，PaMfxZ方案具有很强的早期杀菌活性，并且至少与异烟肼、利福平、吡嗪酰胺和链霉素的联合方案同样有效。2015年Dawson等报道使用PA-824、莫西沙星和吡嗪酰胺三药联合方案治疗初治涂阳敏感肺结核患者，PA-824剂量为100mg（MPa100Z组）或200mg（MPa200Z组），标准治疗组使用HREZ。MPa200Z组（$n$=54）的0～56天的杀菌活性为0.155（95%$CI$：0.133～0.178），明显大于标准治疗组（$n$=54）的0.112（95%$CI$：0.093～0.131）；不良事件的频率与标准治疗组相似；校正的QT间期不超过500毫秒；新方案中的任何药物均没有出现表型耐药。2015年正在进行中的临床试验STAND（shortening treatment by advancing novel drugs）是一个值得期待的研究，此为全球结核病药物开发联盟发起的针对药物敏感肺结核的Ⅲ期临床试验。试验中不同剂量和时间跨度（4～6个月）的3药联合方案（PA-824、莫西沙星和吡嗪酰胺）与标准方案（HRZE）进行有效性、安全性和耐受性的比较。希望这种新药和新方案的结合，为敏感甚至耐药结核病的治疗带来新的希望。

Diacon等对PA-824、新药Bedaquiline以及已有的药物吡嗪酰胺和氯法齐明组成的不同方案进行了体外活性的研究，以14天的早期杀菌活性为研究要点。初治涂阳肺结核患者随机接受B-Z-C、B-Pa-Z、B-Pa-C、B-Pa-Z-C、单药 C或Z14天的标准方案治疗。结果显示：B-Z-C的早期杀菌活性为0.124（95%$CI$：0.035～0.214）；B-Pa-Z为0.167（95%$CI$：0.075～0.257）；B-Pa-C为0.076（95%

*CI*：0.005～0.145）；B-Pa-Z-C为0.115（95% *CI*：0.039～0.189）；标准方案组为0.151（95% *CI*：0.071～0.232）；单药Z为0.036（95% *CI*：-0.026～0.099）；单药C单独或联合使用时没有活性，为-0.017（95% *CI*：-0.085～0.053）。新方案的耐受性和安全性均良好。作者认为，含新药PA-824方案在治疗结核病中是一个有潜力的方案。

（2）TBA-354。属于硝基咪唑类的新一代衍生物，在临床中展现出比德拉马尼和PA-824更高的活性和代谢稳定性。Tasneen等用单药治疗小鼠结核模型，使用PA-824和TBA-354及合用贝达喹啉、吡嗪酰胺、Sutezolid、加或者不加氯法齐明。单药治疗证实TBA-354的活性是PA-824的5～10倍，但是突变株对PA-824和德拉马尼有交叉耐药。联合使用贝达喹啉时TBA-354的活性为PA-824的2～4倍。而且，当TBA-354的使用剂量达到PA-824剂量时，TBA-354的灭菌活性更高。最重要的是，在贝达喹啉、Sutezolid加或不加吡嗪酰胺的方案中加入任意一种硝基咪唑类药物都能显著提高灭菌活性，从而可能为进一步缩短疗程提供帮助。

4.缩短疗程的新方案　肺结核抗结核治疗的疗程越长，患者不规则服药率就越高，就会导致治愈率降低和耐药性的产生。因此，进一步缩短结核病的化疗疗程迫在眉睫，近年来进行了很多缩短疗程的探索，这些研究主要集中在药物敏感的初治涂阳肺结核患者。但是，任何缩短疗程的试验方案都应该以不增加再燃和复发的概率为前提，目前的方案不尽人意，尚需进一步扩大临床验证。

（1）含莫西沙星或加替沙星的4个月超短程方案。WHO推荐氟喹诺酮类用于不能使用一线四联方案的敏感结核病患者。先前的研究显示使用氟喹诺酮类能缩短治疗疗程并提高疗效，为此，不断有研究者探索将喹诺酮类加入抗结核方案。Velayutham等研究了在标准方案中加入莫西沙星治疗初治涂阳HIV阴性的肺结核的疗效。患者被随机入组[HRZEMfx（每日服用）]或[HRZE（每周3次）]。入组莫西沙星组中95%的患者及入组对照组中81%的患者在2个月时痰培养阴转

（$P<0.001$）。这个结果提示HRZEMfx每日使用方案能提高2个月末的痰培养阴转率。张春晓等使用2HREZMfx/2HRMfx的方案与标准初治方案进行随机对照试验。莫西沙星组患者治疗第8、16周痰结核分枝杆菌阴转分别为40和44例，明显高于对照组的34和35例，两组比较差异有统计学意义（$P<0.05$）；治疗结束后，莫西沙星组患者阴转率为95.65%，明显高于对照组86.96%，两组比较差异有统计学意义（$P<0.05$）。因此，作者认为莫西沙星的超短程治疗方案治疗初治菌阳肺结核患者可有效改善其临床症状，且安全可靠，值得临床推广应用。Ziganshina等回顾分析了2013年3月6日前发表的氟喹诺酮类作为一线药物在治疗可能敏感的肺结核患者中的疗效。作者共筛选出5个随机对照试验（1330例患者），入选的试验没有少于6个月的方案。最后结论为：在一线方案中添加一种氟喹诺酮或用氟喹诺酮替代乙胺丁醇或异烟肼能否减少死亡或复发、增加8周时痰培养阴转率，目前证据尚不充分。Gillespie等进行了随机双盲安慰剂对照的Ⅲ期临床试验，用莫西沙星分别代替异烟肼和乙胺丁醇的短程化疗。异烟肼组方案为：4HRZMfx/2安慰剂，乙胺丁醇组为4REZMfx/2安慰剂，对照组为标准方案2HREZ/4HR，观察主要终点为随机后18个月的治疗失败率或复发率。按照完成方案分析，异烟肼组85%预后良好、乙胺丁醇组为80%、对照组为92%。对照组和异烟肼组比较，差异为6.1%（97.5%$CI$：1.7～10.5），和乙胺丁醇组比较，差异为11.4%（97.5%$CI$：6.7～16.1）。这个结果与调整后的意向治疗分析结果一致。与对照组相比，异烟肼组和乙胺丁醇组在固体和液体培养基中培养阴性时间的风险比在1.17～1.25之间，且所有患者95%可信区间均大于1，显示异烟肼组、乙胺丁醇组痰菌阴转所需时间短。3、4级不良反应各组间差别无统计学意义，异烟肼组127例（19%），乙胺丁醇组111例（17%），对照组123例（19%）。结果显示两个含莫西沙星的方案在早期使细菌负荷迅速下降，但并未显示出非劣效性治疗效果，说明含莫西沙星的4个月方案不适用于药物敏感结核病患者。有作者研究了用莫西沙星联合大剂量利福喷丁间歇服药方案的疗效。非耐药初治涂阳肺

结核患者被随机分配进入下列3个治疗方案。①对照组：2HREZ/4HR，全程每日用药；②4个月方案组：2MfxREZ/2Rpt（900mg，BIW）Mfx（400mg，BIW），强化期每日用药，继续期每周2次用药；③6个月方案组：2MfxREZ/4Mfx（400mg，QW）Rpt（1200mg，QW），强化期每日用药，继续期每周1次用药。观察的终点是治疗失败和复发。从南非、津巴布韦、博茨瓦纳、赞比亚共入选827例患者，28%合并HIV感染。根据完成方案分析，对照组治疗效果不佳占4.9%，6个月方案组占3.2%（与对照组的矫正后差异为－1.8%；90%*CI*：－6.1～2.4），4个月方案组占18.2%（与对照组的矫正后差异为13.6%；90%*CI*：8.1～19.1）。根据调整的意向治疗分析，治疗效果不佳在对照组为14.4%，6个月方案组为13.7%（与对照组的矫正后差异为0.4%，90%*CI*：－4.7～5.6），4个月方案组为26.9%（与对照组的矫正后差异为13.1%，90%*CI*：6.8～19.4）。作者认为，巩固期给予每周大剂量利福喷丁及莫西沙星的6个月抗结核方案和对照组比较疗效相同，4个月方案的疗效差于对照组方案。Merle等进行了一项Ⅲ期临床试验，评估含加替沙星4个月方案治疗利福平敏感肺结核患者的有效性和安全性。在撒哈拉沙漠以南的5个非洲国家开展了一项非劣效性、随机、开放、对照的临床试验。病例入选标准如下：年龄18～65岁，涂片阳性、利福平敏感、新发肺结核患者。对照组采用标准6个月短程化疗方案（2个月强化期应用异烟肼、利福平、乙胺丁醇和吡嗪酰胺，继续期应用异烟肼和利福平4个月）；试验组采用4个月方案（强化期采用加替沙星400mg/d代替乙胺丁醇2个月，继续期2个月应用加替沙星、异烟肼和利福平）。主要疗效终点事件是不利治疗结果（包括治疗结束后24个月各组治疗失败率、复发率、死亡率或退组率），并且根据国家进行调整。非劣效界值设为6%。结果显示：共纳入1836例患者，两组的基线特征均衡可比。治疗结束后24个月时，调整后的不利事件结果试验组与对照组之间的差为3.5%（95%*CI*：－0.7~7.7）（1356例患者的意向性分析结果显示：试验组不利事件21.0%，对照组17.2%）。研究国家之间存在异质性：两组不利事件结果之间的差异从几内亚−5.4%到塞内加尔12.3%，*P*=0.02。与4个月方案相比，标准化疗方案有较高的退组率（5.0% *vs*2.7%）、较高的治疗失败率（2.4% *vs*1.7%）和较少的复发率（7.1% *vs*14.6%）。没有证据表明4个月方案延长了QT间期或增加了血糖代谢障碍的风险。作者认为，4个月方案与标准化疗方案的主要疗效终点事件比较未显示出非劣效性结果。Jawahar等将初治涂阳肺结核患者分为3组，治疗方案分别为2GfxHRZ$_3$/2GfxHR$_3$、2MfxHRZ$_3$/2MfxHR$_3$和2HREZ/4HR。结果显示：含加替沙星方案、含莫西沙星方案以及标准方案在疗程结束时的痰菌阴转率分别为95%、98%和98%；随访2年复发率分别为15%、11%和6%。作者认为，含氟喹诺酮类药物4个月间歇方案近期疗效满意，但远期疗效较差。目前，国际结核联盟关于4个月的超短程化疗方案的研究还在进行中。

（2）含氯法齐明的超短程方案。Tyagi等使用氯法齐明来缩短初治涂阳结核病的疗程。在小鼠结核模型中比较了4个月的氯法齐明组（2HRZCfz/2 HRCfz）和6个月的标准方案组（2HREZ/4HR）的疗效差异，以治疗期间大鼠肺和脾脏内分枝杆菌菌落计数及治疗结束后6个月内培养阴性的比例作为判定疗效的依据。第1周时实验组中氯法齐明没有表现出作用，第2周开始氯法齐明组的菌落计数明显少于标准方案组。氯法齐明组培养阴转时间是3个月，而标准方案组为5个月。相应的无复发治愈，氯法齐明组为3个月，标准方案组为6个月。作者认为，氯法齐明是一种有前景的可能缩短抗结核疗程的药物，它能至少缩短大鼠模型中一半的治疗疗程（3个月*vs*6个月）。但因氯法齐明可导致皮肤变色、QT间期延长等不良反应以及药物代谢动力学等问题，将会阻碍用于初治敏感肺结核。

（3）大剂量利福平与利福喷丁的4个月方案。Boeree等报道在一项大剂量利福平研究中，利福平35mg/kg qd+标准剂量异烟肼、吡嗪酰胺和乙胺丁醇，12周后痰菌阴转，危险比为1.75，95%*CI*：1.21～2.55，比标准疗法降低了危险比。但如果疗程为4个月，8周后痰培养阳性率在大剂量组和常规剂量组分别为10%和15%，预测复发率为13%，此复发率较高，不可能被结核病控制中心接受。

Dorman等报道大剂量利福喷丁（1200mg qd）方案治疗4个月，其复发预测率也高达13%。

（4）含新药贝达喹啉、PA-824的方案。新药贝达喹啉和PA-824联合已有的药物吡嗪酰胺和氯法齐明，可能有助于缩短药物敏感结核和耐药结核的治疗疗程，目前尚处于研究中。PA-824 100mg或200mg qd+莫西沙星+吡嗪酰胺，8周后痰培养，前者阳性率17%，后者阳性率7%。如果仅给药4个月，预计复发率分别是16%和10%，也存在较高的复发风险。

## （二）复治涂阳敏感肺结核新方案

目前，复治肺结核的化疗方案仅在初治方案的基础上在强化期和巩固期各增加了一种药物并延长疗程（2SHRZE/6HRE），这个统一的方案是否能担当起治疗的重任，不少学者对此都存有疑问，并进行了一些研究和探讨。

1.含左氧氟沙星的方案　针对复治涂阳肺结核患者，赵丽等在常规方案（HRZE）基础上加用左氧氟沙星。结果显示：治疗组患者临床治疗总有效率为82.35%，并发症发生率为5.88%，同对照组患者的58.82%和26.47%相比，差异有统计学意义（$P<0.05$）。作者认为，左氧氟沙星联合抗结核常规化疗方案治疗复治涂阳肺结核临床效果较为理想。李继雄研究分析左氧氟沙星联合抗结核化疗方案治疗复治涂阳肺结核所取得的效果，评价其应用价值。选择2012年3月至2014年3月作者所在医院68例复治涂阳肺结核患者，实施分组处理，其中34例归入对照组，给予常规抗结核化疗方案实施治疗，其余34例纳入观察组，在对照组基础上加用左氧氟沙星开展治疗，比较两组患者临床疗效。结果显示：观察组总体治疗有效率为94.1%，显著优于对照组的73.5%（$P<0.05$）。作者认为，针对复治涂阳肺结核患者，同时采用左氧氟沙星联合常规抗结核化疗方案能够大大提高临床疗效，改善患者的生活质量。范琳娟观察了左氧氟沙星联合治疗复治菌阳肺结核的临床疗效。将90例复治涂阳肺结核患者随机分为治疗组及对照组各45例。化疗方案：治疗组在采用常规抗结核药物（利福平、异烟肼、吡嗪酰胺、乙

胺丁醇）治疗的同时，加用左氧氟沙星治疗；对照组单纯给予常规抗结核药物治疗，疗程均为8个月。观察病灶吸收、空洞关闭、痰菌阴转情况及该药不良反应。结果发现，临床治疗总有效率为82.35%和94.1%（$P<0.05$）；治疗期满，治疗组痰菌阴转率为90.4%，对照组痰菌阴转率为56.8%；治疗组病灶吸收总有效率为88.1%，对照组病灶吸收总有效率为59.1%；治疗组空洞闭合或缩小35例（83.3%），对照组空洞闭合或缩小20例（45.4%），治疗组明显高于对照组，两组间差异有显著性（$P<0.01$）；治疗组和对照组因不良反应的退出率分别为6.7%和2.2%（$P>0.05$）。作者认为，左氧氟沙星联合治疗复治涂阳肺结核可明显提高痰菌阴转率，促进病灶吸收，疗效满意，不良反应小，有较高的临床推广价值。

有的患者对链霉素无法耐受或不愿使用，临床上常见的情况是用左氧氟沙星代替链霉素。刘宇红等对复治肺结核患者的这两种情况进行了总结分析，发现疗程结束时，链霉素组和左氧氟沙星组患者的治疗转归各项指标经精确概率法检验，差异均无统计学意义（$P$值均大于0.05）；化疗后两组间不同时间点胸部影像学表现，好转率比较差异亦无统计学意义（$\chi^2$值分别为2.75、0.464和1.578，$P$值均大于0.05）；疗程结束时两组患者空洞闭合率分别为34.1%（14/41）和28.6%（8/28），差异无统计学意义；不良反应发生率链霉素组为20.6%（21/102），左氧氟沙星组为26.8%（11/41）（$\chi^2=0.656$，$P>0.05$）。作者认为，在某些因特殊原因不能使用链霉素的患者，在具备正确检测和评估的前提下，也可以适当考虑使用氟喹诺酮类药物替代链霉素。

2.含利福布丁和莫西沙星的方案　蔡炼东等对复治涂阳肺结核患者随机分组，治疗组使用利福布丁联合莫西沙星（2HRfbZEMfx/6HBE）方案，对照组使用标准复治方案（2HRZES/6HRE）。治疗组痰菌阴转率85%（68/80）、病灶吸收率87.5%（70/80）、复发率7.5%（6/80），均明显优于对照组痰菌阴转率35.0%（28/80）、病灶吸收率43.8%（35/80）、复发率45.0%（36/80）；组间比较痰菌阴转率（$\chi^2$=35.3，$P$<0.05）、病灶吸收率（$\chi^2$=25.6，$P$<0.01）、复发率（$\chi^2$=33.8，$P$<0.01），差异均有统计学意义。作者认为，利福布丁联合莫西沙星化疗方案对复治涂阳结核患者更加科学有效。

施伎蝉等对采用超短疗程组方案[5MfxRfb（Rft）PaZE（Pa为帕司烟肼）]和标准疗程组方案（2SHREZ/6HRE或3HREZ/6HRE）治疗复治肺结核的疗效进行比较。两组患者症状体征疗效指数比较差异无统计学意义（$\chi$2=0.836，$P$>0.05）。治疗第2个月末和疗程结束时痰涂片及痰培养阴转率差异无统计学意义（$P$>0.05）。治疗结束时，超短疗程组痰涂片及痰培养阴转率均为92.00%（46/50），标准疗程组均为85.71%（24/28），差异亦无统计学意义（$\chi$2=0.239，$P$>0.05）。超短疗程组胸部CT显示病灶显著吸收33例，吸收12例，不变4例，恶化1例；标准疗程组显著吸收8例，吸收13例，不变5例，恶化2例。两组病灶变化差异有统计学意义（$\chi$2=10.582，$P$<0.05），但空洞变化差异无统计学意义（$\chi$2=1.825，$P$>0.05）。总体转归方面，超短疗程组治愈44例，完成疗程5例，失败1例；标准疗程组治愈24例，完成疗程2例，失败2例。两组比较差异无统计学意义（$\chi$2=1.468，$P$>0.05）。两组不良反应发生率分别为32.00%（16/50）和32.14%（9/28），差异无统计学意义（$\chi$2=0.001，$P$>0.05），作者认为：超短疗程治疗方案对初次复治涂阳肺结核是安全有效的。

## 二、耐药结核病新方案

WHO在《耐药结核病治疗指南（2016年版）》中明确指出：克拉霉素等大环内酯类药物不再应用于MDR-TB的治疗；MDR-TB方案中的药物需要重新组合；氯法齐明和利奈唑胺作为二线核心药物可能更多地应用到MDR-TB治疗方案中；一些已上市或待上市的新药加入方案中，使得MDR-TB或者XDR-TB的疗效有所提高或者缩短疗程。

## （一）含氯法齐明的新方案

最近的研究显示，氯法齐明用于治疗耐药结核病取得了一定的效果。从12个研究总共涉及3500例患者中收集数据的一项荟萃分析中显示，接受含氯法齐明方案的耐药结核病患者的治疗成功率为62%，这与以往报道的耐多药结核病疗效相仿。雷建平等经过病例自身对照显示含氯法齐明联合方案对耐多药肺结核治愈率78.6%，优于一线抗结核药物联合方案，差异有统计学意义（$P<0.05$），说明含氯法齐明联合方案对耐多药结核病有较好疗效。孟加拉在2010年有研究表明，氯法齐明 +加替沙星+乙胺丁醇+吡嗪酰胺+丙硫异烟胺+卡那霉素+大剂量异烟肼强化治疗至少4个月，氯法齐明 +加替沙星+乙胺丁醇+吡嗪酰胺巩固9个月，治愈181例（共206例）MDR-TB，且无复发。孟加拉方案（莫西沙星代替加替沙星的上述方案）的研究指出，75%的患者2个月后痰培养阴转，82%的患者被治愈，2个月后培养阳性率为25%、预测复发率为3%。该方案正用于STREAM试验，并新增了研究贝达喹啉的小组。Novartis正在计划研究氯法齐明治疗MDR-TB的2B/3期随机对照试验。

## （二）含利奈唑胺的新方案

含利奈唑胺方案用于治疗耐药结核病并已取得了一些成功。Roongruangpitayakul等回顾性分析了采用含利奈唑胺方案治疗24例MDR-TB/XDR-TB的效果。结果显示，17例完成了疗程，7例尚在治疗中。痰涂片及培养阴转时间分别为53.5天和52.1天。15例治愈，随访平均时间为10.6个月，13例未复发。5例由于外周神经炎或视神经炎而停药。作者认为，尽管有一些较严重的不良反应，仍推荐含利奈唑胺方案可用于治疗MDR-TB /XDR-TB。De Lorenzo等报道了采用含利奈唑胺方案治疗37例MDR-TB /XDR-TB的临床效果。结果显示，含利奈唑胺方案治疗组痰涂片的阴转率（87.5%）明显高于对照组（56.3%），痰培养阴转率（83.8%）也明显高于对照组（62.5%）。目前含利奈唑胺方案的疗效还在研究中。例如，将利奈唑胺+贝达喹啉+左旋氧氟沙星+吡嗪酰胺+乙硫异烟胺方案与标准方案对比，以期得出阳性结果；NiX-TB（nct02333799）是一个Ⅱ期非盲试验，它从2015年开始在南非三大地区招纳XDR-TB患者，研究利奈唑胺+PA-824+ 贝达喹啉6个月方案的安全性、有效性。

## （三）含新药德拉马尼和（或）贝达喹啉的新方案

贝达喹啉和德拉马尼已经分别在美国及欧洲、日本上市，这两个新药在WHO的分类中都归为第5组药物[疗效和（或）长期安全性数据有限的药物]，上市后仍然需要Ⅲ期临床试验来提供进一步数据。

德拉马尼也是硝基咪唑类新化合物，它以对结核分枝杆菌MIC低10倍而显著区别于PA-824，但其血清生物利用度不甚理想，需要一日2次给药。研究显示：481例接受德拉马尼治疗的耐多药结核病患者，德拉马尼普遍耐受性良好。我国也报道了应用德拉马尼治疗MDR-TB患者的研究结果。一个Ⅲ期随机、双盲、安慰剂对照的临床试验正在进行，观察德拉马尼100 mg，每日2次以及200mg，一日1次治疗耐多药结核病的安全性和有效性，该试验设计包括那些合并HIV感染使用抗逆转录病毒药物的患者。

贝达喹啉为40多年来第一个由FDA批准的一类抗结核新药。FDA批准贝达喹啉用于治疗成年人耐药结核病。Pym等报道了贝达喹啉最新的一项Ⅱ期多中心开放试验的结果。共233例耐多药结核病患者在背景方案上前24周加入贝达喹啉，其中63.5%为MDR-TB，18.9%为pre-XDR-TB，16.3%为XDR-TB，而且87.1%的患者入组前使用过二线抗结核药物。结果显示：16例（6.9%）患者死亡，20 例（8.6%）患者治疗少于24周（大部分因为不良事件或耐多药结核相关事件）。不良事件大部分是与MDR-TB治疗相关的。在有效病例中（*n*=205），120周时MDR-TB、pre-XDR-TB和XDR-TB患者的痰培养阴转率分别为72.2%、70.5%和62.2%。作者认为，耐多药结核病在背景方案中加入贝达喹啉具有良好的耐受性，且疗效满意。

### （四）MDR-TB的短程化疗新方案

WHO在《结核病治疗指南（2011年版）》中指出，MDR-TB化疗疗程为20～24个月，随着药物重新组合后新方案的临床验证，可将疗程缩短为9～12个月。例如，含莫西沙星和氯法齐明方案：4～6Km+Mfx+Pto+Cfz+Z+H high dose+E/5Mfx+Cfz+Z+E；未来可能的超短程耐药结核病化疗方案指至少含有一种新药组成的3～5种不同组别的有效药物的新方案，甚至疗程可缩短至6个月，如6Baq+Z+4个二线口服药物，或者6Dlm+WHO推荐的标准化治疗方案。

无论是药物敏感肺结核还是耐药肺结核的新方案，抑或是药物敏感肺结核和耐药肺结核的超短程化疗新方案，都要经过严格的临床试验，通过严格的实验设计、规范的实施操作和专业的统计分析，才能获得可信服的结论，为新方案的推广打下良好的基础。

（王　璞　唐神结）

## 参考文献

1.唐神结.结核病临床诊治进展年度报告(2011).北京:人民卫生出版社,2012.

2.唐神结.结核病临床诊治进展年度报告(2012).北京:人民卫生出版社,2013.

3.唐神结.结核病临床诊治进展年度报告(2013).北京:人民卫生出版社,2014.

4.唐神结.结核病临床诊治进展年度报告(2014).北京:人民卫生出版社,2015.

5.唐神结,李亮,高文,等.中国结核病年鉴(2015).北京:人民卫生出版社,2016.

6.杨慧君.利福喷丁和利福平用于治疗肺结核的临床疗效对照.中国处方药, 2015,13(8):62-63.

7.吴颖.利福喷丁治疗初治涂阳肺结核患者的疗效观察.中国民康学, 2015,27(5):8-9.

8.李威,闫芳,王晶,等. 利福喷丁与利福平治疗肺结核的疗效和安全性的*Meta*分析. 中国防痨杂志,2015,37(8):873-878.

9.张春晓,吴隼,曹建玺,等. 莫西沙星超短程治疗初治菌阳肺结核患者的疗效与安全性.中华医院感染学杂志, 2015(4):823-824,829.

10.赵丽,肖俊营. 左氧氟沙星联合抗结核化疗方案在复治涂阳肺结核治疗中的应用价值分析.中国疗养医学, 2015,24(6):641-642.

11.李继雄. 探析左氧氟沙星、抗结核化疗方案治疗复治涂阳肺结核的可行性. 延边医学, 2015,(4):25-26.

12.范琳娟. 左氧氟沙星联合治疗复治菌阳肺结核的疗效分析. 医药前沿, 2015,(10):76-77.

13.刘宇红,杜建,高微微. 含链霉素或左氧氟沙星方案治疗复治肺结核患者的近期疗效及安全性.中国防痨杂志, 2015,37(5):487-493.

14.蔡炼东,郑定容. 利福布丁联合莫西沙星治疗复治涂阳肺结核疗效分析. 现代诊断与治疗,2015,(4):823-824.

15.施伎蝉,蒋贤高,余志杰,等. 复治涂阳肺结核患者化学治疗新方案研究. 中华临床感染病杂志,2015,8(2):118-122.

16.唐神结,许绍发,李亮.耐药结核病学. 北京:人民卫生出版社,2014.

17.雷建平,涂荣耀.含氯法齐明联合方案治疗耐多药结核疗效分析.江西医药,2013,48(8):674-752.

18.Palomino JC, Martin A.TMC207 becomes bedaquiline, a new anti-TB drug.Ann Pharmacother, 2014,48(1):107-115.

19.Wong EB, Cohen KA, Bishai WR.Rising to the challenge: new therapies for tuberculosis.Trends Microbiol, 2013 ,21(9):493-501.

20.World Health Organization.The Use of Bedaquiline in the Treatment of Multidrug-Resistant Tuberculosis: Interim Policy Guidance. 2013.

21.Centers for Disease Control and Prevention.Provisional CDC guidelines for the use and safety monitoring of bedaquiline fumarate (Sirturo) for the treatment of multidrug-resistant tuberculosis.Future Microbiol, 2013,8(9):1071-1080.

22.Diacon AH, Dawson R, du Bois J, et al.Phase II dose-ranging trial of the early bactericidal activity of PA-824.Antimicrob Agents Chemother ,2012,56(6):3027-3031.

23.Diacon AH, Donald PR, Pym A, et al.Randomized pilot trial of eight weeks of Bedaquiline (TMC207) treatment for multidrug-resistant tuberculosis:long-term outcome, tolerability, and effect on emergence of drug resistance. Antimicrob Agents Chemother, 2012,56(6):3271-3276.

24. Ginsberg A. The TB Alliance: overcoming challenges to chart the future course of TB drug development. Future Med Chem,2011,3(10):1247-1252.

25.Gler MT, Skripconoka V,Sanchez-Garavito E, et al. Delamanid for multidrug-resistant pulmonary tuberculosis. N Engl J Med, 2012,366(23):2151-2160.

26.Global Alliance for TB Drug Development.Handbook of anti-tuberculosis agents. Tuberculosis,2008,88:85-170.

27.Tahlan K, Wilson R, Kastrinsky DB,et al. SQ109 targets MmpL3, a membrane transporter of trehalose monomycolate involved in mycolic acid donation to the cell wall core of Mycobacterium tuberculosis. Antimicrob. Agents Chemother,2012,56:1797–1809.

28.Lechartier B,Hartkoorn RC,Cole ST. In vitro combination studies of benzothiazinone lead compound BTZ043 against Mycobacterium tuberculosis. Antimicrob. Agents Chemother, 2012,56: 5790–5793.

29.Williams K, Minkowski A, Amoabeng O, et al. Sterilizing activities of novel combinations lacking first- and second-line drugs in a murine model of tuberculosis. Antimicrob Agents Chemother, 2012,56(6):3114-3204.

30.World Health Organization.Guidelines for the programmatic management of drug-resistant tuberculosis:emergency update 2008.Geneva,World Health Organization,2011(WHO/HTM/TB/2011.402)

31.Koul A, Arnoult E, Lounis N, et al.The challenge of new drug discovery for tuberculosis. Nature, 2011,469: 483–490.

32.Hu YM, Butcher PD, Sole K, et al. Coates AR. Protein synthesis is shutdown in dormant Mycobacterium tuberculosis and is reversed by oxygen or heat shock. FEMS Microbiol Lett, 1998,158: 139–145.

33.Mak PA, Rao SP, Ping TM, et al. A high-throughput screen to identify inhibitors of ATP homeostasis in non-replicating Mycobacterium tuberculosis. ACS Chem Biol, 2012, 7: 1190–1197.

34.Gupta S, Tyagi S, Almeida DV, et al. Acceleration of tuberculosis treatment by adjunctive therapy with verapamil as an effl ux inhibitor. Am J Respir Crit Care Med ,2013, 188: 600–607.

35.Maiga M, Ammerman NC, Maiga MC, et al. Adjuvant Wallis RS. Sustainable tuberculosis drug development.Clin Infect Dis,2013,56: 106–113.

36.WHO treatment guidelines for drug-resistant tuberculosis. 2016 update (WHO/HTM/TB/2016.04) [Internet]. Geneva, World Health Organization. 2016. Available from: http://www.who.int/tb/areas-of-work/drug-resistanttb/treatment/resources/en/

37.Dorman SE, Savic RM, Goldberg S, et al. Daily rifapentine for treatment of pulmonary tuberculosis. A randomized, dose-rangingtrial. Am J Respir Crit Care Med, 2015,191(3):333-343.

38.Chen Z, Liang JQ, Wang JH, et al. Moxifloxacin plus standard first-line therapy in the treatment of pulmonary tuberculosis: A meta-analysis. Tuberculosis (Edinb), 2015,95(4):490-496.

39.Dawson R, Diacon A. PA-824 , moxifloxacin and pyrazinamide combination therapy for tuberculosis. Expert OpinInvestig Drugs, 2013,22(7):927-932.

40.Dawson R, Diacon AH, Everitt D, et al. Efficiency and safety of the combination of moxifloxacin, pretomanid (PA-824), andpyrazinamide during the first 8 weeks of antituberculosis treatment: a phase 2b, open-label, partly randomised trial in patients with drug-susceptible ordrug-resistant pulmonary tuberculosis. Lancet, 2015,385(9979):1738-1747.

41.Diacon AH, Dawson R, von Groote-Bidlingmaier F, et al.Bactericidal activity of pyrazinamide and clofazimine alone and in combinationswith pretomanid and bedaquiline. Am J Respir Crit Care Med, 2015,191(8):943-953.

42.Tasneen R, Williams K, Amoabeng O, et al. Contribution of the nitroimidazoles PA-824 and TBA-354 to theactivity of novel regimens in murine models of tuberculosis. Antimicrob AgentsChemother, 2015,59(1):129-135.

43.Velayutham BV, Allaudeen IS, Sivaramakrishnan GN, et al. Sputum culture conversion with moxifloxacin-containing regimens inthe treatment of patients with newly diagnosed sputum-positive pulmonarytuberculosis in South India. Clin Infect Dis, 2014,59(10):e142-149.

44.Ziganshina LE, Titarenko AF, Davies GR. Fluoroquinolones for treatingtuberculosis (presumed drug-sensitive). Cochrane Database Syst Rev, 2013,6:CD004795.

45.Gillespie SH, Crook AM, McHugh TD, et al. Four-month moxifloxacin-based regimens for drug-sensitive tuberculosis. N Engl J Med, 2014,371(17):1577-1587.

46.Jindani A, Harrison TS, Nunn AJ, et al. High-doserifapentine with moxifloxacin for pulmonary tuberculosis. N Engl J Med, 2014,371(17):1599-1608.

47.Merle CS, Fielding K, Sow OB, et al. A four-month gatifloxacin-containing regimen for treating tuberculosis. N Engl J Med, 2014, 371(17): 1588-1598.

48.Jawahar MS, Banurekha VV, Paramasivan CN, et al.Randomized Clinical Trial of Thrice-Weekly 4-Month Moxifloxacin or Gatifloxacin Containing Regimens in the Treatment of New Sputum Positive Pulmonary Tuberculosis Patients.PLOS ONE,2013,8(7): e67030.

49.Tyagi S, Ammerman NC, Li SY, et al. Clofazimine shortens the duration of the first-line treatment regimenfor experimental chemotherapy of tuberculosis. Proc Natl Acad Sci U S A, 2015,112(3):869-874.

50.Boeree MJ, Hoelscher M. High-dose rifampin, SQ109, and moxifl oxacin for treating TB: the PanACEA MAMS-TB trial. Conference on Reteroviruses and Opportunistic Infections, 2015,7:23-26.

51.Dorman SE, Savic RM, Goldberg S, et al. Daily rifapentine for treatment of pulmonary tuberculosis. A randomized, dose-ranging trial.Am J RespirCrit Care Med, 2015,191: 333–343.

52.Yoo JW, Lyu J, Lee SD,et al. Clinical experience of using clofazimine to treat multidrug-resistant tuberculosis . Int J Tuberc Lung Dis,2013,17(9):1243-1244.

53.Tang S, Yao L, Hao X, et al. Clofazimine for the treatment of multidrug-resistant tuberculosis: prospective, multicenter, randomized controlled study in China. Clin Infect Dis Off Publ Infect Dis Soc Am,2015,60(9):1361–1367.

54.Dey T, Brigden G, Cox H, et al. Outcomes of clofazimine for the treatment of drug resistant tuberculosis: a systematic review and meta-analysis. J.Antimicrob. Chemother,2013, 68:284–293.

55.Tang S, Yao L, Hao X, et al. Efficacy, safety and tolerability of linezolid for the treatment of XDR-TB: a study in China. EurRespir J,2015,45(1):161–170.

56.Roongruangpitayakul C, Chuchottaworn C. Outcomes of MDR/XDR-TB patients treated with linezolid: experience in Thailand. J Med Assoc Thai,2013, 96(10):1273-1282.

57.De Lorenzo S, Alffenaar JW, Sotgiu G, et al. Efficacy and safety of meropenem-clavulanate added to linezolid-containing regimens in the treatment of MDR-/XDR-TB. EurRespir J,2013 ,41(6):1386-1392.

58.Zhang Q, Liu Y, Tang S,et al.Clinical benefit of delamanid (OPC-67683) in the treatment of multidrug-resistant tuberculosis patients in China.CellBiochem Biophys,2013, 67(3):957-963.

59.Pym AS, Diacon AH, Tang SJ,et al.Bedaquiline in the treatment of multidrug- and extensively drug-resistant tuberculosis. Eur Respir J,2016,47(2):564-574.

# 第二章
# 结核病免疫治疗进展

## 第一节　免疫治疗制剂

免疫机制贯穿结核病发病的全过程，恰当地应用免疫辅助治疗能提高结核病的疗效、缩短疗程、改善预后、尽早降低传染性。结核病的免疫治疗制剂包括已经在国内外上市、临床使用的制剂以及尚处于研究阶段、尚未使用于临床的制剂。下面分别将近年来结核病的免疫治疗研究进展进行阐述。

### 一、微卡的免疫治疗

微卡的成分是注射用母牛分枝杆菌（Mycobacterium vaccae），具有双向免疫调节作用，已广泛用于结核病的临床治疗，可辅助治疗活动性结核病，包括初治、复治、耐多药肺结核及肺外结核。对于微卡的研究国内发表的文献较多，Yang等进行一项针对微卡辅助抗结核药物治疗初治结核病的*Meta*分析，共有54项研究纳入了分析，结果提示微卡辅助治疗初治肺结核痰菌阴转的相对危险度（RR）及95%的可信区间，根据患者并发症的不同，分别为如下情况：在治疗随访末期，初治结核无并发症者1.07（1.04，1.10）；合并糖尿病者1.17（0.92，1.49）；合并乙型肝炎者1.02（0.94，1.10）；合并硅沉着病者1.46（0.21，10.06）；老年结核病者1.22（1.13，1.32）。与对照组比较，微卡治疗对Th1型细胞因子（IL-2及TNF-α）及Th2型细胞因子（IL-6）的变化无统计学意义。微卡可有助于提高肺结核患者痰涂片的阴转率、加速影像学上局部结核病灶的吸收、有利于结核空洞的关闭。

由于耐多药肺结核疗程长、治愈率低、不良反应大，治疗难度大。国内张晓光等对85例耐多药肺结核使用统一的化疗方案加微卡注射，对照组单纯化疗，微卡使用每周1次，共6个月，耐多药总疗程为24个月，结果显示微卡治疗组在呼吸道症状的改善、早期痰菌的阴转、影像学吸收方面均优于对照组。有学者则对同样使用微卡等免疫制剂治疗结核病的疗效进行了*Meta*分析，提出微卡在免疫辅助治疗MDR-TB及HIV/TB者已经完成了Ⅲ期临床试验，文中结论一致认为微卡对初治及复治肺结核具有肯定的治疗作用，但在用药途径的选择及剂量上尚需要进一步比较及分析。

## 二、IFN-γ、IL-2等细胞因子的免疫治疗研究

使用细胞因子辅助治疗结核病在临床中已经开展，理论上补充IFN-γ及IL-2等细胞因子可提高机体的Th1保护性免疫应答，促进巨噬细胞对MTB的吞噬效应，提高结核病的疗效。国内有学者进行了一项*Meta*分析，对IFN-γ辅助治疗肺结核的疗效及安全性进行综合评价。结论：无论雾化、皮下或肌内注射给予IFN-γ，均可加速痰涂片的阴转率及肺部病灶的吸收，减轻结核病中毒症状，但仍待高质量的研究给予证实。

在其他细胞因子的免疫治疗中，一项研究联合使用细胞因子IL-2及粒细胞-巨噬细胞刺激因子（GM-CSF）协同抗结核药物INH及RFP治疗结核分枝杆菌感染的小鼠，可显著提高小鼠的生存时间及减少肺和脾脏的含菌量；即便单独使用

IL-2及GM-CSF，与不治疗相比也可降低小鼠肺及脾的含菌负荷。由于感染小鼠使用了MDR菌株，因此，该项研究还证明了IL-2及GM-CSF可用于MDR-TB的免疫辅助治疗。

关于IL-2的治疗评价，国际已有了IL-2治疗初治肺结核的研究。国外一项研究重组IL-2辅助治疗初治涂阳肺结核（HIV阴性成人），观察期为强化阶段2个月，研究发现IL-2辅助化疗2个月并未对细菌的清除、症状的缓解具有积极的作用。该研究认为IL-2对初治肺结核的辅助治疗无明显疗效。Barnes对该项研究结果进行了评论，认为IL-2辅助化疗的疗效主要体现在胞内菌，而初治肺结核的强化阶段主要集中在胞外菌、代谢旺盛的细菌；因此，IL-2的疗效在强大的化疗作用下显得微不足道，短期疗效观察可能是胞外菌的影响，不能充分说明IL-2对胞内已形成抗溶酶体膜的持留菌的影响。因此，在初治敏感肺结核的治疗强化阶段，补充单一细胞因子与有效的化疗相比显得微不足道，免疫治疗发挥作用主要体现在耐药肺结核的治疗上。

国内南京学者Shen等使用重组IL-2，评价其对耐多药肺结核患者的有效性及安全性。共50例培养阳性的MDR-TB患者纳入研究，注射重组IL-2 50万IU，每日1次，在疗程的第1、3、5、7个月使用同时加标准耐药肺结核治疗，对照组为单纯化疗组，同时使用流式细胞技术分析T细胞亚型在治疗中的变化。结果显示IL-2治疗组的痰菌阴转率及X线病灶吸收率显著高于对照组，疗程结束时上述指标改善更为明显；此外$CD4^+$及$CD25^+$T细胞在治疗期间对照组缓慢升高，治疗组中却未发现T细胞的上述改变。结论为：在现有耐多药抗结核的化疗方案中补充重组IL-2可稳定患者的免疫状态，改善抗结核治疗效果，将可能成为耐多药肺结核有使用前景的免疫治疗方法。但是，目前IL-2虽然已经使用在国内临床，仍然缺乏大样本、多中心、前瞻性随机对照临床研究进行证实IL-2对肺结核免疫辅助治疗的疗效、安全性，并缺乏对该制剂使用的剂量、疗程等明确的研究证据。

## 三、V5及V7的免疫治疗研究

一项乌克兰的研究使用V5作为免疫制剂辅助治疗新发、复发、耐多药结核病，V5原先是用来治疗慢性乙肝及丙肝的治疗性疫苗，是从乙肝及丙肝病毒阳性者的血中分离，经过化学加工、加热灭活，具有技术专利的口服制剂。由于V5含有天然的结核分枝杆菌的抗原成分，在进行V5治疗丙型病毒性肝炎的临床试验中竟然发现其对结核病的治疗具有积极的作用。此项研究为安慰剂对照、随机、Ⅱ期临床试验，34例成人入选研究，方法为V5口服每日1次连续30天，餐前或餐后30分钟，在DOT管理下进行，连同抗结核化疗随访观察V5疗效。研究发现V5治疗组在体重增长、痰涂片阴转率方面都显著高于安慰剂对照组，无不良反应，V5是一项安全的辅助免疫治疗手段，可缩短疗程。

在随后2012年发表了随机、双盲、安慰剂对照Ⅱb期临床试验，纳入123例结核病患者，治疗组给予V5辅助化疗治疗，对照组给予安慰剂辅助化疗，发现治疗组1个月的痰菌阴转率达88.7%，对照组仅14.8%，且证明V5辅助治疗对于初治、复发、初治失败、耐多药结核病及结核病合并HIV感染均有确切的疗效。

2013年发表了对V7的临床研究报道。V7的成分为M. vaccae，被国外公司制成口服剂型，其针剂剂型就是国内使用的微卡。一项乌克兰及加拿大联合Ⅱ期临床试验将43例涂阳肺结核患者随机纳入V7辅助化疗组（22例）及安慰剂辅助化疗组（21例），评价口服免疫制剂的安全性和有效性。该研究使用的V7每片含有10μg的Longcom公司生产的加热灭活母牛分枝杆菌菌苗。结果发现V7组体重增长明显，对照组体重反而减轻0.1kg；V7组在控制体温、增加淋巴细胞比例方面较安慰剂组明显；其他如动态红细胞沉降率、血红蛋白含量等并无明显影响；1个月的观察结果V7组的痰菌清除率为31.8%，安慰剂组则为9.5%。然而两组在1个月的治疗转归的总的评价差异无统计学意义。因此，Longcom公司的V7联合化疗辅助肺结核的疗效评价方面有待于大规模、长时间的随访来证实。另一项类似研究同样来自乌克兰，其使用的V7为英国伦敦的Immodulon公司生产。41例肺结核患者随机分配入V7辅助治疗组20例及安慰剂对照组21例，观察期1个月。结果两组的痰菌阴转率分别为72.2%和19%，平均体重增长：V7组为2.6kg（*P*=0.002），对照组为0.2kg（*P*=0.69）；与上述研究结果相似，V7治疗组对控制体温及增加淋巴细胞计数有一定的优势。此临床试验证明口服M.vaccae安全，可作为潜在、有效的免疫辅助治疗，可提高结核病患者对化疗的有效性及缩短疗程。因此，从两项短期临床研究观察结果看，V7具有一定的应用前景。

## 四、MIP的研究

Mycobacterium indicuspranii，过去简称为M.w，现在简称为MIP，是一种腐生菌生长的分枝杆菌。由于含有数种结核分枝杆菌的抗原，印度的Faujdar等使用结核分枝杆菌气溶胶感染小鼠模型进行M.w辅助化疗结核病的研究，发现M.w可显著减少受感染小鼠肺及脾脏的细菌负荷量。

2012年来自印度的两项研究热点也集中于MIP，为非致病的快速生长型非结核分枝杆菌。在过去的研究中MIP作为预防性疫苗，而如今MIP通过皮下注射或者气道雾化给药在豚鼠的结核病感染模型中作为化疗的免疫辅助治疗。该研究发现MIP辅助疗法可有效加速机体杀菌、改善结核病变程度、有助于活化抗原呈递细胞及肺内淋巴细胞、增强Th1保护性免疫及免疫抑制反应、减轻局部炎症及病理改变，且活的MIP可显示更强的免疫保护效应。

MIP在许多文献中是被认为具有较好治疗前景的免疫制剂。它能刺激TOLL样受体途径、诱导炎症性细胞因子，注射MIP可刺激T细胞免疫反应，有研究已证实MIP皮下注射对结核性心包炎具有积极的免疫辅助治疗作用，对于耐多药结核病的治疗同样具有较好的应用前景。

南非的Pandie等进行了一项*Meta*分析，评估MIP作为肺结核的辅助治疗的疗效，研究共有3项临床试验（4篇论文）、368个受试者进入分析，其中包括173例MIP治疗组、168例对照组。结果显示MIP能缩短痰菌阴转15天的RR值为2.31（95%*CI*：1.75～3.06），缩短痰菌阴转30天的RR值为1.83（95%*CI*：1.12～2.98）；治疗时间超过30天后，治疗获益的患者仅为复治结核病患者。作者认为MIP免疫治疗受益主要体现在痰菌阴转方面，然而入选的研究均存在方法学上的瑕疵，因此，建议评估MIP的疗效还有待于设计良好、随机对照的更好的研究纳入再评估。

## 五、其他新型免疫制剂研究

Cayabyab等另辟新径使用重组MT-1721蛋白及DNA结合的免疫治疗策略，MT-1721为一种独特存在于结核分枝杆菌复合群的抗原，可被潜伏感染者PBMC（外周血单核细胞）高度识别，该研究按照MT-1721蛋白加佐剂、MT-1721DNA的顺序先后接种小鼠，可观察到宿主体液免疫及$CD4^+$、$CD8^+$T细胞免疫效应的明显增强，证明使用蛋白质及DNA相结合的方法可能成为全新免疫治疗方法之一。而来自乌克兰的研究则以使用生长在乌克兰的药用植物Immunoxel为原料制成糖丸、糖衣、含片、菱形糖果共4种不同制剂，联合抗结核化疗辅助治疗结核病患者。发现该免疫治疗可显著提高疗程第一个月的痰菌阴转率，可迅速缓解症状及减轻炎症反应。

Ag85B，分子量30kD，是一种分枝杆菌属主要的分泌蛋白，属于Ag85家族。Ag85B具有较高的免疫原性，容易被特异性识别，可介导潜伏感染及活动性结核病患者的细胞免疫反应。Sheikh等将Ag85B辅助抗结核药物治疗感染结核分枝杆菌后的小鼠，发现Ag85B免疫治疗联合4周短程化疗疗效显著优于单独化疗或单独免疫治疗，且化疗剂量减少至每日一次仍然可呈现较明显的免疫保护效应，证明Ag85B联合化疗可能缩短传统化疗的疗程。IL-24是一种新型的肿瘤抑制因子，为细胞因子IL-10家族一个独特的成员。中国武汉的一项研究发现结核病患者血清中的IL-24浓度显著降低，PBMC体外IL-24的表达降低，小鼠感染结核分枝杆菌后额外补充IL-24可起到结核特异性免疫保护作用。因此，以IL-24的细胞因子为基础的免疫治疗可刺激机体内结核特异的免疫反应，作为新型的抗结核免疫治疗具有潜在的研究前景。此外，通过逆转Th1/Th2平衡、抑制Th1反应，可能有利于结核病治疗。Rosas-Taraco等将靶点为TGF-$\beta_1$基因的siRNA通过雾化运送至结核分枝杆菌气溶胶感染60天的IL-10敲除及野生型小鼠肺内。发现与传送RNase-free或非TGF-$\beta_1$siRNA的小鼠比较，4周后以TGF-$\beta_1$为靶点的siRNA传送的小鼠肺内NO及iNOS、TNF-α呈高水平表达，肺内细菌量明显减少。证明TGF-$\beta_1$siRNA可能成为有效的免疫治疗方法之一。

结核病的免疫辅助治疗，可有效地提高化疗疗效，甚至缩短疗程。卡介苗（BCG）为人类与结核病的斗争史中唯一被广泛使用的疫苗，近几十年来结核病疫情的上升证明BCG的预防效果十分有限。但是，最近的一项在豚鼠的研究使用BCG联合化疗方案却可有效降低疾病的进展速度、减轻结核性坏死的程度、减少结核病的复发及延长豚鼠的生存时间，证明了改变BCG的使用方法将可能作为有效免疫治疗的方法之一。另一项研究使用ID93，其包含结核毒力相关抗原家族RV2608、RV3619、RV3620及潜伏感染相关抗原RV1813，将ID93被纳米乳剂GLA-SE作为佐剂合成ID93/GLA-SE，与一线抗结核药物异烟肼及利福平合用治疗结核病。小鼠及猴的研究均表明该免疫治疗可诱发强烈而持久的Th1细胞免疫反应、减少脏器的含菌量及结核病理损伤，可有助于增强化疗效果。

还有利用结核特异保护性抗原合成的免疫制剂，国内的Wang 等利用重组耻垢分枝杆菌构建表达结核分枝杆菌保护性抗原Ag85B和ESAT-6融合蛋白（AE-γMS），C57BL/6小鼠给予AE-γMS免疫后可使小鼠产生Th1型免疫反应，刺激IFN-γ及IL-2的产生，增强抗原特异性细胞毒T淋巴细胞的活性。为了检测该免疫治疗效果，给C57BL/6小鼠尾静脉注射$1\times10^4$cfu的H37Rv建立持留菌感染小鼠模型，同时给予小鼠异烟肼和吡嗪酰胺治疗。经过AE-γMS免疫治疗的小鼠脾脏产生了高水平的IFN-γ，肺内细菌含量降低，而单独给予化疗的小鼠肺内细菌降低水平有限，Th1免疫反应减弱；AE-γMS免疫加化疗还可减轻肺内结核病灶的组织损伤。因此，在结核动物模型中AE-γMS免疫治疗可诱导产生Th1保护性免疫反应，辅助化疗有望达到积极有效的结果。

还有研究在小鼠动物模型中评价ESAT-6抗原的免疫治疗潜能。使用结核特异性ESAT-6抗原在大肠杆菌中克隆表达，使用$Ni^{2+}$-NTA色谱分析法纯化，经过具有C-羧基端组氨酸及游离的氨基端（N）的重组ESAT-6克隆、纯化，再辅以八烷基二甲基溴化铵（DDA）作为佐剂可以适度地减少MTB感染小鼠器官中的细菌负荷。研究表明ESAT-6-DDA能够与抗结核药物协同发挥抗结核作用，在小鼠模型中显示出良好的免疫治疗潜力，有望将来作为抗结核化疗的免疫治疗方法。使用ESAT-6抗原的另一研究将ESAT-6和谷氨酰合成酶（GS）的氨基端—甲酰肽作为免疫辅助治疗H37Rv感染的小鼠，后者同时给予异烟肼及利福平的全身化疗。结果证实使用ESAT-6及GS的氨基端甲酰肽的免疫治疗能显著降低小鼠肺及脾脏的细菌负荷，且病理改变减轻、实变减少。

另有研究以麻风分枝杆菌热休克蛋白Hsp65为成分的DNA Hsp65疫苗作为免疫制剂，辅助全身化疗。小鼠实验发现该DNA疫苗作为免疫治疗可减少全身各系统的细菌负荷、减轻肺组织破坏。该研究同时考虑该分枝杆菌抗原是否在哺乳类动物中可诱发病理性自身免疫应答，研究结果并未发现病理破坏，仅发现了哺乳类Hsp65/60与分枝杆菌之间的交叉反应，因此，未来具有一定的研究空间。

对于新型的免疫方法，来自苏州的研究个例报道将自体同源细胞因子介导的杀伤细胞的免疫治疗（CIK）联合抗结核化疗治疗一例23岁播散性肺结核女性患者，该患者干咳、发热、胸闷1个月，经过CIK免疫治疗后症状及病灶得到快速改善。作者认为CIK免疫治疗可作为治疗播散性结核病行之有效的方法之一。该方法在肿瘤的免疫治疗中曾经有研究证明有一定疗效，但是不肯定，故未普遍使用于临床。其对结核病免疫治疗疗效仅见上述个案报道，因此，在结核病治疗疗效及安全性究竟如何尚未肯定。

## 六、国内使用的免疫制剂研究

国内已经上市一些非结核特异性免疫制剂，如胸腺肽、胸腺五肽、乌体林斯、卡介苗多糖核酸等，该类制剂理论上能刺激淋巴细胞增殖、激活T细胞活性及相应免疫效应。但是该类研究仅限于国内小样本、非随机对照的临床研究。比如耿书军等评价胸腺五肽联合化疗对复治菌阳肺结核的治疗影响，有118例患者入选，治疗组在化疗的基础上使用胸腺五肽80mg静脉滴注，每日1次，连续使用2个月。结果发现观察组接受联合治疗后的$CD3^+$、$CD4^+$T细胞和$CD4^+$/$CD8^+$T细胞水平高于对照组患者，且肺功能指标$FEV_1$、FVC、$FEV_1$/ FVC 水平均明显升高，提示胸腺五肽对改善复治肺结核患者的肺功能及提高免疫功能具有较明显的效果。关于糖尿病合并肺结核的免疫治疗，国内有两项研究。一项使用乌体林斯（草分枝杆菌F.U.36注射液）免疫辅助治疗2型糖尿病合并初治肺结核的研究，结果使用乌体林斯治疗糖尿病合并肺结核的总有效率为96.88%，对照组为81.25%，两组差异有统计学意义。免疫治疗组的病灶吸收率及痰菌阴转率均高于对照组。郭文霞等使用胸腺五肽联合化疗及控制血糖等治疗，研究发现胸腺五肽应用于肺结核合并糖尿病的治疗有利于促进外周血T淋巴细胞亚群$CD4^+$、$CD8^+$T细胞的增殖，提高机体免疫水平。

## 七、HDT的免疫治疗策略

国外最新的免疫治疗提出了宿主导向治疗（host directed therapy，HDT）的概念，HDT可能对未来的结核病免疫治疗提供可选的方法，尤其是对于耐多药、广泛耐药的肺结核患者。$CD4^+$、$CD8^+$T细胞介导的抗原特异性细胞免疫反应在临床治疗肿瘤、同种异体移植后的感染被证明是安全、有效的，目前国际上一致认为HDT理念中的T细胞治疗在传统抗结核治疗失败后耐多药肺结核的管理及治疗中具有潜在的应用前景。目前有一系列的HDTs治疗方法在进行临床研究中，全球有数个较大的基金支持该课题的进行。例如，德国科教部建立5个研究团队与非洲合作，美国NIH与TB高负担国家合作进行前瞻性观察性研究，欧洲及发展中国家组成临床试验合作组织在2014年12月于南非开普敦成立；还有其他如惠康基金会、英国医学研究所等。大量的HDTs治疗方法需要在未来的10年内通过随机临床试验进行评估，而这些基金将进行资源整合、合作以减少重复及浪费，以期获得最佳效果。

（陈效友）

## 第二节　治疗性疫苗

治疗性疫苗指用于治疗已受结核分枝杆菌感染者的疫苗。这部分患者包括结核潜伏感染及活动性结核病。未来大部分疫苗是多重的，既能预防结核分枝杆菌感染，也能有效地清除潜伏感染者体内的细菌，提高活动性结核病患者的化疗疗效。本文将近年来结核病的治疗性疫苗领域的研究进展进行论述，根据疫苗的研制方法及成分分别阐述如下。

### 一、结核分枝杆菌抗原加细胞因子融合基因的多重疫苗

日本Okada等使用猕猴和小鼠模型研究一种新型疫苗，其融合表达结核分枝杆菌热休克蛋白Hsp65与IL-12编码基因，以日本红细胞凝聚病毒包膜和脂质体（HSP65 + IL-12/HVJ）为载体，在多种动物模型中表现为显著的保护作用，且对感染MDR-TB及XDR-TB的小鼠治疗生存期达100%，肺及脾脏的细菌减少，IL-6、IL-2、IFN-γ显著上升，此疫苗对耐药结核病呈现良好的治疗作用。此外，在转基因小鼠研究中发现表达15K及9K颗粒溶解素的DNA疫苗也呈现较强

的免疫保护作用。Okada等还发现BCG为基础再接种（HSP65 + IL-12/HVJ）也得到十分有效的治疗作用。

中国南京的一项研究将Ag85A-ESAT-6及IL-21合成融合蛋白，通过鼻内给药联合BCG接种C57BL/6小鼠，可显著增加NK及脾脏细胞的免疫反应，提高脾脏细胞培养上清液IFN-γ水平，降低脾脏的细菌负荷量。中国西安的赵等构建了一种可表达肝素结合血凝素和人IL-12的融合蛋白的重组耻垢分枝杆菌（rMS），在小鼠实验中发现rMS菌株可提高小鼠抵抗结核分枝杆菌的Th1型免疫反应，其保护效力与BCG相当，且与抗结核化疗先后使用还可起到良好的免疫治疗作用。中国兰州的郭等则构建了类似的重组耻垢分枝杆菌，其可表达热休克蛋白Hsp65和人IL-12的融合蛋白，构建成功后接种小鼠，发现此疫苗可有效提高小鼠淋巴细胞功能、保护性细胞因子IL-2及IFN-γ分泌明显提高，提示可成为结核病候选疫苗之一。

## 二、以Ag85B-ESAT-6或Ag85B为基础加其他蛋白组成的治疗性疫苗

Van Dissel等进行了一项以20例PPD试验阳性者为研究对象的Ⅰ期临床试验。使用Ag85B-ESAT-6+IC30®肌内注射，后者由阳离子多聚氨基酸KLK和寡聚脱氧核苷酸ODN1a组成，发现接种此疫苗可在曾经接种BCG者及结核潜伏感染者中启动强烈而长期的免疫记忆反应。Aagaard等设计Ag85B/ESAT-6融合表达结核潜伏感染相关的Rv2660蛋白（H56疫苗），后者主要稳定表达在结核感染的晚期，在小鼠模型研究中，H56疫苗可诱导$CD4^+$T细胞高水平的表达，并有效控制结核的复燃，降低小鼠体内的细菌负荷量。Yuan等构建了Ag85B-ESAT-6融合表达HspX的pAEH疫苗，在小鼠实验中可显著增加$CD4^+$、$CD8^+$T细胞的反应，抑制结核分枝杆菌在肺和脾脏的复制。另有Li等用Ag85B-MPT64190-198-Hspx（AMH）和Ag85B- MPT64190-198-Mtb8.4（AMM）融合蛋白与添加成分DDA-BCT PSN构建了亚单位疫苗，给予结核分枝杆菌感染的小鼠分别接种BCG及AMH+AMM，可明显降低肺内细菌量。由于AMH由休眠菌高表达抗原组成，此

疫苗可有助于控制细菌的复制，对于处在生长及非生长状态的细菌都有效，可能对结核潜伏感染者有免疫保护作用。

中国吉林的一项研究在静脉注射结核分枝杆菌感染小鼠的模型中，使用Ag85B-ESAT-6及佐剂DDA（二甲基双十八烷酸铵）-MPL（单磷酰脂A）联合化疗。发现此种治疗性疫苗不能减少细菌负荷量，反而诱发较明显的动物体重下降、加剧局部的结核病理损伤，这种重组疫苗难以发挥理想的免疫保护作用。在诸多研究中，Ag85抗原能够被宿主细胞识别，但诱导的IFN-γ表达水平不够高。美国学者Beamer等考虑此种现象是否为导致人类活动性结核病发生的原因或可能为结核病易感因素。为了证实这种假设，他们使用CBA/J小鼠模型，该种小鼠对Mtb敏感且对Ag85及ESAT-6抗原识别后表达的IFN-γ水平较低，该研究将Ag85加佐剂制成可溶性抗原，发现在CBA/J小鼠中可成功地诱导Ag85特异性IFN-γ免疫反应，其升高程度与野生型C57BL/6小鼠相当。该项研究至少证明了含Ag85抗原疫苗可在结核易感人群中诱导较强的保护性免疫反应。英国的Spencer等使用Ag85A与佐剂IMX313的融合蛋白疫苗（MVA-Ag85A IMX313）接种小鼠及恒河猴，在两种动物模型上均可观察到Ag85A抗原融合表达IMX313后可明显放大B细胞和T细胞的保护性免疫反应而不改变疫苗原有的特性。一项研究则以左旋咪唑作为佐剂（ADL）的Ag85B-ESAT-6融合表达蛋白疫苗，在小鼠尾部注射$1 \times 10^6$cfu的rBCG后6周，再给予皮下注射50 μg的Ag85B和ESAT-6融合蛋白疫苗加100 μg的ADL佐剂，发现融合蛋白疫苗加用ADL佐剂后可增强多种细胞因子的分泌水平，且升高Th1相关的IgG2α抗体水平，降低Th2相关的IgG1水平。即在初次接受小剂量的疫苗后体内即可诱导Th1型的细胞及体液免疫反应。以上研究证明以表达Ag85B、Ag85A、ESAT-6的融合蛋白为基础的疫苗中，不同的佐剂对其发挥免疫保护效应可起着较重要的决定作用。

而同时过度表达Ag85A及Ag85B的rBCG研究中，与单一过度表达Ag85A或Ag85B的rBCG比较，重组rBCG:AB可诱导强劲、长效的免疫保护反应。提示同时表达Ag85A及Ag85B的重组疫苗颇具有研究潜力，值得进行临床前研究。武汉的Liang等构建了Ag85A/B嵌合体DNA疫苗，在小鼠实验中显示了Th1、Tc1、Th1/Th2、Tc1/Tc2及脾脏细胞IFN-γ水平的升高，提示Ag85A/B嵌合体作为结核病的治疗性疫苗可有效增强细胞免疫反应，限制结核分枝杆菌在体内的生长。H56疫苗包含Ag85B及ESAT-6抗原，后者为主要在结核感染急性期表达的抗原，还包括在细菌非复制期、营养缺乏下高表达的抗原RV2660C。有项研究将H56疫苗加佐剂IC31接种于已经接种BCG疫苗的恒河猴上，结果发现BCG接种后再给予H56疫苗加IC31佐剂可增强结核感染晚期阶段的防御能力，防止结核病灶的复燃。

同样以IC31作为佐剂但表达抗原为结核分枝杆菌Ag85B-TB10.4融合蛋白的亚单位疫苗，称为Hyvac4疫苗（或者以DDA/MPL作为佐剂）。研究发现此类疫苗也能延长BCG所诱导的免疫功能，提高宿主对毒力结核分枝杆菌的免疫保护能力，增强TB10.4特异的$CD4^{+}$T细胞分泌IFN-γ/TNFα、IL-2的水平，值得作为临床试验的候选疫苗之一。另一新型亚单位疫苗Ag85B-MPT64-Mtb8.4融合蛋白加佐剂DDA（二甲基三十六烷基铵）和BCG-PSN（卡介苗多糖核酸）构成AMM疫苗。C57BL/6小鼠先接种BCG，然后从第8周开始多次接种AMM疫苗，12周后尾静脉注射结核分枝杆菌。结果发现AMM疫苗可诱导高水平的抗原特异的IFN-γ及IL-2的产生，通过不同剂量对比发现BCG加2次AMM可达到最佳保护性免疫反应。

该种疫苗仍然以小鼠动物实验研究开发为主，以表达结核分枝杆菌Ag85B（P1、P2、P3）融合表达Mtb 8.4蛋白的重组BCG疫苗（rBCG 018）和融合表达ESAT-6、CFP-10、MTP40蛋白B细胞抗原表位的重组BCG疫苗（rBCG 032），在Bacb/C小鼠的模型实验中可观察到rBCG 018疫苗可产生Th1型细胞因子分泌，rBCG 032免疫的小鼠则能单独识别相应表达蛋白T细胞及B细胞抗原表位的免疫保护反应。另一项研究则将3种抗原（ESAT-6、Mtb32和Mtb39的融合抗原Mtb72F）融合霍乱肠毒素B（CTB）和LipY表达在烟草和莴苣叶绿素制成生物胶囊口服给药。研究证明将转基因烟草及莴苣冻干后浓缩抗原表达量22倍，此疫苗可作为口服的结核强化疫苗，且常温下可长期放置。该项研究为首次报道将结核分枝杆菌保护性抗原表达在叶绿体作为结核病疫苗。有关表达Ag85A抗原的表达及载体系统，有研究认为混合使用多种不同病毒载体表达共同的插入结核分枝杆菌抗原Ag85A，比如使用同源混合病毒载体改良牛痘Ankara病毒（MVA）及人类腺病毒5（Ad5）共同表达Ag85A抗原，在同一疫苗中能够有效减少抗载体的免疫反应，为成功制作表达特异抗原的结核病疫苗提供了研究平台。

而以β防御素-α和结核分枝杆菌抗原ESAT-6或Ag85B为基础的DNA疫苗则为另一种疫苗研发的新方法，β防御素-α是一种抗菌肽，能通过TLR-4受体诱导树突状细胞成熟。该项研究构建了表达β防御素-α分别和ESAT-6及Ag85B融合蛋白（PDE及PDA）DNA疫苗，Balb/c小鼠给予接种BCG +DNA疫苗，2个月后再给予感染结核分枝杆菌临床高毒力株，研究发现给予BCG+DNA疫苗接种后的小鼠组生存力提高，脏器组织破坏减少，强于单独接种BCG组。证明该种结核病疫苗能够在小鼠体内诱发较强的免疫保护效应。

一项来自上海的研究使用重组腺病毒载体表达结核分枝杆菌特异性抗原CFP10、ESAT-6、Ag85A及Ag85B混合蛋白制成疫苗Ad5-CEAB。为了评价该新疫苗的免疫原性，给小鼠鼻内滴入疫苗，2周内重复3次。结果证实Ad5-CEAB可在小鼠体内激发强有力的抗原特异性免疫反应，尤其是Th1免疫反应，可增加IgG2α/IgG1的比值，增加Th1型细胞因子IFN-γ、TNF-α、IL-2、IL-12的分泌水平；除此之外，该疫苗还能增强体液免疫反应，且分泌型sIgA在小鼠的肺泡灌洗液中也能发现。提示Ad5-CEAB疫苗有望成为结核病候选病疫苗之一。另一项研究利用巨细胞病毒在体内生存时间很长且能诱发较强的免疫反应这一特点，将m1、m16缺失的重组鼠类巨细胞病毒表达结核分枝杆菌特异性抗原Ag85A制成疫苗。结果显示该疫苗可减少体内细菌负荷，还能在宿主体内外检测到Ag85A特异的记忆细胞及NK细胞活性的增加。因此，该疫苗可能激发早期非特异的免疫保护反应及一定程度的T细胞免疫反应。将编码Ag85B抗原及微管相关轻链蛋白-3的质粒DNA疫苗（PCMV-LC3-Ag85B）接种小鼠，研究发现LC3-Ag85B融合蛋白表达在RAW264.7细胞，其表达水平呈剂量依赖性，在小鼠中展示了较高水平IL-2、IFN-γ，脾及肺细菌负荷下降。该疫苗在小鼠中能提高Th1为主的免疫应答，发挥较好的抗结核免疫保护作用。

国内李岩等将Ag85A抗原与CD226融合表达成Ag85A-CD226 DNA疫苗，由于CD226分子是$CD4^+$及$CD8^+$T细胞重要的共刺激分子与黏附分子传递活化信号，参与T细胞活化增殖及免疫作用的发挥。因此，将CD226成分表达进入Ag85A疫苗并通过口服灌胃方式接种小鼠，发现该疫苗在小鼠的肠道及脾脏表达增加。

ESAT-6及TB10.4属于结核分枝杆菌ESX抗原系统，是分泌蛋白，具有较高的免疫原性，两者具有相似的抗原特性、基因大小及结构。一项研究设计了4种不同的融合蛋白疫苗，疫苗之间区别就在于上述两种蛋白表达的不同。通过比较发现，不同于TB10.4，表达含ESAT-6成分的疫苗除了具有诱导宿主体内特异性免疫保护的作用外，对结核复发可起明显的免疫保护作用。因此，认为ESAT-6对将来研制感染后保护性疫苗即治疗性疫苗具有独特的研究潜力。另一种表达ESAT-6抗原疫苗的新尝试是将食用乳酸球菌作为工具，制成口服DNA 疫苗，也就是先构建DNA质粒，乳酸杆菌编码结核分枝杆菌的ESAT-6基因，后者被克隆入乳酸菌载体及乳酸菌纤连蛋白A，再通过真核细胞表达载体疫苗口服给药。小鼠实验证明该疫苗能显著提高小鼠脾脏IFN-γ的产生，提高结核特异性Th1的免疫保护效应。

## 三、AERAS-402疫苗的研究

同样以结核特异性抗原作为基础，使用全新的腺病毒血清型35（γAd35）为载体表达Ag85A、Ag85B及TB10.4抗原的疫苗AERAS-402， 一项Ⅰ期、双盲、安慰剂对照、逐加剂量的临床试验中，研究对象是BCG接种过的42例6～9

个月婴儿，被随机分配入4组，肌内注射疫苗，给予3种逐步增加剂量的试验组及安慰剂对照组，共随访182天。无严重不良事件、未发生接种相关的治疗中断等事件；且AERAS-402可诱导特异性T细胞免疫反应，使用单剂量疫苗可诱导CD4+T细胞表达单一细胞因子IFN-γ，然而加倍剂量后则能诱导$CD4^+$T细胞表达IFN-γ、TNF-α、IL-2以及CD8+T细胞反应。因此，该疫苗能够在BCG接种过的健康新生儿安全使用，且能诱导剂量依赖的$CD4^+$及$CD8^+$T细胞免疫反应。

为了研究该疫苗气道喷雾给药的毒性及免疫原性，一项研究在非人灵长类动物进行试验，研究给予3种剂量的疫苗气道喷雾，每隔1周用药。结果发现气道给药后肺重量增加，纵隔淋巴结及支气管相关淋巴组织的重量及免疫反应在给药的早期阶段明显增加，以后增加缓慢；且在支气管肺泡灌洗液中观察到短暂的免疫特异反应及高水平的功能性$CD4^+$、$CD8^+$T细胞免疫反应。以上结果提示AERAS-402疫苗通过气道给药安全、且能诱导结核特异性免疫反应。

该疫苗在另一项恒河猴中的研究发现：35型重组腺病毒表达Ag85A、Ag85B及TB10.4抗原的疫苗AERAS-402，同样气道给药，结果该疫苗能够诱导高水平的Ag85B/A特异的$CD4^+$、$CD8^+$效应T细胞的IFN-γ分泌反应；但若感染高剂量结核分枝杆菌如275cfu的菌量则不能激发全面的免疫保护效应。因此，作者认为：AERAS-402疫苗可激发肺内细胞免疫保护反应，但面对高剂量的结核感染则影响其免疫保护效应的发挥。推荐使用不同或更多抗原或选择不同的病毒表达载体以增加疫苗的免疫原性。

Ad35-TBS（AERAS-402）为非复制腺病毒疫苗Ad35-TBS，其缺点是可同时诱导载体引致的免疫反应，Ad26-TBS表达相同抗原，但能避免上述缺点。在一项动物模型实验中发现两种疫苗均能在小鼠中诱导很强的IFN-γ反应，但是肺内的细菌复制却并未受到影响，提示现行以IFN-γ反应水平的高低作为评价指标欠合理。因为IFN-γ并非能完全代表宿主抵御结核介导的免疫保护反应。该项结核疫苗的动物实验为未来研制免疫治疗及治疗性疫苗的免疫保护评估策略提供重要依据。从以上研究发现，目前对宿主抵御MTB的免疫效应机制尚未完全明确，也就强调了使用全分枝杆菌疫苗的重要性及必然性。

## 四、以结核分枝杆菌复制期及休眠期表达蛋白组成的疫苗

中国武汉的Niu等研制了在结核分枝杆菌复制期表达的Rv0288（Mtb10.4）和在休眠期高度表达的Rv2031c（Hspx）融合蛋白疫苗，并辅助添加DDA和分枝杆菌索状因子-6，6海藻糖二霉菌酸酯TDM，在小鼠实验中展示了较强的Th1型免疫反应。28例结核潜伏感染的患者产生较高水平的IFN-γ，其可能对潜伏感染者有免疫保护作用。

## 五、MVA85A疫苗的研究

MVA85A 为近年来最受瞩目的新型结核病疫苗研究热点之一。2012年报道了候选疫苗用于不同人群的多项临床研究。一项开放、Ⅱa期临床试验评价MVA85A在治疗结核感染人群的免疫原性及安全性，其中48例成人纳入研究，结果未发生疫苗相关严重不良反应，且可诱导持久而强烈的多功能$CD4^+$T细胞免疫反应，包括保护性细胞因子的分泌。研究发现MVA85A用于结核感染的成人可呈现良好的耐受性，诱导较为理想的免疫原性。另一项非洲冈比亚的随机对照研究给予出生4个月的婴儿接种MVA85A，发现MVA85A疫苗接种后在婴儿体内的免疫反应至少可持续14个月。证明在结核高负担国家中对于可能已有结核潜伏感染的人群接种MVA85A可发挥良好的保护性免疫效应。基于以前对于MVA85A的研究基础，来自英国的一项非随机、开放、Ⅰ期临床试验提高了MVA85A的接种剂量进行观察。发现与过去使用的$5\times10^7$pfu及$1\times10^7$剂量相比较，提高剂量达$1\times10^8$pfu的MVA85A接种仍然具有良好的耐受性，且可增加抗原特异性T细胞IFN-γ的分泌，拓宽了该疫苗的安全使用剂量范围。

将表达Ag85B及ESAT-6融合蛋白的安卡拉病毒（Ankara）疫苗

（MVA85B-E6）给予皮下注射小鼠，研究同时成功构建表达Ag85B及ESAT-6融合蛋白的腺病毒疫苗（AD85B-E6）。两种疫苗进行比较发现：两者都可在小鼠体内诱导较强的Th1保护反应；但是对于感染结核分枝杆菌的小鼠，AD85B-E6并未诱导任何免疫保护效应，而MVA85B-E6则可诱导与BCG相当水平的免疫保护效应，从而证明了表达Ag85B的MVA疫苗也可发挥一定程度的免疫保护作用。

MVA85A是近年来临床最受瞩目的新疫苗，其为表达结核分枝杆菌抗原Ag85A的重组复制缺陷的改良牛痘Ankara病毒，简称为MVA85A。临床研究中已证明其耐受性良好，BCG接种后再予强化MVA85A可诱导体内较强的免疫原性，数项Ⅱ期临床试验也证明其良好的免疫保护效应。上述研究中MVA85A均为皮内注射，肌内注射尚未被评估。Meyer 等则设计了随机、Ⅰ期临床试验，给予$1\times10^8$pfu的MVA85A肌内及皮下注射，比较两种接种方式的安全性及免疫原性，研究对象为24例健康受试者，有BCG接种史。结果表明皮下注射较肌内注射展现更多的局部不良反应，但全身不良反应无差别；两种途径均可诱发较强而持久的Ag85A特异的T细胞分泌IFN-γ的免疫反应，诱导多功能$CD4^+$T细胞。因此，肌内注射Ag85A耐受性良好，可在BCG接种过的健康成人体内安全、有效使用。然而，最近一项大样本临床试验却得出了不同的研究结果。此项在南非开普敦的双盲、随机、安慰剂对照Ⅱb期临床试验，评价MVA85A用于BCG接种过的健康4～6个月龄、无HIV感染的婴儿的有效性、安全性及免疫原性。研究随机入组给予皮内注射单剂量的MVA85A或等量的念珠菌皮试抗原作为对照，共入组了2797例婴儿，1399例入MVA85A组，1398例入安慰剂组。中位随访期为24.6个月，MVA85A组发生局部注射的不良反应率为89%，对照组45%，但两组发生全身不良反应及严重不良事件差别无统计学意义。在随访期MVA85A组结核病发生率为13%（178/1394），对照组结核病发生率为12%（171/1394），两组差异无统计学意义。因此，虽然MVA85A疫苗耐受性佳，但在此项大样本、前瞻性的婴儿临床试验中却不能发挥有效的抵抗结核感染的免疫保护效应。该项大样本Ⅱ期临床试验与既往研究得出相反的结论使得MVA85A作为新型、有前途的结核病疫苗研究受到阻力及质疑。

由禽痘病毒FP9表达Ag85A的疫苗称为FP985A，有项研究则将其与MVA85A疫苗联用，进行了开放、非随机Ⅰ期临床试验，将有BCG接种史的健康成人序贯入组。研究发现：改变不同的表达载体的FP985A与MVA85A比较，虽然其临床耐受性好，却不能诱导结核抗原特异性细胞免疫反应。证明改变不同的表达载体对疫苗的免疫效应的改变起关键的作用。

MVA85A仍然是近年来比较受瞩目的研究疫苗之一。2013年南非在婴儿的一项大样本双盲、随机、安慰剂对照Ⅱb期临床试验，虽然结果未提示MVA85A在婴儿中具有特异性免疫保护作用。但在2014年英国一项双盲、随机对照、Ⅰ期临床试验中将MVA85A疫苗使用不同的途径，比较气道给药及皮内注射MVA85A疫苗的安全性和免疫原性。共有24个符合入选标准的具有BCG接种史的健康英国成人进入研究，分成2组：气道喷雾MVA85A给药和皮下生理盐水对照，皮下MVA85A给药及气道喷雾生理盐水对照。初步结果表明两种途径的疫苗耐受性均可，均具有免疫原性，呼吸道的不良反应罕见及轻微，皮内注射MVA85A使用后有轻微的注射部位反应，全身不良反应两组间差别不大。两组均能检测到Ag85A特异的$CD4^{+}$T细胞免疫反应，气道喷雾组患者的支气管肺泡灌洗液中的免疫反应高于皮内注射组，而血清MVA抗体仅在皮内注射组中检测到。研究认为：MVA85A气道喷雾疫苗安全、可行，且可诱导分枝杆菌特异的黏膜及全身细胞免疫反应。

另一项关于MVA85A疫苗的研究从疫苗发挥效应的持久性进行评估。理想的结核疫苗应该能提供长久的抵御结核分枝杆菌的保护性免疫反应，若保护力不持久容易造成疫苗接种的失败。该研究则对成人、青少年、儿童或婴儿3组受试者接种疫苗后进行了长期的随访，随访期从2005年到2011年。共有252例受试者，183例同意并完成了随访研究计划。结果表明MVA85A在免疫功能健全者可诱导显著、持久的Th1细胞免疫反应。鉴于2013年发表的文献表明该疫苗不能在婴儿发挥有效的免疫保护作用，因此该研究认为MVA85A不能提高对BCG对婴儿抵御结核的保护力。

## 六、新的治疗性疫苗策略

2015年国际对结核病疫苗的研制有了新的方向，在美国进行的开发结核病疫苗研讨会探讨研发雾化疫苗的潜在应用前景，在结核潜伏感染人群中可能起到有效的预防活动性结核病的作用。会议讨论了几个关键问题：①结核感染后肺部免疫的过程究竟是如何的？宿主体内结核感染后的早期病理损伤究竟如何？气道喷雾疫苗策略的意义究竟何在？②如何解决气道疫苗给药的技术问题。③现行气道喷雾结核病疫苗的经验是怎样的？④探讨研制气道喷雾给药的管理控制。国际与会专家们同意经气道喷雾给药可代表未来结核病疫苗的发展策略，并强调大力支持这一用药途径的开发，雾化疫苗将有可能成为预防及治疗性疫苗的未来发展方向。在德国柏林Maxplanck生物感染所进行了主题为结核病全分枝杆菌细胞疫苗的研讨会，非活化的全细胞结核和非结核分枝杆菌疫苗可能作为未来免疫治疗或安全的免疫制剂的选择。与会专家一致同意尤其在目前对特异性结核病抗原诱导的免疫反应特征方面了解仍不十分全面的背景下使用全分枝杆菌细胞作为结核病候选疫苗很有必要。

## 七、其他相关性研究

德国的Desel等构建了一种重组BCG（△ureChly+ BCG）疫苗，该疫苗可表达单核细胞增多症李斯特菌的包膜穿孔素并缺乏尿素酶。在Ⅰ期临床试验中发现可诱导强于BCG的结核特异性免疫反应；在小鼠实验研究中rBCG还可诱导Th17保护性免疫反应，感染后90天肺内细菌负荷减少10倍。此外，最近报道ESAT-6家族中Rv3619c在小鼠实验中可诱导长效记忆性T细胞反应，降低肺及脾脏的细菌负荷量，为研制有效疫苗提供基础。Miyata等用经mce1R基因干扰的结核分枝杆菌小鼠感染模型，其中mce1R负调控mce1基因的操纵子，mce1A编码一种结核分枝杆菌的胞壁蛋白，后者促进细菌在体内的复燃。他们研制的疫苗阻碍△mce1R细菌在结核治疗后在宿主体内大量复制，32周的随访发现治疗组小鼠肺内结核病变大大减轻，而对照组病变局部发现逐渐增大的结核性肉芽肿，证明mce1A可有助于减少结核病复发或阻碍潜伏感染演变为活动性结核病。

（范　琳）

## 参考文献


1.张晓光,刘会,付洪义,等.母牛分枝杆菌联合化疗方案治疗耐多药肺结核疗效观察.国际呼吸杂志,2015,35(2):106-108.

2.耿书军,刘建玲,冯玉英,等.胸腺五肽联合常规抗结核方案治疗复治菌阳肺结核的疗效及对患者免疫功能的影响.中国现代医学,2015,25(7)：51-53.

3.刘立虎,吴军. 2型糖尿病并肺结核患者应用乌体林斯治疗的临床效果.中国热带医学,2015,15(1):127-128.

4.郭文霞.胸腺五肽对肺结核合并糖尿病免疫状态的影响.临床军医杂志,2015,43(3)：314-315.

5.胡东,杨小康,王婉,等.pCMV-LC3-Ag85B重组质粒DNA疫苗对结核的免疫保护作用.2014，30(11):1133-1136.

6.李岩,桑力轩,朱俊丰,等.口服结核Ag85A-CD226 DNA疫苗在小鼠脾与肠道的表达水平检测.微生物学免疫学进展,2014,42(3):1-5.

7.Yang XY, Chen QF. Mycobacterium vaccae as adjuvant therapy to anti-tuberculosis chemotherapy in never-treated tuberculosis patients: a meta-analysis. PLoS One, 2011,6:e23826.

8.Gröschel MI, Prabowo SA, Cardona PJ, et al. Therapeutic vaccines for tuberculosis--a systematic review. Vaccine, 2014, 32(26):3162-3168.

9.Gao XF, Yang ZW, Li J. Adjunctive therapy with interferon-gamma for the treatment of pulmonary tuberculosis: a systematic review. Int J Infect Dis, 2011,15:e594-600.

10.Zhang Y, Liu J, Wang Y, et al. Immunotherapy using IL-2 and GM-CSF is a potential treatment for multidrug-resistant Mycobacterium tuberculosis. Sci China Life Sci, 2012, 55(9):800-806.

11.Barnes PF. Immunotherapy for tuberculosis: wave of the future or tilting at windmills? Am J RespirCrit Care Med,2003, 168(2):142-143.

12.Johnson JL, SsekasanvuE,Okwera A, et al. Randomized trial of adjunctive interleukin-2 in adults with pulmonary tuberculosis. Am J RespirCrit Care Med,2003,168(2):185-191.

13.Shen H, Min R, Tan Q, et al. The beneficial effects of adjunctive recombinant human interleukin-2 for multidrug resistant tuberculosis. Arch Med Sci, 2015,11(3):584-590.

14.Butov DA, Pashkov YN, Stepanenko AL, et al. Phase IIb randomized trial of adjunct immunotherapy in patients with first-diagnosed tuberculosis, relapsed and multi-drug-resistant (MDR) TB. J Immune Based Ther Vaccines, 2011,9:3.

15.Butov DA, Efremenko YV, Prihoda ND, et al. Adjunct immune therapy for first-diagnosed TB, relapsed TB, treatment-failed TB, multidrug-resistant TB and TB/HIV. Immunotherapy, 2012, 4(7):687-695.

16.Efremenko YV, Butov DA, Prihoda ND, et al. Randomized, placebo-controlled phase II trial of heat-killed Mycobacterium vaccae (Longcom batch) formulated as an oral pill (V7).Hum Vaccin Immunother, 2013, 9(9):1852-1856.

17.Butov DA, Efremenko YV, Prihoda ND,et al. Randomized, placebo-controlled Phase II trial of heat-killed Mycobacterium vaccae (Immodulon batch) formulated as an oral pill (V7).Immunotherapy, 2013, 5(10):1047-1054.

18.Faujdar J, Gupta P, Natrajan M,et al. Mycobacterium indicuspranii as stand-alone or adjunct immunotherapeutic in treatment of experimental animal tuberculosis.Indian J Med Res,2011 ,134:696-703.

19.Gupta A, Ahmad FJ, Ahmad F, et al.Efficacy of Mycobacterium indicus pranii Immunotherapy as anadjunctto chemotherapy for tuberculosis and underlying immune responses in the lung.PLoS One,2012,7(7):e39215.

20.Gupta A,Ahmad FJ,Ahmad F, et al. ProtectiveefficacyofMycobacteriumindicus pranii against tuberculosis and underlying local lung immune responses in guinea pig model. Vaccine,2012, 30(43):6198-6209.

21.Desai NM,Khamar BM.Immunotherapy for tuberculous pericarditis.N Engl J Med, 2014, 371(26):2533-2534.

22.Pandie S, Engel ME, Kerbelker ZS, et al. Mycobacterium w Immunotherapy for Treating Pulmonary Tuberculosis - a Systematic Review. Curr Pharm Des, 2014,20(39):6207-6214.

23.Cayabyab MJ, Kashino SS, Campos-Neto A. Robust immune response elicited by a novel and unique Mycobacterium tuberculosis protein using an optimized DNA/protein heterologous prime/boost protocol. Immunology, 2012, 135(3):216-225.

24.Efremenko YV, Arjanova OV, Prihoda ND, et al. Clinical validation of sublingual formulations of Immunoxel (Dzherelo) as an adjuvant immunotherapy in treatment of TB patients. Immunotherapy, 2012,4(3):273-282.

25.Sheikh JA, Khuller GK, Verma I.Immunotherapeutic role of Ag85B as an adjunct to antituberculous chemotherapy. J Immune Based Ther Vaccines, 2011,9:4.

26.Ma Y, Chen HD, Wang Y, et al. Interleukin 24 as a novel potential cytokine immunotherapy for the treatment of Mycobacterium tuberculosis infection. Microbes Infect, 2011,13:1099-1110.

27.Rosas-Taraco AG, Higgins DM, Sánchez-Campillo J,et al. Local pulmonary immunotherapy with siRNA targeting TGF-$\beta_1$ enhances antimicrobial capacity in Mycobacterium tuberculosis infected mice. Tuberculosis (Edinb), 2011,91:98-106.

28.Shang S, Shanley CA, Caraway ML, et al. Drug treatment combined with BCG vaccination reduces disease reactivation in guinea pigs infected with Mycobacterium tuberculosis. Vaccine, 2012, 30(9):1572-1582.

29.Coler RN, Bertholet S, Pine SO, et al. Therapeutic Immunization against Mycobacterium tuberculosis Is an Effective Adjunct to Antibiotic Treatment. J Infect Dis, 2013,207(8):1242-1252.

30.Wang P, Wang L, Zhang W,et al. Immunotherapeutic efficacy of recombinant Mycobacterium smegmatis expressing Ag85B-ESAT6 fusion protein against persistent tuberculosis infection in mice, Hum Vaccin Immunother, 2014, 10(1):150-158.

31.MirSA, VermaI, SharmaS.Immunotherapeutic potential of recombinant ESAT-6 protein in mouse model of experimental tuberculosis, Immunol Lett, 2014 ,158(1-2): 88-94.

32.MirSA, SharmaS.Immunotherapeutic potential of N-formylated peptides of ESAT-6 and glutamine synthetase in experimentaltuberculosis, Int Immunopharmacol, 2014 , 18(2):298-303.

33.DoimoNT, Zárate-BladésCR, RodriguesRF,etal.Immunotherapy of tuberculosis with Mycobacterium leprae Hsp65 asa DNA vaccine triggers cross-reactiveantibodies against mammalian Hsp60 but not pathological autoimmunity.Hum Vaccin Immunother, 2014, 10(5):1238-1243.

34.Ping X, Junchi X, Xinnian C, et al. Autologous cytokine-induced killer (CIK) immunotherapy in a case of disseminated tuberculosis. Sarcoidosis Vasc Diffuse Lung Dis, 2015,32(1):838-6.

35.Parida SK, Poiret T, Zhenjiang L, et al. T-Cell Therapy: Options for Infectious Diseases, Clin Infect Dis. 2015, 61Suppl 3:S217-224

36.Zumla AI,Maeurer M.Host-Directed Therapies Network (HDT-NET) Consortium; Host-Directed Therapies Network HDT-NET Consortium. Host-Directed Therapies for Tackling Multi-Drug Resistant Tuberculosis: Learning From the Pasteur-Bechamp Debates. Clin Infect Dis,2015,61(9):1432-2438.

37.Okada M, Kita Y, Nakajima T, et al. A Novel Therapeutic and Prophylactic Vaccine against Tuberculosis Using the Cynomolgus Monkey Model and Mouse Model. Procedia in Vaccinology, 2011,4:42-49.

38.Kita Y, Okada M, Nakajima T,et al. Development of therapeutic and prophylactic vaccine against Tuberculosis using monkey and transgenic mice models. Hum Vaccin, 2011,7 Suppl:108-114.

39.Okada M, Kita Y, Nakajima T,etal.Novel therapeutic vaccine: granulysin and new DNA vaccine against Tuberculosis.Hum Vaccin, 2011, 7:60-67.

40.Okada M, Kita Y, Nakajima T,et al. Novel prophylactic vaccine using a prime-boost method and hemagglutinating virus of Japan-envelope against tuberculosis. Clin Dev Immunol, 2011,549281.

41.Dou J, Wang Y, Yu F, et al. Protection against Mycobacterium tuberculosis challenge in mice by DNA vaccine Ag85A-ESAT-6-IL-21 priming and BCG boosting. Int J Immunogenet, 2012, 39(2):183-190.

42.Zhao S, Zhao Y, Mao F,et al. Protective and therapeutic efficacy of Mycobacterium smegmatis expressing HBHA-hIL12 fusion protein against Mycobacterium tuberculosis in mice. PLoS One, 2012, 7(2):e31908.

43.Guo XQ, Wei YM, Yu B. Recombinant Mycobacterium smegmatis expressing Hsp65-hIL-2 fusion protein and its influence on lymphocyte function in mice. Asian Pac J Trop Med, 2012,5(5): 347-351.

44.Van Dissel JT, Soonawala D, Joosten SA,et al.Ag85B-ESAT-6 adjuvanted with IC31® promotes strong and long-lived Mycobacterium tuberculosis specific T cell responses in volunteers with previous BCG vaccination or tuberculosis infection. Vaccine, 2011,29:2100-2109.

45.Aagaard C, Hoang T, Dietrich J,et al.A multistage tuberculosis vaccine that confers efficient protection before and after exposure. Nat Med, 2011,17: 189-194.

46.Yuan W, Dong N, Zhang L,et al. Immunogenicity and protective efficacy of a tuberculosis DNA vaccine expressing a fusion protein of Ag85B-Esat6-HspX in mice. Vaccine, 2011,30(14):2490-2497.

47.Li Q, Yu H, Zhang Y, et al. Immunogenicity and protective efficacy of a fusion protein vaccine consisting of antigen Ag85B and HspX against Mycobacterium tuberculosis infection in mice. Scand J Immunol,2011,73: 568-576.

48.You Q, Jiang C, Kong W, et al. Attempted immunotherapy for Mycobacterium tuberculosis with viral and protein vaccines based on Ag85B-ESAT6 in a mouse model. Acta Microbiol Immunol Hung, 2012, 59(1):63-75.

49.Beamer GL, Cyktor J, Flaherty DK,et al. CBA/J mice generate protective immunity to soluble Ag85 but fail to respond efficiently to Ag85 during natural Mycobacterium tuberculosis infection. Eur J Immunol, 2012, 42(4):870-879.

50. Spencer AJ, Hill F, Honeycutt JD,et al. Fusion of the Mycobacterium tuberculosis antigen 85A to an oligomerization domain enhances its immunogenicity in both mice and non-human primates. PLoS One, 2012, 7(3):e33555.

51.You Q, Wu Y, Jiang D,et al. Immune responses induced by heterologous boosting of recombinant bacillus Calmette-Guerin with Ag85B-ESAT6 fusion protein in levamisole-based adjuvant. Immunol Invest, 2012,41(4):412-428.

52.Wang C, Fu R, Chen Z, et al. Immunogenicity and protective efficacy of a novel recombinant BCG strain overexpressing antigens Ag85A and Ag85B. Clin Dev Immunol, 2012,(14):563838.

53.Liang Y, Wu X, Zhang J, et al. Immunogenicity and therapeutic effects of Ag85A/B chimeric DNA vaccine in mice infected with Mycobacterium tuberculosis. FEMS Immunol Med Microbiol, 2012, 66(3):419-426.

54.Lin PL, Dietrich J, Tan E, et al. The multistage vaccine H56 boosts the effects of BCG to protect cynomolgus macaques against active tuberculosis and reactivation of latent Mycobacterium tuberculosis infection. J Clin Invest, 2012, 122(1):303-314.

55.Billeskov R, Elvang TT, Andersen PL,et al. The HyVac4 subunit vaccine efficiently boosts BCG-primed anti-mycobacterial protective immunity. PLoS One, 2012, 7(6):e39909.

56.Luo Y, Jiang W, Da Z,et al. Subunit vaccine candidate AMM down-regulated the regulatory T cells and enhanced the protective immunity of BCG on a suitable schedule. Scand J Immunol, 2012, 75(3):293-300.

57.Mohamud R, Azlan M, Yero D, et al. Immunogenicity of recombinant Mycobacterium bovisbacilleCalmette-Guèrin clones expressing T and B cell epitopes of Mycobacterium tuberculosis antigens. BMC Immunol, 2013, 14 Suppl 1:S5.

58.Lakshmi PS, Verma D, Yang X, et al. Low cost tuberculosis vaccine antigens in capsules: expression in chloroplasts, bio-encapsulation, stability and functional evaluation in vitro. PLoS One, 2013,8(1):e54708.

59.Betts G, Poyntz H, Stylianou E, et al. Optimising immunogenicity with viral vectors: mixing MVA and HAdV-5 expressing the mycobacterial antigen Ag85A in a single injection. PLoS One, 2012, 7(12):e50447.

60. Cervantes-Villagrana AR, Hernández-Pando R, Biragyn A, et al. Prime-boost BCG vaccination with DNA vaccines based in β-defensin-2 and mycobacterial antigens ESAT6 or Ag85B improve protection in a tuberculosis experimental model. Vaccine, 2013, 31(4):676-684.

61.Li W,Deng G, Li M, et al. A recombinant adenovirus expressing CFP10, ESAT-6,Ag85A and Ag85B of Mycobacterium tuberculosis elicits strong antigen-specific immune response in mice, MolImmunol, 2014,62(1):86-95.

62.BeverleyPC, RuzsicsZ, HeyA,etal.A novel murine cytomegalovirus vaccine vector protects against Mycobacterium tuberculosis, J Immunol, 2014, 193(5):2306-2316.

63.HoangT, AagaardC, DietrichJ,et al. ESAT-6 (EsxA) and TB10.4 (EsxH) based vaccines for pre- and post-exposure tuberculosis vaccination, PLoS One, 2013 ,8(12):e80579.

64.PereiraVB, SaraivaTD, SouzaBM,etal.Development ofa new DNA vaccine based on mycobacterial ESAT-6 antigen delivered by recombinant invasiveLactococcus lactis FnBPA+.Appl Microbiol Biotechnol, 2015 ,99(4):1817-1826.

65.Kagina BM, Tameris MD, Geldenhuys H,et al. The novel tuberculosis vaccine, AERAS-402, is safe in healthy infants previously vaccinated with BCG, and induces dose-dependent CD4 and CD8T cell responses. Vaccine, 2014, 32(45):5908-5917.

66.Hokey DA, Wachholder R, Darrah PA, et al. A nonhuman primate toxicology and immunogenicity study evaluating aerosol delivery of AERAS-402/Ad35vaccine. Hum Vaccin Immunother, 2014, 10(8):2199-2210.

67.Darrah PA1, Bolton DL1, Lackner AA,et al. Aerosol vaccination with AERAS-402 elicits robust cellular immune responses in the lungs of rhesus macaques but fails to protect against high-dose Mycobacterium tuberculosis challenge.J Immunol, 2014, 193(4):1799-1811.

68.Alyahya SA, Nolan ST, Smith CM, et al. Immunogenicity without Efficacy of an Adenoviral Tuberculosis Vaccine in a Stringent Mouse Model for Immunotherapy during Treatment. PLoS One,2015,10(5):e0127907.

69.Niu H, Hu L, Li Q,et al. Construction and evaluation of a multistage Mycobacterium tuberculosis subunit vaccine candidate Mtb10.4-HspX. Vaccine, 2011, 29:9451-9458.

70.Scriba TJ, Tameris M, Smit E, et al. A phase IIa trial of the new tuberculosis vaccine, MVA85A, in HIV-and/or Mycobacterium tuberculosis-infected adults. Am J Respir Crit Care Med, 2012, 185(7):769-778.

71.Odutola AA, Owolabi OA, Owiafe PK, et al. A new TB vaccine, MVA85A, induces durable antigen-specific responses 14 months after vaccination in African infants. Vaccine, 2012, 30(38):5591-5594

72.Pathan AA, Minassian AM, Sander CR,et al. Effect of vaccine dose on the safety and immunogenicity of a candidate TB vaccine, MVA85A, in BCG vaccinated UK adults. Vaccine, 2012,30(38):5616-5624.

73.You Q, Jiang C, Wu Y,et al. Subcutaneous administration of modified vaccinia virus Ankara expressing an Ag85B-ESAT6 fusion protein, but not an adenovirus-based vaccine, protects mice against intravenous challenge with Mycobacterium tuberculosis. Scand J Immunol, 2012,75(1):77-84.

74.Meyer J, Harris SA, Satti I,et al. Comparing the safety and immunogenicity of a candidate TB vaccine MVA85A administered by intramuscular and intradermal delivery. Vaccine, 2013, 31(7):1026-1033.

75.Tameris M, McShane H, McClain JB, et al. Lessons learnt from the first efficacy trial of a new infant tuberculosis vaccine since BCG. Tuberculosis (Edinb), 2013, 93(2):143-149.

76.Tameris MD, Hatherill M, Landry BS, et al. ety and efficacy of MVA85A, a new tuberculosis vaccine, in infants previously vaccinated with BCG: a randomised, placebo-controlled phase 2b trial. Lancet, 2013, 381(9871):1021-1028.

77.Rowland R, Pathan AA, Satti I, et al. Safety and immunogenicity of an FP9-vectored candidate tuberculosis vaccine (FP85A), alone and with candidate vaccine MVA85A in BCG-vaccinated healthy adults: a phase I clinical trial. Hum Vaccin Immunother, 2013, 9(1):50-62.

78.SattiI, MeyerJ, HarrisSA,etal.Safety and immunogenicity of a candidate tuberculosis vaccine MVA85A delivered by aerosol in BCG-vaccinatedhealthy adults: a phase 1, double-blind, randomised controlled trial, Lancet Infect Dis, 2014,14(10):939-946. 45.TamerisM, GeldenhuysH, LuabeyaAK,etal.The candidate TB vaccine, MVA85A, induces highly durable Th1 responses. PLoS One, 2014, 9(2):e87340.

79.Aerosol Vaccines for Tuberculosis Workshop Summary Group. Aerosol Vaccines for Tuberculosis Workshop Summary Group.Developing aerosol vaccines for Mycobacterium tuberculosis: Workshop proceedings: National Institute of Allergy and Infectious Diseases, Bethesda, Maryland, USA, April 9, 2014. Vaccine,2015, 33(26):3038-3046.

80.Whole Mycobacteria Cell Vaccines for Tuberculosis Summary Group.Developing whole mycobacteria cell vaccines for tuberculosis: Workshop proceedings, Max Planck Institute for Infection Biology, Berlin, Germany, July 9, 2014.Vaccine,2015,33(26):3047-3055.

81.Desel C, Dorhoi A, Bandermann S,et al. Recombinant BCG ΔureChly+ induces superior protection over parental BCG by stimulating a balanced combination of type 1 and type 17 cytokine responses. J Infect Dis, 2011, 204:1573-1584.

82.Ansari MA, Zubair S, Mahmood A,et al. RD antigen based nanovaccine imparts long term protection by inducing memory response against experimental murine tuberculosis. PLoS One, 2011,6:e22889.

83.Miyata T, Cheigh CI, Casali N,et al. An adjunctive therapeutic vaccine against reactivation and post-treatment relapse. Vaccine, 2012,30:459-465.

# 第三章
# 结核病介入治疗进展

## 第一节　经皮肺介入治疗

经皮细针穿刺技术操作简便、创伤小，在超声及CT引导下进行的经皮肺穿刺术，也在临床上得到广泛应用。经皮肺穿刺介入治疗肺结核，临床上主要是应用于治疗空洞型耐药肺结核。在空洞型肺结核，由于结核空洞壁的屏障作用，加之洞壁周围血管稀少、硬化、甚至闭合，抗结核药物很难渗透至空洞内，而空洞内的液化、干酪样坏死物中的结核分枝杆菌可达$1 \times 10^7 \sim 1 \times 10^9$条，且生长繁殖活跃。经皮肺穿刺注药，可使空洞内药物达到高浓度（≥MIC值10倍），从而直接杀死空洞内的结核分枝杆菌。此外，由于药液对洞壁的侵蚀作用，可以促使干酪样病灶软化，坏死物脱落排出，反复穿刺还可逐渐削弱空洞壁的屏障作用，有利于肉芽组织的增生及空洞的净化。主要适应于耐药或耐多药空洞型肺结核患者，经初、复治化疗方案正规治疗1年以上，痰菌持续阳性者。

经皮肺穿刺治疗耐药空洞型肺结核，能加速结核病灶吸收、空洞缩小及闭合，促进痰菌阴转，副作用少且轻。杨书华等对经过初、复治2个正规疗程，痰涂片抗酸杆菌仍阳性的耐多药空洞型肺结核44例，通过经皮肺穿刺空洞内注入阿米卡星0.2g、异烟肼0.1g，每周2次，10次1个疗程，同时全身化疗。取得了70%的痰菌阴转率和68%的空洞缩小或闭合率，远高于单纯全身化疗的对照组。唐神结等在CT引导下对30例耐多药空洞型肺结核患者进行经皮肺穿刺注药治疗，每周1次，共4～8次，空洞内注入的抗结核药物为异烟肼0.2g、阿米卡星0.2g、左氧氟沙星0.1g。结果显示：经皮肺穿刺注药可加速结核病灶吸收、空洞缩小及闭合，促进痰菌阴转，取得了70%的痰菌阴转率和50%的空洞闭合率；同时改善患者临床症状，随访1～2年复发率仅4.8%。同时还发现，洞龄对介入治疗的效果影响不大。王涛等在CT引导下经皮穿刺空洞内注入抗结核药物凝胶治疗耐多药空洞型肺结核36例，抗结核药凝胶配方：每20ml 卡波姆凝胶含帕司烟肼600mg、吡嗪酰胺500mg、左氧氟沙星400mg 和链霉素1000mg。根据空洞大小注入抗结核药物凝胶3 ~10ml，每周2 次，总计6 ~12 次。疗程结束后，痰菌阴转率为85.3%；病灶吸收有效率及空洞治疗有效率分别为94.1% 和91.2%；均较单纯全身化疗组的65.7% 和62.9% 明显提高。邓国防等行经皮肺穿刺置管治疗耐多药空洞型肺结核31例，强化期隔日经皮肺穿刺置入的5 F猪尾巴导管注药1次，异烟肼0.2g、阿米卡星0.2g、左氧氟沙星0.2g，共10～15次。疗程3个月和6个月时，痰菌阴转率80.6%、90.3%；治疗6个月时，病灶吸收率和空洞闭合、缩小率明显优于单纯全身化疗组；治疗组均未出现病灶播散、气胸、咯血等并发症。

经皮肺穿刺治疗耐多药肺结核，注射的药物大多选用的是异烟肼+阿米卡星+左氧氟沙星的组合，也有的选用对氨基水杨酸异烟肼+阿米卡星+左氧氟沙星，帕斯烟肼+吡嗪酰胺+链霉素+左氧氟沙星，及阿米卡星+异烟肼组合。没有相关的对比研究显示究竟是选择哪些药物组合疗效更好。经皮肺穿刺空洞内注药的频率及疗程，多数报道采用每周1次及每周2次注药的方法，也有报道采用1次/2周，次数为4～16次不等。因此，每个患者注药的频率及疗程要根据患者空洞的大小及治疗后好转的情况，以及并发症出现的情况来不同对待。经皮肺穿刺空洞内注药剂型的选择，大多选用水剂，有的选用凝胶剂型。如果注入药物为水剂，由于水溶液的流动性较大，存在结核病灶播散的可能性；如果患者有咳嗽，可能致使部分药物被咳出；但是凝胶剂型目前也只有部分医院自行研制的含药凝胶。个别患者可在注药3～4次后出现同侧肺下野播散病灶，继原方案治疗病灶可逐渐吸收。唐神结等报道，个别患者在肺穿治疗中出现病灶播散，但播散的病灶会较快吸收，不影响整体疗效。在肺穿操作中为减轻咳嗽程度，在操作时于注药前向空洞内注入2%利多卡因1～2ml起到一定的效果。

Yang Shu-Hua等报道：对于54例经3～6个月的抗结核治疗后无变化的肺结核球患者，进行经皮肺穿刺针吸后将异烟肼0.1g、阿米卡星0.2 g注射进结核球，每周一次或两次，10次作为一个疗程。一年后约58%结核球消失或明显缩小，其中40%结核瘤消失；结核瘤的直径平均减少1.1cm。副作用包括术后气胸9%、咯血7%和发热11%。共随访34例，随访5年，结核球完全吸收达47%，无复发。

经皮肺穿刺空洞内注药治疗需要临床操作熟练的医师在严格掌握适应证及禁忌证的情况下进行，因术中及术后可能会出现气胸及出血等并发症，治疗的过程中必须备好抢救器材及药品，并且治疗需多次进行，费用较高。

（李　红）

## 第二节　经气道介入治疗

呼吸内镜用于呼吸系统疾病临床介入治疗已有100多年历史。90年代以前，经呼吸内镜介入治疗仅仅局限于气道异物取出、肺脓肿脓液引流及脓腔内注药等方面。90年代初开始，随着可弯曲性支气管镜、半硬质胸腔镜等呼吸内镜及其相关技术的不断发展，激光、高频电刀、氩等离子体凝固及微波等热消融术、冷冻术、球囊扩张术及支架置入术等各种经呼吸内镜介入治疗的手段应运而生。呼吸内镜诊疗技术临床应用范围、适应证不断扩大，为临床气管支气管结核、耐药肺结核、支气管胸膜结核等结核病的介入治疗开辟了新的途径，并取得可喜的成果。

## 一、气管支气管结核

气管支气管结核是指发生在气管、支气管的黏膜、黏膜下层、平滑肌、软骨及外膜的结核病，是结核病的特殊临床类型，属于下呼吸道结核。气管镜下可直接观察到气管及支气管的黏膜受到侵犯，加之临床上支气管病变多于气管病变，故以往多称之为支气管内膜结核。针对气管支气管结核的治疗，在全身抗结核化疗基础上，国内外学者进行了经支气管镜介入治疗方法的探索。

### （一）气道狭窄的预防及治疗

气管支气管结核的自然病程演变常可导致气道狭窄，因此，需要定期随访和早期干预，以阻止自然病程进展而形成气道狭窄。一旦气道形成狭窄尤其是中心气道狭窄，则需要积极经支气管镜等进行介入治疗干预。

Guo等选择410例气管支气管结核，在3HRZE/6HRE全身抗结核化疗基础上经支气管镜采用局部注药、钳夹、球囊扩张及冷冻术等进行介入治疗，并进行3～9个月随访。结果显示：对比治疗前后，溃疡型气道病变较充血水肿、肉芽肿等病变更易形成气道狭窄或阻塞（$P<0.01$）。作者认为：早期进行经支气管镜干预治疗预后更好。

Kashyap等撰文明示了在气管支气管结核诊断和治疗方面目前面临的挑战，以唤起进一步研究和推出创新的治疗方法的乐观情绪。气管支气管结核一旦形成气道狭窄，经支气管镜介入治疗解决结核性气道狭窄是除气道切除重建术外可以选择的治疗策略，当然这些介入治疗措施包括球囊扩张术、支架置入术、冷冻治疗术及热消融术。基本原则包括：①首选球囊扩张术；②支架置入应选可回收的气道支架，依次为Dumon硅酮支架、全覆膜或半覆膜金属支架、裸金属支架，Dumon硅酮支架需使用硬质气管/支气管镜下进行，理想的支架仍在研究开发中，如新材料具有气道生物力学的生物可吸收支架；③热消融术（包括高频电烧、氩等离子凝固、激光）及冷冻消融术也具有一定治疗作用。

## （二）各种介入治疗措施

1.气道局部给药术　气道局部给药术具有以下特点。①提高局部药物浓度。经气道介入给予抗结核药物到达气道病变局部或肺部空洞腔内，能使抗结核药物直接到达病灶区域而发挥作用，由于局部药物浓度高（≥MIC值的10倍），能有效地起到杀菌、抑菌效果，加快痰菌阴转，促进病灶吸收、空洞闭合及防止气道狭窄等并发症的发生。②改善气道引流，利于气道及肺部感染控制。一方面，经气道介入局部给药可促进病变气道局部或肺部病灶、空洞所属引流支气管局部炎症消散，利于气道引流；另一方面，给药时可利用吸引清除术通畅呼吸道。

为考核经支气管镜局部给予抗结核药物介入治疗的效果，方琼等回顾性分析了2010 年1 月至2013年6月收治的31例淋巴结瘘型支气管结核患者镜下特征和介入治疗次数、时间，评价治疗效果和并发症。结果显示，淋巴结瘘型支气管结核镜下表现：肉芽肿型为19.4%、坏死型为51.6%、混合型为25.8%、瘘孔型为3.2%，病灶夹杂灰黑色物或碳素沉着和反复钳夹仍陆续有坏死物自深处向腔内溃出是其特征，31 例共76个瘘口，右侧为多，单个瘘口组中位治疗次数5次，中位治疗时间65天，多个瘘口组中位治疗次数9次，中位治疗时间108天，组间差异均有统计学意义（$P<0.01$）；钳夹、抽吸、清除病灶及局部给药介入治疗有效率为98.7%，并发症为少量出血，发生率为2.1%。结论：淋巴结瘘型支气管结核镜下表现有一定特征，经支气管镜钳夹加抗结核药灌注是一种安全、简单、有效的方法。

为探讨经支气管镜局部灌注抗结核药物联合全身化疗对气管支气管结核的临床疗效及应用价值，田江华等将62例确诊的气管支气管结核患者随机分为经支气管镜局部灌注药物联合化疗组（简称联合治疗组）31例、单纯化疗组31例，比较两组患者在治疗2个月后的临床表现、胸部CT、抗酸杆菌阴转率以及不同镜下类型气管支气管结核治疗转归的差异。结果显示，治疗2个月后，联合治疗组临床症状改善总有效率、胸部CT、抗酸杆菌阴转率以及不同镜下类型好转总有效率（87.10%、82.14%、87.10%、87.10%）分别高于单纯化疗组（54.84%、57.69%、64.52%、45.16%）。结论提示：局部抗结核药物灌注联合全身化疗能缓解气管支气管结核患者的症状、促进病灶吸收，临床疗效优于单纯全身化疗。

为观察氧氟沙星联合异烟肼经纤维支气管镜局部治疗支气管结核的临床疗效，胡翠兰等选择75例支气管结核患者，并随机分为对照组（37例）采用2HRZE/4HR 抗结核方案进行治疗，观察组（38例）在对照组治疗基础上加用左氧氟沙星联合异烟肼经纤支镜局部治疗。比较两组患者治疗第2、6个月末在临床表现、影像学变化及纤支镜下改变等方面的有效率。结果：观察组患者治疗第2个月末，临床表现、影像学变化及纤支镜下改变有效率（78.9%、81.6%、81.6%）均明显高于对照组（59.5%、62.2%、59.5%）（$P<0.05$）；观察组患者治疗第6个月末，临床表现、影像学变化及纤支镜下改变有效率（92.1%、92.1%、92.1%）均明显高于对照组（73.0%、75.7%、75.7%）（$P<0.05$）。结论：左氧氟沙星联合异烟肼经纤支镜局部治疗支气管结核疗效显著，值得临床推广应用。

为探讨苦参素注射液在治疗结核气管狭窄中的局部作用，崔会芳等收集福建中医药大学附属厦门第三医院呼吸二科2013年10月至2014 年11月19例支气管结核并气道狭窄序贯多种介入联合治疗后气道狭窄患者，经支气管镜采用内镜喷洒管喷洒苦参素。对炎症水肿、溃疡坏死严重，局部肉芽组织增生明显、瘢痕狭窄严重者，且狭窄长度≥2cm 或截面积≤正常截面积50%，即选择高浓度（1200mg/ml）苦参素；反之选择低浓度苦参素（600mg/ml），术后7天复查气管镜，以动态观察病变局部经处理后的消长情况，视情形每周喷洒药物一次，累计2 ~ 4 次，总体随访时间3个月。期间主要观察患者咳嗽、咳痰或咯血、呼吸困难变化情况，和有无新的结核病灶出现。结果：19例患者中，炎症浸润型4 例有效，溃疡坏死型2例有效，肉芽增殖型3 例有效，瘢痕狭窄型4 例有效，管腔软化型0例有效，总有效率为68.4%（13/17）。其中活动期支气管结核（炎症浸润型、溃疡坏死型、肉芽增殖型）有效率达75%（ 9/12）；静止期支气管结核（瘢痕狭窄型、管壁软化型）有效率则为57.1%（4/7）。本研究结果初步提示：苦参素注射液在气管内局部应用可能具有较高的防治效果，尤其是在活动期支气管结核方面其疗效可能更为显著。

2.球囊扩张术　球囊扩张术治疗的原理是将球囊导管自支气管镜活检钳工作通道送至气道狭窄部位，用液压枪泵向球囊内注入液体或气体使球囊充盈膨胀，导致狭窄部位气道形成多处纵行撕裂伤，从而使狭窄气道直径得以增大扩张。球囊扩张术是良性尤其是结核性气道瘢痕性狭窄首选介入治疗措施之一。

姚向阳等对38例因近端支气管瘢痕形成导致不同程度管腔狭窄的患者采用球囊扩张术治疗的疗效进行了分析。38例患者每例每周接受球囊扩张治疗1～2次（平均1.3次），每例接受扩张治疗3～12次（平均4.5次）。经支气管镜下球囊扩张治疗后即时目测观察，所有患者的狭窄支气管直径均有不同程度增宽，术后临床症状明显改善；治疗后12个月末评价，显效率为52.6%，有效率为34.2%，无效率为13.2%，总有效率为86.8%。治疗后气管直径均较治疗前增大，但支气管腔治疗后随时间推移直径有逐渐缩小趋势。治疗后临床症状均获得明显缓解；仅有1例球囊扩张治疗中发生出血，所有患者未出现气胸及纵隔气肿等严重并发症，未发现气管软化。采用球囊扩张术治疗取得良好疗效。

王慧等对8例重度结核性气管狭窄患者实施经支气管镜球囊扩张术。分别于术前和最后一次术后当天测患者狭窄段气管内径、气促指数，并对术后并发症进行统计。结果发现：8例患者分别接受气管球囊扩张术3～7次，平均（4.8±1.6）次。狭窄段气管直径增加（$P<0.05$），气促指数下降（$P<0.05$）。3例患者术后胸痛，2例患者术后出现少量出血，经对症处理后均好转，无严重并发症发

生。经过19～42个月随访，远期疗效可达75.0%。再次证明：经支气管镜球囊扩张术，有利于迅速解除结核病所致的重度气道梗阻，是一项有效、安全、简便的治疗结核性气管狭窄的方法。

为比较球囊导管不同充盈时间治疗气道狭窄的临床疗效及安全性，李王平等选择支气管结核性狭窄患者40例，入选患者气道狭窄仅存在于左主支气管，全身及局部病情稳定，无肉芽组织，狭窄处直径为3～5mm。根据就诊顺序编号并随机分为2组。①间歇加压扩张组：采用传统的球囊扩张方法，即每次5分钟，间隔1分钟后再次扩张，重复5次，共30分钟。②持续加压扩张组：采用持续扩张的方法，即一次扩张持续30分钟。分别于术前、术后、术后2周及术后1个月进行气道直径测量，并监测2组术前、术中、术后心率、血氧饱和度、血压及出血、局部黏膜撕裂等情况。结果：两组首次扩张后间歇加压组直径（9.55±0.50）mm，持续加压组（9.51±0.40）mm，比较差异无统计学意义；但在术后2周及1个月复查间歇加压扩张组气道缩窄程度仍明显，扩张直径分别为（7.48±1.00）mm、（7.27±1.00）mm，持续加压扩张组直径分别为（8.69±0.50）mm、（8.64±0.50）mm，组间同期比较差异有统计学意义（$P<0.05$）。持续加压扩张组支气管黏膜撕裂较间歇加压组明显，其余并发症发生率两组之间差异无统计学意义（$P>0.05$）。结论：单次持续扩张较传统扩张方法可获得更好的疗效，且具有安全方便、操作性强的优点，值得临床推广应用。

为探讨支气管镜下行支气管扩张术后留置微球囊导管治疗结核性支气管狭窄患者的疗效，龙发等将80例结核性支气管狭窄患者随机分成两组，治疗组及对照组各40例，治疗组在支气管镜下采用行支气管扩张术后留置微球囊导管进行扩张治疗，对照组采用传统支气管球囊扩张术进行扩张治疗。观察治疗后两周及2个月两组患者支气管复张愈合及相应肺叶复张、肺功能一秒钟用力呼气容积（$FEV_1$）情况。结果显示：2周后治疗组有效率94.0%，对照组有效率88.3%，差别无统计学意义（$P>0.05$）；两组患者肺功能$FEV_1$和气促评分均较治疗前有显著性改善

（$P<0.05$），但两组比较差异无统计学意义（$P>0.05$）；2个月后治疗组有效率78.8%，对照组有效率55.9%，差异无统计学意义（$P<0.05$）；治疗组肺功能$FEV_1$和气促评分较治疗前有显著性改善（$P<0.05$），且显著优于对照组（$P<0.05$）；仅部分患者术后管壁出现少量出血，治疗组为27.3%，对照组为35.3%，差别无统计学意义（$P>0.05$），所有出血经注入止血药并采用氩气刀电凝后出血停止。结论：支气管镜下行支气管扩张术后留置微球囊导管治疗结核性支气管狭窄效果良好，此法值得推广应用。

3.冷冻术　冷冻术按术式可分为冷冻消融术、冷冻切除术。冷冻消融术（冻融术）治疗主要是基于制冷物质和冷冻器械产生的超低温，一方面导致局部组织、细胞因组织、细胞内的水分子迅速结晶成冰、细胞停止分裂并融解而坏死，另一方面引起局部血流停止及微血栓形成等慢性病理过程而坏死。冷冻切除术（冻切术）治疗主要是基于超低温物体与常温病变组织短时间接触而冻结、牵拉而使常温病变组织破损被撕裂掉。

为寻求最好的制冷效果，并为临床冷冻治疗提供帮助，Au等利用猪作为实验对象，应用液氮作为制冷剂，分别经支气管镜、食管镜及胸腔直接开放3种途径，对气道壁、食管壁及胸壁进行喷射冷冻治疗实验。结果发现：经支气管镜给予−196℃超低温可导致气道黏膜富含水分的上皮细胞坏死脱落，黏膜下层及结缔组织层水肿，中性粒细胞浸润；随着喷射冷冻时间延长及冻融周期增加细胞核浓缩性坏死增多，但冷冻深度可波及而不超过气道软骨层。

为考核喷射冷冻术在气道腔内疾病中的应用价值及安全性，张杰等用自行研制的设备进行了动物实验，取得了一定的基础实验证据，为临床应用开展奠定了基础。传统的冷冻术需将冷冻探头直接与病变组织接触或插入病变组织，由于探头表面积局限，通常起效慢，耗时长，适用于范围较小的病变；而喷射冷冻术冷冻探头布满放射状的喷射小孔，大大提高了冷冻效率，更适用于范围较广、表面凹凸不平的病变，但不推荐应用于范围局限的肿块型病变。喷射冷冻技术在气道腔内疾病中的应用是相对安全且具有一定效果的，其特点如下：①非接触性使用，损伤分布均匀，同时避免了因接触治疗而引起的探头粘连，组织撕裂；②可大面积迅速止血，减少操作时间；③有限的损伤深度，约2mm，不易发生气道穿孔；④同接触冷冻一样，无气道失火的危险性；⑤无高频电效应，因而可用于装有起搏器的患者；⑥不损伤金属或硅酮支架，可用于支架内良、恶性组织增生的治疗，并且刺激肉芽组织增生的作用最小。尽管喷射冷冻技术在气道腔内疾病治疗中显示出其独特及良好的疗效，然而作为新兴技术，在推广、普及过程中仍存在一些问题，如喷射冷冻术产生的气体需从气道排出，控制大量气体导致的气道压升高对防治心血管系统并发症、气胸及纵隔气肿非常重要；排出过程中气体是否会对正常气道壁产生影响，过长时间操作可能会使冷冻喷管与支气管镜活检孔工作通道冻结从而损伤支气管镜，因此术者操作经验及控制每次喷射冷冻的时间亦非常重要。此外，不同病变的治疗时间、两次治疗的间隔时间及其他不良反应的监测预防等，都需要接受更多大样本临床试验的评估，需长期随访评价其远期疗效。

为探讨电子支气管镜下冷冻治疗支气管结核的疗效，刘福升等选择102 例支气管结核患者，在常规抗结核化疗基础上，经支气管镜介入冷冻联合抗结核药物局部雾化吸入治疗。结果显示：90（90/102）例溃疡坏死型及肉芽增殖型支气管结核患者治疗后，支气管黏膜光滑、管腔通畅；7（7/102）例支气管腔内遗留少量瘢痕组织，轻度管腔狭窄，不影响通气功能；5（5/102）例瘢痕型经多次冷冻治疗后，支气管腔狭窄程度无明显改变。结论：电子支气管镜下冷冻治疗支气管结核，创伤小、无明显并发症、安全有效。

崔嘉等在抗结核治疗基础上，对19例支气管结核（溃疡坏死型及肉芽增殖型）患者实施冷冻治疗，取得了良好的临床疗效。Majid等利用冷冻治疗术成功冷冻切除了气道支架再生肉芽肿，并纠正了支架移位。

4.热消融术　热消融术是利用发热效应引起组织细胞凝固与坏死而达到消融

治疗的目的。不同发热器械产热机制有所不同。激光治疗主要借助于高功率激光直接烧灼、凝固、汽化或炭化组织；高频电刀是通过高频电流热效应烧灼病变组织，使病变组织发生蛋白质变性、凝固、坏死，可通过电切、电凝、电套圈而实现；氩等离子体凝固术（APC）又称氩气刀，通过高频电刀电离的氩气将高频电流输送到靶组织，避免了高频电刀的电极与组织的直接接触，是高频电刀方法的改进；微波治疗是基于高频电磁波-微波对不同血运组织、细胞敏感性不同，使组织、细胞蛋白质变性、凝固、坏死。

关于热消融治疗术应用于气管支气管结核治疗仍是临床争论的焦点。热消融治疗术可造成气道黏膜损伤及再生肉芽肿发生是不争的事实，因而文献报道多集中在气道恶性及良性肿瘤介入治疗方面，而结核病方面应用报道少之又少。

Jin等选择115例支气管结核肉芽增殖型患者，其中41例在全身抗结核治疗基础上给予氩等离子体凝固介入治疗。结果显示：氩等离子体治疗组与对照组比较肉芽肿完全消除率分别为100%、84.6%，结果有统计学差异。提示：氩等离子体凝固对于支气管结核肉芽增殖型患者疗效良好、安全。

为探讨经支气管镜高频电凝在治疗气道狭小小儿患者的安全性及有效性，Ni等选择治疗了70例小儿患者，其中支气管结核37例、会厌囊肿15例、气管插管后瘢痕性狭窄13例及支气管异物5例。观察电凝治疗前后患者临床表现、支气管镜下、胸部CT及肺功能的改变。结果：70例儿童患者经支气管镜电凝治疗，66例患者有明显疗效，4例患者有效，无1例无效治疗，治疗有效率为100%；无明显严重并发症。结论：经支气管镜高频电凝疗法在治疗小儿气道狭窄和阻塞方面是一种快速、有效、安全的治疗方法，值得被广泛应用于临床。

5.支架置入术　气道内支架治疗是利用支架的支撑作用重建气道壁的支撑结构，保持呼吸道通畅。气道内支架置入术在气管支气管结核等良性疾病中心气道狭窄中的应用越来越受到重视，但支架副作用及远期疗效是国内外学者所关心的问题所在，也是争议最多的话题。

针对气道支架置入后肉芽增殖性再狭窄的发生，Eom等为探讨气管结核并气管狭窄置入硅酮支架后再生肉芽肿形成的易发因素，对42例患者进行回顾性研究。结果发现：硅酮支架置入后20例（47.6%）患者发生肉芽肿形成；多变量分析显示硅酮支架后过度再生肉芽肿发生与患者年龄、性别、气管狭窄长度、狭窄长度/气管长度无相关性，而与气管狭窄厚度、支架植入后气管增大直径有相关性（*OR*：1.937、0.437，95%*CI*：1.131～3.320、0.212～0.904，*P*：0.016、0.026）。

针对支架置入术支架取出后远期疗效观察，Eom等为寻求硅酮支架在支气管结核并气道狭窄患者置入后取出最佳时间点，对44例置入硅酮支架患者进行支架取出后疗效观察。结果发现：支架取出后气道再狭窄发生率比较，支架置入时间长于12个月者发生率显著低于支架置入时间短于12个月者（4% *vs*35%，*P*=0.009），多回归曲线显示支架置入时间长于12个月与低再狭窄率相关联（*OR*：12.095，95% *CI*：1.097～133.377，*P*：0.042）；支架置入时间长于14个月无1例发生再狭窄。

Pejhan等报道在2002～2008年7年间共选择20例气道狭窄患者，其中11名男性、9名女性，实施新方法置入POLYFLEX支架。与以往放置方法不同的是不使用较粗大的刚性硬质气管镜，而是使用一种新的套管配合零度光镜，这种新的套管具有和呼吸机连接通气的功能。结果：在复发气管狭窄7例、多节段气管狭窄3例、麻醉受限3例、气管肿瘤2例、气管吻合术瘘1例、气管黏膜严重炎症1例、食管气管瘘1例、外压性左主支气管狭窄1例及Dumon支架置入后支架扭曲张开不理想1例患者中成功使用并置入POLYFLEX支架，同时新的置入法不仅确保了良好的通气又避免硬质气管镜对喉部损伤，使支架可以放置更快、更准确。支架置入后发生6例支架移位、3例肉芽组织形成、1例感染、1例手术部位裂开。结论：支架会被视为深远地切除和重建大多数患者的气管狭窄的理想状况的临时手段，使用新的方法置入POLYFLEX支架是一种安全的、耗时少的治疗方法。

国内学者王洪武撰文指出："放置气管支架并不难，难的是如何取出支架及并发症的处理。由于支架置入后会有很多并发症，不能一劳永逸，因此，适时取出非常重要，一定要严格掌握放置支架的指征，避免滥用。"王洪武的这篇文章重点就各型支架的形状、特点、针对不同病灶的选择、置入及取出等临床应用做了详细介绍，旨在强调以下几方面。①重要的是如何发挥其作用，减少或避免并发症的发生。目前可以采取的措施有定期复查、覆膜支架、回收线、定期移动支架以及定期更换支架等。需要强调的是，定期复查一方面可以及时发现或监测肉芽增生或其他情况，必要时取出或更换支架，复查时间一开始可以是几天，然后逐步延长到1周、1个月等。原则就是在置放支架时，同时要考虑到并发症的及时发现和处理、能否及时取出支架。随着对金属支架认识的不断加深，以及对并发症处理水平的提高，近年来有不少应用金属支架治疗良性病变并取得了良好疗效的报道。②介入肺脏病学作为一门前景广阔、新兴的学科，目前有关支架的循证医学证据尚不多，这篇文章有较多的个人经验、个人意见。我们更需要有循证医学证据、专家共识等内容作为基础的文章，这也是我们介入呼吸领域同道们需要一起努力的方向。③支架应用覆盖的内容非常广、非常复杂，而且支架也是不断发展的，如目前正在研制的药物涂层金属支架、可降解支架等，随着新产品的出现，其特性、适应证也会有所发展。作为介入呼吸病学中重要的治疗手段，以一篇文章的篇幅对支架应用进行评述显然难以承载。建议学会和杂志社组织针对支架相关问题的全国多中心研究，同时组织专家讨论以专家共识的形式发表这方面的权威看法。

6.综合介入治疗　不同类型介入治疗（气道局部给药术、冷冻术、热消融术、球囊扩张术、支架置入术等）技术各自特点不尽相同，不同类型结核病所选择的介入治疗措施也不尽相同，临床上有时采用多种技术方法相结合的综合介入治疗。

热消融术及冷冻消融术在介入治疗结核性等良性气道病变方面的价值，是临床争议较多的话题之一。

为比较不同功率氩等离子凝固术及不同作用时间冷冻消融术对犬正常气管的急性损伤深度，以探讨不同处理方式的效果和安全性。张莹莹等选择8条杂种犬的气管行APC（功率分别为30和60W）和冷冻消融（时间分别为30和60秒）处理，分为APC 30W组、APC 60W组、冷冻30秒组、冷冻60秒组及正常气管组，每组8例标本。48小时后行肉眼、组织病理和电镜观察，统计每种处理方式的损伤深度。结果发现：冷冻30秒组和冷冻60秒组损伤深度均达气道软骨浅层，冷冻30秒组可见软骨细胞变性，冷冻60秒组软骨细胞变性增多，偶见软骨细胞坏死；APC 30 W组损伤深度达气道软骨浅层并可见部分软骨细胞坏死，APC 60 W组损伤深度达气道软骨深层及外膜层，可见多数软骨细胞坏死。前3组组织损伤深度8只动物均达到了软骨浅层，仅冷冻60秒组有2只达到了软骨深层；而APC 60 W组损伤深度8只动物均达到了软骨深层，与前3组处理方式比较差异有统计学意义（$P<0.05$）。结论：常规参数的冷冻及APC消融对正常气管的损伤深度即可达软骨浅层，并导致软骨细胞变性；而APC 60 W组损伤深度可达气道软骨深层及外膜层，并造成软骨细胞坏死、气道壁不可逆的损伤。提示：在气道腔内消融治疗中接近气管壁或消融管壁型病变时，应禁用APC消融治疗，而冷冻消融治疗最好控制在30秒以内。

陈立松等为比较冷冻治疗、氩等离子凝固治疗及热射频对大鼠局部皮肤的损伤情况，探讨消融术对全身炎症反应及局部组织损伤的影响，利用SD大鼠作为模型进行介入治疗基础研究。他们将48只健康雄性SD大鼠按随机数字表法分为冷冻组、APC组、热射频组和假手术组，前3组分别对大鼠皮肤进行冷冻、氩等离子凝固及热射频治疗，假手术组仅进行剃毛处理，术后1、3、5、7和28天检测大鼠血清TNF-α、TGF-$\beta_1$平均吸光度值与阳性细胞之乘积、瘢痕厚度及第5天HE染色结果。结果如下。①血清TNF-α：术后24小时，冷冻组、APC组、热射频组间差异无统计学意义（均$P>0.05$），但均明显高于假手术组（均$P<0.05$）。第7天，冷冻组TNF-α最高为（146±8）ng/L，高于假手术组（t=3.88，$P<0.05$）。②皮肤TGF-$\beta_1$平均吸光度值与阳性细胞之乘积：热射频组（105.3±16.4）、APC组（58.8±12.8）和冷冻组（36.4±2.8）之间两两比较，差异均有统计学意义（均$P<0.05$）。APC组、热射频组与假手术组（34.1±1.7）相比，差异均有统计学意义（均$P<0.05$）。③第5天HE染色：热射频组皮肤炎症损伤最严重，APC组及冷冻组损伤各有差异（t=0.91，$P>0.05$）。④皮肤瘢痕厚度：热射频组最厚，为（612±98）μm，APC组为（362±120）μm，两者比较差异有统计学意义（t=4.54，$P<0.05$），冷冻组及假手术组均未见瘢痕形成。作者认为：冷冻、APC、热射频3种方法对局部皮肤可造成不同的损伤及炎症反应，炎症因子反应规律因处理方法不同而异，冷冻治疗组的炎症反应和瘢痕形成均明显轻于热射频及APC治疗组。

魏喜玲等探讨了经支气管镜综合介入治疗与单纯局部介入治疗支气管结核的临床疗效。将146例支气管结核患者随机分为单纯氩氦刀治疗组、高频电刀治疗组、冷冻治疗组、球囊扩张治疗组和综合治疗组（高频电刀或氩氦刀或冷冻治疗+球囊扩张）5组，均在全身标准四联抗结核治疗及辅助局部注药治疗的基础上进行局部微创介入治疗。结果显示，高频电刀组：平均治疗1.18次，有效率30.23%；氩气刀治疗组：平均治疗1.29次，有效率31.91%；冷冻治疗组：平均治疗0.55次，有效率15.00%；球囊扩张组：平均治疗0.73次，有效率18.69%；综合治疗组：平均治疗0.83次，有效率96.69%。作者认为：支气管结核全身药物治疗疗效较差，辅助支气管镜局部综合介入治疗疗效显著，其疗效明显优于经支气管镜单纯介入治疗。局部综合介入治疗（高频电刀或氩氦刀或冷冻治疗+球囊扩张）具有治疗彻底、并发症少、疗程短和创伤小等优势，容易被患者接受。

朱春梅等对31例结核性气道狭窄患者选择性地实施烧灼、冷冻及高压球囊扩张气道成形术，分别于术前和最后一次治疗后当天对狭窄段气道直径、临床症状进行评估。结果31例结核性气管狭窄患者根据气管狭窄情况选择合用微波及球囊扩张治疗、冷冻及球囊扩张、微波及冷冻治疗，所有病例均解除气道狭窄，狭窄段直径明显增大，并发症轻。作者认为：根据气道狭窄情况经气管镜下选择性合用微波、冷冻及球囊扩张治疗结核性支气管狭窄疗效肯定、并发症少，值得临床广泛应用。

陶红艳等回顾分析了82例确诊的支气管结核气道阻塞患者疗效。在全身常规抗结核治疗的同时，联用支气管镜下介入治疗，根据气道阻塞狭窄程度选择冲洗、钳夹清除、高频电凝治疗及球囊扩张术治疗，后再局部管腔内注入抗结核药物。结果82例患者管腔完全通畅54例、管腔轻度狭窄26例、气道阻塞未改变2例。显示支气管镜下介入治疗气道阻塞的疗效确切，能有效解除气道阻塞，减少肺不张，提高支气管结核的治愈率，且不良反应发生率低。患者进行钳夹清除高频电凝治疗及球囊扩张术治疗未出现支气管壁穿孔及出血的并发症。作者认为：支气管结核患者应用抗结核药物全身化疗的同时应尽早行支气管镜下介入治疗。

陆瑶等回顾性分析24例支气管结核患者的临床资料，并结合相关资料对其治疗方法和疗效进行对比分析和评价。结果发现：所有患者在给予标准抗结核药物治疗的同时，经支气管镜行冷冻联合球囊扩张术的介入治疗，患者临床症状均明显缓解；介入治疗后气道内径均明显增宽，其中18 例狭窄气道完全复张，6 例部分复张（小于2/3）。1 个月后复查电子支气管镜，其中治愈8例，有效15例，无效1例。结论显示：球囊扩张术仍为瘢痕型支气管结核的首选治疗手段，冷冻是肉芽增殖型支气管结核比较理想的治疗方法，将两者结合治疗肉芽增殖型、瘢痕型支气管结核所致的气道狭窄是通过临床研究后寻求到较为合理的治疗办法。

Fu等利用高频电凝、冷冻术及球囊扩张术序贯治疗56例支气管结核并气道狭窄患者。结果显示：53例（94.6%）狭窄恢复，15例气道闭塞患者13例（86.7%）气道开放，所有患者临床症状明显改善。

针对良性单纯气道狭窄、复杂气道狭窄处理策略，Dalar等选择2005—2013

年间132例气管狭窄患者进行了回顾性队列研究。132例患者年龄为18～52岁，其中女性62例（47%）、男性70例（53%），依据气管狭窄情况分为简单狭窄组和复杂狭窄组。结果显示：6例简单狭窄组患者，分别给予12人次的硬质或可弯曲支气管镜介入治疗，其中共放置5个支架，总成功率为100%；124例复杂狭窄组患者，分别给予481人次硬质支气管镜、487人次可弯曲支气管镜介入治疗，其中4例手术干预治疗，总成功率为69.8%。作者认为：术前准确分类或评估对介入治疗至关重要，经支气管镜介入治疗应视为单纯狭窄或无手术指征复杂狭窄的一线治疗手段，而对于复杂狭窄，需要多种措施、多学科的共同参与，往往需要手术干预。

Espinoza等对1999—2002年的561例良、恶性中心气道狭窄患者进行回顾性分析。结果显示，全部患者经支气管镜介入治疗在气管插管（68.2%）、喉罩（10.4%）、硬质支气管镜（9.3%）下完成，共接受了包括机械切除、激光切除术、球囊扩张术、支架置入术等在内的902人次介入治疗。其中，良性狭窄患者分别接受激光消融259次、支架置入115次、球囊扩张155次、高频电刀5次介入治疗；恶性气道狭窄患者分别接受激光消融426次、支架置入266次、球囊扩张31次、高频电刀7次介入治疗；远期疗效良性狭窄患者中位生存期均有不同程度延长，但恶性病变合并气道狭窄、不合并气道狭窄患者生存期分别为100、180天，但90天生存率分别为65%、51%（$P$=0.14）。结论：中心气道狭窄患者处理时需要改变通气方式及选择气道手术策略，尽管存在各种挑战，介入治疗中心气道狭窄患者临床近期疗效还是可以肯定的。

### （三）气道狭窄的预防及气道回缩性再狭窄

气道狭窄是气管支气管结核的常见并发症，气道狭窄介入治疗后回缩性再狭窄是临床需要解决的难题，国内外学者从基础实验到临床应用针对此临床难题进行了相关探索研究，如局部应用肾上腺糖皮质激素、紫杉醇、药物涂层支架、硅酮支架置入及高剂量近距离放射治疗等。

为观察布地奈德吸入辅助治疗支气管结核的临床疗效，苗雅等分别对41例支气管结核患者在全身抗结核及经支气管镜介入治疗基础上，采用吸入与不吸入布地奈德治疗。结果发现：布地奈德组患者临床症状缓解、支气管局部病灶吸收、X线胸片病灶吸收均优于对照组，且疗程结束12个月后无支气管狭窄加重发生。为寻找有效抑制良性瘢痕性气道再狭窄的方法，陈愉等选择难治性良性中央气道狭窄病例20例，其中支气管结核2例，经球囊扩张、冷冻、高频电刀及金属支架等介入治疗后1个月内出现狭窄，应用曲安奈德局部注射，狭窄长度≥2cm者注射80mg、<2cm者注射40mg，对照组仅给予上述介入治疗。治疗后经近期及远期疗效随访观察，结果发现：曲安奈德治疗组治疗前与治疗后1个月及6个月，气道直径、气道横截面积狭窄率分别为（3.1 ± 1.8）mm、（77 ± 14）%与（9.31 ± 2.3）mm、（27 ± 13）%及（8.7 ± 2.5）mm、（29 ± 15）%，治疗后1个月与治疗前比较差异有统计学意义、与治疗后6个月比较差异无统计学意义；治疗前后患者血浆皮质醇水平分别为（7.65 ± 1.87）mg/L、（7.78 ± 2.01）mg/L，差异无统计学意义。提示：局部注射曲安奈德联合常规介入方法，可明显延长难治性良性中央气道狭窄再狭窄发生的时间，安全性高。

Garg等应用高频电刀热消融术联合球囊扩张术及丝裂霉素C（MMC）治疗良性气道狭窄1例，他们首先使用高频电刀将狭窄口扩大，紧接着利用球囊扩张技术将狭窄气道进一步扩大，然后为防止回缩局部喷洒0.2mg/ml丝裂霉素C液3ml，随访观察未有再狭窄发生，取得良好疗效。崔佳等选择良性瘢痕性气道狭窄病例20例，治疗组10例（其中支气管结核1例）除采用球囊扩张、冷冻及高频电刀等介入治疗外，局部应用丝裂霉素C（浓度0.4g/L，剂量根据狭窄长度计算，1ml/cm）滴注，对照组仅给予上述介入治疗。经治疗3个月及治疗后3个月随访观察，结果发现：丝裂霉素C治疗组治疗前后气道平均横截面积分别为（20 ± 8）$mm^2$和（34 ± 12）$mm^2$，对照组与丝裂霉素C治疗组治疗后气道平均横截面积增加量分别为（1 ± 10）$mm^2$和（15 ± 13）$mm^2$，差异均有统计学意义；

对照组与丝裂霉素C治疗组3个月内平均每例介入治疗次数分别为（2.8 ± 1.5）次与（1.8 ± 0.9）次，差异无统计学意义；对照组与丝裂霉素C治疗组治疗后3个月呼吸困难指数改善率分别为30%、80%，差异有统计学意义；丝裂霉素C治疗组患者在观察期内未出现与药物相关的不良反应。提示：气道局部应用丝裂霉素C可作为一种辅助治疗方式有效地抑制良性瘢痕增生性气道狭窄的发生。

为探讨局部应用紫杉醇对兔气管机械损伤后的瘢痕形成发生抑制作用的可能性、安全性及其机制，王利换等将40只新西兰大耳白兔随机分为4组：阴性对照组、盐水对照组、低浓度治疗组（0.4mg/ml）及高浓度治疗组（1.0mg/ml），4组均行气管切开，阴性对照组气管切开后直接采集气管标本进行组织学检查及免疫组织化学分析；其余3组气管切开后行机械磨损，低浓度治疗组和高浓度治疗组磨损后分别于磨损处局部应用0.4mg/ml的紫杉醇和1.0mg/ml的紫杉醇，作用3分钟；盐水对照组给予生理盐水，作用3分钟。术后21天采集气管标本，进行组织学、管腔狭窄程度检测和免疫组织化学分析，应用透射电镜观察紫杉醇诱导细胞凋亡的超微结构。结果发现：低浓度治疗组和高浓度治疗组的管腔狭窄率均较盐水对照组明显降低，低浓度治疗组为（27 ± 8）%，高浓度治疗组为（22 ± 7）%，盐水对照组为（59 ± 13）%；病理切片结果显示：低浓度治疗组和高浓度治疗组成纤维细胞数量及炎性细胞数量均较盐水对照组明显减少；免疫组织化学结果显示：低浓度治疗组和高浓度治疗组的TGF-$\beta_1$和血管内皮生长因子阳性细胞表达均较盐水对照组明显减少；透射电镜可见：紫杉醇诱导细胞凋亡及细胞器损害的超微结构表现。结论：局部应用紫杉醇对兔气管机械损伤后的瘢痕形成有明显的抑制作用，呈剂量依赖性；局部给予紫杉醇在抑制气管瘢痕狭窄方面可能具有潜在的临床价值。

Cho等报道了1997—2014年的17年间球囊扩张术治疗气管支气管结核气道狭窄单中心研究。选择113例患者（其中男性14名、女性99名，年龄17 ~ 73岁、平均年龄37岁），共进行167次球囊扩张。结果发现：球囊扩张成功82例

（73%）、失败31例（27%）。失败的31例患者需要其他方法替代治疗，包括临时支架置入术（12例），切割球囊扩张术（12例），放射治疗球囊扩张术（3例），手术组（4例）。结论：球囊扩张术是一种安全、微创性治疗，对于球囊扩张术后再回缩性狭窄病例，临时支架置入、切割球囊扩张、放射治疗球囊扩张术等是可供选择的治疗方法。

为探讨苦参素注射液在治疗结核瘢痕气管狭窄中的局部作用，卢晔等选3例患者，根据支气管结核患者瘢痕增生性狭窄的部位、长度、横截面积、远端气管功能状况，选择不同浓度苦参素注射液，在无痛气管镜下采取序贯多种介入联合治疗方法之后，采用一次性内镜喷洒管喷洒病变部位，视情形每周给药1次，累计2～4 次，总体随访时间共3个月。结果显示：例 1、例2术后呼吸困难指数均较术前降低、肺功能$FEV_1$%改善明显、6分钟步行距离明显增加、狭窄管腔直径明显增加，例3 经4 周内镜下治疗后发现病灶所在管腔远端已无功能，最终放弃治疗。结论提示：本研究初步提示在良性瘢痕增生性气管狭窄介入治疗后或维持治疗中，苦参素注射液在气管内局部应用可能具有安全性较高、疗效较好、操作简便等优点，值得进一步探讨研究。

Tscheikuna等报道了利用高剂量近距离放射治疗防止气道回缩2例。其中1例为39岁女性患者，气管及左主支气管结核并气道狭窄，气管狭窄段5cm、左主支气管狭窄段2cm，曾接受经硬质气管镜行36周期的球囊扩张术及先后2个支架置入术，但其气管回缩性再狭窄每次均约于治疗结束后1个月发生，局部给予10Gy的放射治疗，随访5个月未见回缩性再狭窄发生。另一例为18岁男性患者，气管插管后气管留有4cm长狭窄，曾接受经硬质气管镜行球囊扩张术及支架置入术，但1年后气管支架被取出，于取出支架后第7天患者出现呼吸衰竭，被迫重新接受支架置入，重新置入支架1年后支架被重新取出，为防止回缩性再狭窄发生，支架取出后立即给予7.0Gy的放射治疗，4个月后复查发现患者气管仍狭窄50%，但呼吸功能良好。由此得出结论：高剂量近距离放射治疗术在抑制肉芽组织再生、阻止或延长扩张后气道再狭窄的发生方面具有一定作用。

近年来出现的药物涂层支架似乎是解决该问题的方向。孔颖颖等结合我国国情对药物涂层支架的设计思路及近年研究进展综述如下。药物涂层支架由金属裸支架、药物、载体3部分组成，将药物与载体按一定的配比制备成涂层溶液，涂覆于支架上，通过药物的持续缓慢释放达到抑制再狭窄的目的。鉴于冠状动脉支架置入后也存在再狭窄的问题，而冠状动脉药物涂层支架的出现为心血管领域做出了卓越的贡献，推测应用于气道回缩性再狭窄治疗会有一定临床价值，但目前气道药物涂层支架的研究尚处于起步阶段。设计原则主要包括以下3个方面。①药物选择及剂量：药物作为减少再狭窄的利器，是涂层支架的核心。涂层支架主要选用抗平滑肌细胞增殖药，如紫杉醇、丝裂霉素C、西罗莫司等；关于剂量问题，为减少抗增殖药物的系统毒性，需寻求能有效抑制成纤维细胞增殖的最低浓度。陈楠等研究了不同浓度药物对人气道肉芽组织成纤维细胞增殖的抑制作用，结果发现：为有效地抑制成纤维细胞增殖，丝裂霉素C浓度不应低于$10^{-7}$mol/L，紫杉醇不应低于$10^{-5}$mol/L，两药极限浓度均为$10^{-4}$mol/L，该研究为设定气道支架适宜的药物洗脱浓度提供了参考，然而，除紫杉醇、丝裂霉素外，其他药物尚未找到相应的剂量范围。②载体的选择：多数药物本身不能直接黏附于金属支架表面，故需要载体作为携带药物的平台。载体通常有2种。a.非生物降解聚合物：一般形成多孔膜，药物通过扩散释放，释放速度由膜的厚度、药物的扩散系数和涂层表面积决定，因此，药物释放速度可以预先设计且重复性好；不足之处是聚合物长期存在，会对组织产生刺激作用，引起炎症反应。b.生物降解聚合物：在体内3～6个月完全降解生成$CO_2$和水，药物随着聚合物的不断降解而逐渐释放。常用的是聚酯材料，如聚乳酸（PLA）、聚左旋乳酸（PLLA）、乳酸—羟基乙酸共聚物（PLGA）等，其中PLGA应用尤为广泛，已被FDA批准作为药物的载体。此类聚合物是目前国外研究的热点，国内也开始出现生物降解聚合物支架的研究。③支架涂层工艺：制备涂层支架主要工艺流程是支架预处理（利用溶剂浸泡或超声对金属支架表面进行清洗）、药物涂层的上载、灭菌。其中，药物涂层的上载为关键步骤，主要有化学键合法、浸涂法、喷涂法。a.化学键合：药物和载体在支架上发生电氧化还原反应，支架表面形成由稳定的化学键连接的涂层。优点：涂层与支架吸附紧密，不易脱落；缺点：支架材料只能由导体或半导体构成，工艺复杂，需要特制的电镀仪器，大规模生产比较困难，所以并不常用。b.浸涂法：最简单易行的方法，将支架置于涂层溶液中，超声搅拌使支架在溶液内旋转，溶液蒸发后整个支架被一层高分子药物涂层膜所包裹，达到均匀涂敷支架的目的。该方法适用于黏度小的载体溶液；对于黏度较高的载体溶液，使用浸涂法提拉复杂网格的金属支架时，支架内部由于表面张力而残留部分聚合物胶体，就会产生缠连、阻塞问题。国内学者采用此法制备了丝裂霉素涂层气道支架：配制丝裂霉素与PLGA质量比为1∶10的浸涂液，将裸支架置于浸涂液中浸涂20 分钟，然后将支架置于40℃烤箱中烘烤4 小时，待溶剂充分挥发后再次浸涂20 分钟，取出烘干后，经环氧乙烷灭菌后得到气道支架。c.喷涂法：也较常用，对药物涂层厚度和上载量控制很好。但由于支架是细小网眼结构，通常存在无法喷到的死角，支架管状结构的内表面涂层比外表面涂层薄，涂层利用率低。针对这些缺点，出现了改进的静电喷涂方法，即利用高压使聚合物溶液裂化成细小雾滴，并在强电场作用下吸附在基体表面，可得到均匀光滑涂层。国外现有文献中喷涂法应用较多。然而有学者将喷涂法与浸涂法进行了对比，认为浸涂法的载药量高于喷涂法。但类似的比较很少，不能反映两者的优劣，需根据制备洗脱支架的具体材料做出选择。除了上述制备工艺外，一些国产紫杉醇冠状动脉支架，如YUKON、YINYl支架，不是通过聚合物来调控药物释放，而是对金属支架表面特殊处理形成微米级载药仓，药物通过微盲孔缓释。研究证实多微孔载药支架与可降解聚合物支架治疗冠状动脉复杂病变效果并无明显差异。但也有质疑的声音，认为这种无聚合物的支架临床效果较差，而且支架凿孔工艺烦琐，故目前应用并不多。

现有的气道药物涂层支架主要包括以下4种。①丝裂霉素涂层支架：MMC抑制气道肉芽组织增生已得到了公认。动物实验证明局部使用MMC能延长气道支架置入后的通畅时间，且支架通畅的维持时间与MMC的应用次数呈正相关。重复给药较单次用药能减低狭窄复发率。因此，如果能研制出药物洗脱支架，通过药物缓释对肉芽组织的增殖发挥持续的抑制作用，可解决重复给药的难题。MMC气道支架以聚乳酸-聚乙内酯（PLLA-PCL）为载体，各支架载药量为0.1mg，术后12周时，置入MMC洗脱支架的动物气道狭窄率仅为硅酮支架组的1/2。②紫杉醇涂层支架：紫杉醇可抑制气道成纤维细胞增殖，因此可作为气道涂层支架的目标药物。但目前尚无治疗主气道狭窄的紫杉醇洗脱支架，已有的研究仅局限于旁路通气术中。旁路通气术是近年来广受关注的治疗重症肺气肿的方案，而术中置入的气道支架同样面临再狭窄的问题，因此有学者进行了紫杉醇支架抑制再狭窄的研究。③西罗莫司涂层支架：2012年，有报道应用西罗莫司涂层支架治疗先天性气道狭窄。此类药物可通过抑制成纤维细胞转化生长因子TGF-$\beta_1$，进而抑制成纤维细胞增殖和胶原合成，防止肉芽组织反复增生，临床上常用于治疗烧伤、创伤、手术切口所致的局限增生性瘢痕，亦可用于治疗瘢痕性气道狭窄。④载顺铂的洗脱支架：动物实验证实了载顺铂的洗脱支架治疗恶性气道狭窄的疗效。气道恶性肿瘤治疗困难，全身化疗虽有效，但肿瘤局部药物浓度较低，药物洗脱支架可以使化疗药长期作用于靶部位，因此有着独特的优势。虽然该研究并不是为了解决支架置入术后再狭窄，但顺铂同样为抗增殖药，理论推测亦可以抑制肉芽组织增生。

气道药物涂层支架亟待解决的问题主要有以下3个方面。①体内药物代谢动力学知之甚少，这是涂层支架不能取得进展的瓶颈之一。体外药物释放分2个阶段，首先为快速释放，即涂层表面的药物溶解扩散，释放量10%～20%，约持续2天；当表面药物释放完毕后，开始进入主要阶段，即由多聚物降解控制释放速度，药物释放趋于平缓，约持续2个月，在此过程中，聚合物以恒定的速率水解，药物接近于零级释放，这与生物可降解材料理论释放模式是一致的。然而，药物在气道内的释放是一个更为复杂的药物代谢动力学过程，需进一步研究观察。②关于涂层支架的不良反应：非生物降解聚合物载体主要为变态和炎症反应，而可降解聚合物在体内生成$CO_2$和水，对人体无毒副作用，组织相容性好，无明显不良反应。③关于置入方法：涂层支架的物理特性已经过反复验证，涂层与支架结合力良好，在膨胀过程中涂层表面无撕裂、翘起等缺陷，能够适应支架膨胀时几何结构的改变并抵抗球囊扩张时的机械损伤；而且涂层厚度仅为数微米，因此涂层并不影响支架的置入过程，置入方法与普通支架相比并无特殊，随访亦无差别。

**（四）治疗指南及补充说明**

随着临床上支气管结核，尤其是合并所属气道狭窄、闭塞及软化等病例的增多，在支气管结核的及时正确诊断、选择恰当的治疗措施等方面存在诸多问题。为统一对支气管结核的认识，《中华结核和呼吸杂志》编辑委员会于2009年组织专家编写了“支气管结核几点专家共识”。随着对支气管结核及其诊断治疗措施认识的不断深入，亟需建立诊断规范程序和制定治疗指导原则。为此，中华医学会结核病学分会、《中华结核和呼吸杂志》编辑委员会邀请结核病学及呼吸病学专家，共同编写了《气管支气管结核诊断和治疗指南（试行）》（以下简称《指南》），以便结核病、呼吸病专业医师及其他医疗卫生机构医师，正确掌握诊断技术，合理使用化疗方案，恰当选择介入手段，提高气管支气管结核的早期正确诊断和及时正确处理水平，以免气管支气管结核被误诊、漏诊及误治、漏治。

《指南》对介入治疗措施进行了进一步规范，重点强调了全身正规抗结核药物化疗是治疗气管支气管结核的根本原则，经支气管镜气道内局部给药、冷冻术、球囊扩张术、热消融疗法、气道内支架置入术等介入治疗措施的选择应针对气管支气管结核不同分型、分期而有所侧重，有时需采取多种措施联合应用的综合介入治疗。

针对炎症浸润型、溃疡坏死型、肉芽增殖型及淋巴结瘘型临床活动期气管支气管结核，以尽快杀灭结核分枝杆菌为重点，避免结核分枝杆菌耐药性的产生，预防或减轻病变段气道遗留器质性的狭窄、闭塞、软化等改变。具体治疗原则如下。①炎症浸润型：经支气管镜吸引清除气道分泌物，局部给予抗结核药物。②溃疡坏死型：经支气管镜吸引、钳夹等清除气道分泌物，局部给予抗结核药物，冷冻术去除坏死物及促溃疡修复。③肉芽增殖型：经支气管镜局部给予抗结核药物，冷冻消融或冷冻切除消除增殖肉芽组织，热消融疗法应用消除较大的增殖肉芽组织。

针对瘢痕狭窄型、管壁软化型临床非活动期气管支气管结核，主要是治疗气道狭窄、闭塞、软化，尤其是严重中心气道（气管、主支气管、中间干支气管等），最大限度地恢复病变段气道的通畅和引流，改善肺的通气，尽可能保全肺功能。主要治疗方案可按以下顺序选择。①瘢痕狭窄型：球囊扩张术为首选、主要手段。中心气道等较大气道狭窄处瘢痕严重者，可依据胸部CT多维重建及增强扫描情况，慎重选用热消融疗法（针形激光刀、针形高频电刀）予以切割消除狭窄或为球囊扩张创造条件。中心气道等较大气道完全闭塞，所属肺不张形成时间较短且末梢侧肺呈致密改变无毁损，可尝试冷冻或在审慎评价后慎选热消融疗法打通闭锁，联合应用球囊扩张术、暂时性支架置入术。对于经多次球囊扩张、局部药物应用，气道仍反复回缩性狭窄者，若合并反复感染、咯血，有手术指征者，建议手术切除；若合并呼吸困难，无手术指征，经评估生存期较短者，在审慎评价后可考虑永久性支架置入；若合并反复感染、呼吸困难，无手术指征，经评估生存期较长者，在审慎评价后可考虑暂时性支架置入。②管壁软化型：对于中心气道管壁软化，可考虑硅酮支架置入术，鉴于国内尚缺乏硅酮支架，在审慎评价后可置入全覆膜金属支架或金属裸支架临时性置入。③淋巴结瘘型：淋巴结瘘破溃前期及破溃期可经支气管镜局部给予抗结核药物、冷冻术、热消融疗法；破溃后期若存在瘘口肉芽肿形成，则给予冷冻术、热消融疗法，若瘘口愈合闭塞仅局部遗留有炭末沉着，则无须特殊处理。

针对2012年中华医学会结核病学分会等颁布的《指南》，丁卫民等撰文就《指南》编写的初衷、基本原则及一些具有代表性的具体问题进一步补充及说明，以使广大医务人员（尤其是非结核病专业人员及非呼吸病专业人员等）更好地全面正确理解、以免产生误解。本补充说明重点强调了以下几方面内容。

（1）《指南》颁布旨在规范和指导气管支气管结核的临床诊断和治疗。鉴于目前经支气管镜介入某些治疗手段在某种程度上仍缺少循证医学证据，故暂定为《气管支气管结核诊断和治疗指南（试行）》。在编写过程中，参与编写的全体结核病学和呼吸病学专家一致认为，大致原则应遵循：一方面，既不能限定的太死，以免临床违规而限制临床工作的开展；另一方面，也不能失去原则，姑息错误治疗和过度治疗；再则，应给出介入治疗手段大的框架而不是具体到每个细节（如各种介入治疗手段具体操作要点、麻醉方式及相关技术等），应留出其发展的空间及方向，指出其发展的趋势并展望，以便日后随着临床上循证医学证据的不断丰富，再加以完善和修订。

（2）气管支气管结核治疗的原则是在全身正规抗结核药物化疗的基础上联合局部介入治疗。全身正规抗结核药物化疗是治疗的根本原则，经支气管镜气道内局部给药、冷冻术、球囊扩张术、热消融疗法、气道内支架置入术等措施的选择针对不同分型、分期而有所侧重。

（3）关于气道内局部给予抗结核药物，涉及给药方式及所选药物种类、剂量及疗程等问题。气道内局部给予抗结核药物，目前多属临床经验治疗与探讨，尚缺乏前瞻性、多中心、随机对照研究。经支气管镜气道内局部所给药物的选择应与全身抗结核药物化疗方案所用药物相一致。若全身用药方案中含有阿米卡星、左氧氟沙星等，则局部才可给予阿米卡星、左氧氟沙星等。总之，初治或复治病例首选阿米卡星、左氧氟沙星等抗结核药物气道内局部应用，初治病例全身应用一线抗结核药物而气道局部给予二线抗结核药物，以上气道内局部给药均违反抗结核药物化疗原则，应引起临床医务人员的注意。

（4）关于冷冻术、球囊扩张术、热消融疗法、气道内支架置入术等介入治疗。至于以上措施具体选择实施，均应针对患者气管支气管病变不同情况，具体问题具体分析，往往采取多种措施联合应用的综合治疗措施。介入治疗措施的选择均应符合社会经济学及医学伦理学的要求，必须明确患者是否具有所选择介入治疗的适应证及禁忌证。对于气管支气管结核引起的良性中心气道瘢痕性狭窄，首选球囊扩张术，必要时可选择冷冻术，慎选热消融术（针形激光刀、针形高频电刀均优于高频电凝、氩等离子体凝固），支架置入慎之又慎、权衡利弊。对于非中心气道等较小气道瘢痕性狭窄，如叶段支气管瘢痕性狭窄，由于气道壁缺乏软骨成分，若实施介入治疗处理较小狭窄气道，病变气道发生撕裂或破裂伤而引起气胸、大出血发生率会大大提高。针对非中心较小气道瘢痕性狭窄是否有必要进行介入治疗处理，应明确所属肺组织是否存在毁损，并仔细评估介入治疗后效果如何，应抓住矛盾的主要方面，认真权衡利弊。如若选择球囊扩张术，笔者建议扩张压力不要超过3kPa。关于热消融疗法，用于治疗气管支气管结核一直存在争议。参与编写的专家们一致认为各种热消融疗法均可能造成气道黏膜损伤、刺激黏膜增生即再生肉芽肿发生，甚至部分专家认为其在气管支气管结核介入治疗中被应用往往弊大于利，并坚决呼吁禁用氩等离子体凝固、高频电凝等热消融疗法。鉴于热消融疗法在处理中心气道较大结核肉芽肿导致的阻塞性通气功能障碍紧急处理方面的疗效其他介入治疗方法无法取代，专家们建议《指南》编写时予以保留，但暂限定临床上热消融疗法适应证仅为气管支气管结核肉芽增殖型，并在注意事项中说明热消融疗法消减突出到管腔内较大的结核性肉芽肿，推荐使用激光刀、高频电切（非高频电凝），并尽量不损伤气道黏膜，肉芽肿基底部推荐使用冷冻疗法等。再次强调，若选择热消融疗法临床条件允许，尽量选择激光刀、高频电切处理突出到中心气道内较大的肉芽肿，基底部采用冷冻治疗；避免选择氩等离子体凝固热消融疗法治疗气道炎症浸润型、溃疡坏死型等气管支气管结核。

（5）气管支气管结核检查诊断及介入治疗的实施应严格遵守国家法律法规及卫生计生委等相关管理规范。活动期气管支气管结核的诊断治疗与管理应严格遵守《中华人民共和国传染病防治法》。在实施经支气管镜检查诊断或介入治疗时，首先，一定要符合卫医发[2004]100号文《内镜清洗消毒技术操作规范（2004年版）》的要求。实施介入治疗一定要符合卫办医政发[2012]100号文《呼吸内镜诊疗技术管理规范（2012年版）》的要求。如实施经支气管镜热消融术、冷冻切除术、支架置入术等技术治疗气管支气管结核时，应参照四级手术管理，实施介入治疗的相关医疗单位及医务人员必须具备相应的资质。

## 二、耐药空洞肺结核

耐药结核病，尤其是耐多药结核病和广泛耐药结核病的出现，已成为严重的社会公共卫生问题。针对耐药结核病，目前临床多寄希望于新药研发、介入治疗、免疫治疗、中医中药、外科手术等综合治疗。近年来，相比耐多药结核病的迅猛增加，而新的有效的抗结核药物研发力度不足、面世速度缓慢，耐药结核病的治疗已成为全球性的难题。在众多的开发研究的过程中，在全身化学药物治疗的基础上配合局部经气道介入治疗不失为可能有效的辅助治疗方法之一。

为建立适用于经纤维支气管镜肺部介入给药治疗的缓释药物载体，旨在提高药物在肺部的滞留性，实现药物的缓慢、持续释放，以减少给药次数，提高患者顺应性，提高临床治愈率。张珺等以莫西沙星为模型药物，采用硫酸铵梯度法结合高压均质法制备莫西沙星脂质体，再以透明质酸为凝胶载体，制备得到适用于经支气管镜肺部介入治疗的莫西沙星脂质体凝胶复合制剂，并对含药脂质体及含药脂质体凝胶复合制剂的制备工艺、表征特性、体外释放行为、动物肺部应用的安全性及动物体内药物代谢动力学特点进行评价和考察。结果发现：确定莫西沙星脂质体最佳制备工艺为水化介质硫酸铵质量浓度70mg/ml、磷脂质量浓度50mg/ml、空白脂质体粒径120nm左右、透析时间5小时、药脂比（质量比）2：3、孵育温度40℃、孵育时间30分钟；以最佳工艺制备得到的莫西沙星脂质体平均粒径为（143 ± 3.98）nm，PDI为0.102，粒径分布属正态分布，平均包封率为（74.56 ± 3.21）%，平均载药量为（25.96 ± 1.11）%；体外室温放置稳定性良好，60天内包封率与粒径几乎无变化；透明质酸终浓度为1.75%时，制剂可以顺利通过6F左冠状动脉造影导管，既拥有良好的通针性，又能够提高制剂黏附性，延长药物在病灶的滞留时间；以优化处方工艺制备的莫西沙星脂质体及其脂质体凝胶复合制剂的体外释放行为基本一致，释放分为3个阶段，在释放初期约有25%的突释（基本上来自脂质体或脂质体凝胶中的未包封的游离莫西沙星），在第24小时释放出约60%的药量，之后释放基本达到平衡进入平台期；莫西沙星脂质体凝胶复合制剂肺内应用后可生物降解吸收，对实验动物的正常呼吸功能无影响，不刺激支气管黏膜，不会造成肺组织病理性改变，初步证实其具有良好的可行性和安全性。莫西沙星脂质体凝胶在血液中的药物浓度大致在局部注药4小时左右达峰，峰值为1.48 μg/ml，在局部注药24小时后下降到0.2 μg/ml，$t_{1/2}\beta$为28.6小时。在注药局部肺组织中的药物浓度降低明显缓慢，$t_{1/2}\beta$为32.3小时，同时在局部注药144小时后依然维持在最低抑菌浓度0.25 μg/ml以上。由此得出结论：采用硫酸铵梯度法结合高压均质法制备的莫西沙星脂质体形态规整、粒径均一、包封率与载药量较高、具有良好的缓释特征、稳定性良好，并且明显改变了莫西沙星的药动学行为，减缓其释放与消除。同时脂质体凝胶复合制剂生物安全性良好，采用经支气管镜肺部介入给药显著提高了药物在肺组织中的含量，延长肺部滞留时间，提高药效。

雷霆等将63例耐多药肺结核患者分为治疗组和对照组，治疗组采用纤支镜灌注治疗加全身化疗，对照组只进行全身化疗。进行痰涂片检查、胸部X线或者CT检查。结果疗程结束时，治疗组咯血症状明显改善，其痰菌阴转率87.0%、病灶吸收率83.8%、空洞闭合缩小率74.1%，明显高于单纯化疗组的59.3%、56.2%、

40.6%，差异具有统计学意义（$P<0.05$）。治疗组和对照组分别有3例和7例出现一过性肝功能异常，应用保肝降酶药后恢复正常。结论：经纤支镜给药配合全身化疗耐多药肺结核疗效显著，优于单纯全身化疗。

为分析针对耐多药肺结核患者的化疗方案联合支气管注药方案对该类患者的临床疗效，刘会等选择2008—2011年收治的耐多药肺结核患者80例，根据治疗方法不同随机分为观察组和对照组。两组均采用6LfxCmPaZPto/18LfxPaZPto 化疗方案，观察组同时加用支气管镜三联（异烟肼注射液0.4g、盐酸左氧氟沙星注射液0.2g、阿米卡星注射液0.2g）注药治疗2个月，比较两组临床表现、细菌学及影像学表现等。结果：观察组及对照组临床表现有效率差别不明显，但观察组的早期痰菌阴转情况、影像学吸收情况均优于对照组。结论：对于耐多药肺结核患者，在应用核心化疗方案基础上早期给予局部支气管内电子支气管镜注药治疗能增加患者早期痰菌阴转率，促进病灶吸收。

为考核白及凝胶辅助常规化疗药物治疗肺外结核及空洞型肺结核的临床效果，刚永桂等于2011年1月至2013年1月收治87 例肺外结核及空洞型肺结核患者，随机分为研究组（44例）和对照组（43例），两组均采用3DLZVATH/15DLVTH 的化疗方案进行规范化疗，研究组在对照组治疗的基础上采用20g白及粉中加入不同比例的泛影葡胺与0.9% 氯化钠溶液，配制出不同黏度的凝胶体，实施温热灭菌法经121℃ × 15分钟高温高压灭菌后静置，放入抗结核药物，即利福平0.45g、异烟肼0.3g、阿米卡星0.4g，形成白及抗痨凝胶。经过气道行纤维支气管镜空洞介入治疗，肺外结核经窦道或脓肿内注射治疗，每周1次。比较两组患者治疗后第3、12、18 个月后的痰菌阴转率及病灶治愈率差异，结果：治疗后第3、 12、18 个月研究组的痰菌阴转率分别为47.73%、75.00%、84.09%，均高于对照组的27.91%、51.16%、60.47%，仅第12、18 个月两组的痰菌阴转率差异显著（$P<0.05$）。研究组在第12、18 个月的病灶治疗有效率、空洞治疗有效率均显著高于对照组（$P<0.05$）。治疗前两组患者的发热、咳痰、

咳嗽、咯血率差异不显著，治疗后研究组的发热、咳痰、咳嗽率均显著低于对照组（$P<0.05$）。研究组的总有效率为95.45% 显著高于对照组的70. 07%（$P<0.05$）。结论：白及凝胶辅助常规化疗药物治疗肺外结核及空洞型肺结核对于提高痰菌阴转率、改善患者的临床症状、提高治疗效果具有显著作用。

鉴于目前临床上对介入治疗耐药结核病认识不一、措施选择较为混乱，丁卫民等在唐神结、许绍发及李亮主编的由人民卫生出版社出版的《耐药结核病学》一书耐药结核病介入治疗章节中就经气道介入给药进行了初步梳理、规范。

首先，就经气道介入治疗临床耐药肺结核作用机制及适应证、禁忌证做了简单阐述。治疗的关键在于能否提高患者肺部病变局部（肺病灶内、空洞内等）抗结核药物浓度，叶、段、亚段支气管等气道这一肺内自然通道为介入治疗的实施在解剖学方面提供了可能与帮助。经气道介入可以将抗结核药物直接输送到病变局部，从而弥补传统全身化疗等措施在治疗耐药肺结核方面存在的不足；经气道介入可充分处理引流病变所属支气管，促进肺内病灶吸收、空洞闭合等。目前国内尚未形成耐药肺结核经气道介入治疗适应证的共识，根据既往研究报道，结合临床实际应用经验，考虑以下情况适应于在全身抗结核化疗基础上实施经气道介入治疗：①肺结核初治失败，经复治抗结核方案治疗疗程结束后，痰抗酸杆菌仍阳性，无论获得或未获得痰培养结核分枝杆菌阳性及药物敏感性试验结果者；②结核分枝杆菌培养及药物敏感试验证实为单耐药或多耐药肺结核，特别是合并肺内空洞、不全肺不张，经全身抗结核化疗病灶吸收不理想或空洞闭合不明显者；③结核分枝杆菌培养及药物敏感试验证实为MDR-TB或XDR-TB；④耐药肺结核合并气管支气管结核；⑤耐药气管支气管结核；⑥慢性纤维空洞型耐药肺结核、毁损肺，合并非特异性感染，无手术肺切除指征者；⑦非耐药结核病（初治肺结核肺内单个或多发空洞，经全身抗结核化疗，周围病灶有吸收但空洞无明显缩小者）；⑧各种类型气管支气管结核。经气道介入治疗禁忌证包括介入方式禁忌证及气道肺部等基础疾病方面禁忌证：①对利多卡因等麻醉药物及经气道所要给予抗结核药物过敏者；②存在支气管镜检查禁忌证；③慢性纤维空洞型耐药肺结核、毁损肺，有手术肺切除指征者。

其次，介绍了经气道介入治疗耐药肺结核目前所用药物。注射液或注射用剂型包括异烟肼注射液、利福平注射液、阿米卡星注射液、左氧氟沙星注射液、注射用链霉素、注射用利福平、注射用对氨基水杨酸钠等。这些注射液或注射用剂型属于直接或间接真溶液型液体制剂，其分散相质点小于1nm，具有易于制备、药物分散度大、吸收迅速等优点，但由于流动性大，注药部位不易控制，加之支气管黏膜上皮纤毛-黏液毯的波浪运动、咳嗽原因等致使药液快速排出，难以在局部留存而使疗效难以确定。片剂或颗粒剂类型抗结核药物如吡嗪酰胺、丙硫异烟胺、盐酸乙胺丁醇、对氨基水杨酸等只有被加入附加物制备成混悬液或溶液后方可使用，制备后的混悬液或溶液优缺点同上述注射液或注射用剂型，而制备过程有一定难度。

随后，重点就治疗经验及注意事项做了详细分享。经气道介入治疗耐药结核病，必须是在全身应用抗结核药物化疗的基础上才能实施，单纯经气道介入给药治疗可造成新的耐药产生。经气道介入治疗耐药结核病药物选择，应与全身抗结核药物化疗方案所用药物相一致，应以痰结核分枝杆菌培养药物敏感性试验结果为依据。若全身用药方案中不含有“阿米卡星、左氧氟沙星”等，则经气道介入给予药物也不能使用“阿米卡星、左氧氟沙星”等，否则可导致新的耐药产生。若经气道介入治疗参照了全身用药方案无多余药物可选或药物全部为耐药，可凭经验选择不敏感药物局部应用，因局部浓度远远高于血液检测的MIC值，但可能临床无效并造成药物浪费。经气道介入给药治疗耐药结核病所涉及的给药剂量、给药时机、给药间隔等问题，目前多属经验性治疗与探讨，尚缺乏前瞻性、多中心、随机对照的研究。一般每周进行1次，可选择单一药物、多药联合、赋形剂（溶解、混悬和混合）药物等，可采取空洞内、病灶所属支气管注入，也可选择气道局部病灶表面喷洒、病灶内注射等方式实施。赋形剂在不同程度上存在着一定缺陷。经气道介入给药治疗耐药结核病时一定要保持呼吸道通畅。一般建议在局麻下实施，选择可弯曲支气管镜而非硬质支气管镜。因支气管镜对呼吸道刺激作用导致患者呼吸道产生过多分泌物，加之所给药物流动等因素易导致呼吸道不通畅甚至阻塞。若全麻下给药，应重视术后呼吸道管理，以免发生意外。硬质支气管镜插入气道，需全身麻醉条件下方能实施。经气道介入给药治疗耐药结核病可能会导致结核病支气管播散，但很少发生。给药前局部应用利多卡因可防止剧咳发生。直接经支气管镜活检钳工作通道给药目标定位性差，易污染、损坏支气管镜，应通过支气管镜专用注药导管或针将所给药物送至目标靶点。经气道介入给药治疗耐药结核病应符合医学伦理学及社会经济学标准的要求。

再者，就经气道介入治疗耐药肺结核术前准备、术后处理、操作要点做了简单介绍，并就临床疗效系统回顾进行大量文献复习。

最后，将经气道借助于气管镜介入分别与经放射介入、经非气道介入相比较，并对其应用前景做出展望。一方面，放射介入可依据造影剂在X线下显影结果间接准确判断空洞或病灶所属引流支气管，给药前造影可明确引流支气管是否通畅，可了解空洞是否被充盈，但不能直视引流支气管有无充血、水肿等情况，操作烦琐，放射线对人体有害。支气管镜介入可直视CT影像确定的空洞或病灶所属引流支气管有无水肿、狭窄等改变，可直视下给药，具有给药部位准确、操作简便等优点，但不能于给药前明确引流支气管是否通畅。若胸部CT扫描及支气管重建仍无法准确判断耐药肺结核空洞或病灶所属引流支气管及其是否通畅，可在首次介入给药应用放射介入予以证实，随后介入给药采用支气管镜介入，有时临床上往往采取上述两种介入给药方式相结合的综合介入给药治疗术。近几年来，由于支气管镜具有可直视等优势，临床上越来越多采用支气管镜介入，支气管镜介入虽然起步较晚，但发展势头良好，有逐渐取代放射介入之趋势，但离不开放射影像学（如胸部CT扫描、高分辨扫描及气管支气管重建等）技术的帮助。另一方面，相对于其他经非气道介入治疗耐药肺结核的方法，经气道介入凸显优势。因气道为呼吸系统自然腔道，远端叶、段、亚段支气管连接肺组织，肺组织内部结核病变（空洞或病灶）所属引流支气管与气道相通。与经皮肺穿刺介入治疗等方式比较，经气道介入治疗有实施的良好解剖学基础，加之沿自然通道容易将药物、器械等直接送至目的靶点，而不损伤周围组织黏膜、黏膜下层、浅层及深层组织，避免了感染蔓延、组织损伤等并发症，其更加符合医学伦理学及卫生经济学要求，是今后临床介入治疗耐药肺结核的方向。当然，若影像学等证据提示空洞或病灶引流支气管不通畅，或为支气管镜介导下或放射线引导下经支气管介入治疗禁忌证，经皮肺穿刺介入治疗具有一定优势。相信随着内镜、影像、药物制剂等相关技术的不断发展与完善，随着战斗在抗结核工作战线上广大医务人员的不懈努力，经气道介入治疗耐药结核病临床前景会更加广阔。

Chang等报道耐药结核病、耐多药结核病及广泛耐药结核病的出现，极大地影响了结核病的治疗，不幸的是5组抗结核化疗药物化疗治疗耐药结核病的能力有限，因此需要寻求耐药结核病的新型替代治疗。在这次文献复习中，作者聚焦于光动力疗法（photodynamic therapy，PDT）这一潜在治疗DR-TB的手段之一。PDT是一种广泛使用的癌症治疗手段，需要激光结合光敏剂以产生活性氧，其选择性地破坏靶细胞。PDT最初被开发为靶向目标病原微生物，但因不良反应被淘汰。近来，PDT抗菌化疗作用再次引起人们的关注，作为细菌感染的替代治疗。在以前的体外研究中发现PDT可能是一种新的可将体外的耐多药和广泛耐药结核分枝杆菌杀灭的方法。尽管关于PDT仅限于结核病疾病模型治疗，但快速发展的支气管镜技术以及临床医师的经验结晶，将有利于PDT这一微创技术快速应用于耐药结核病的治疗。PDT技术与支气管镜介入治疗技术相结合给介入治疗耐药结核病带来希望。

## 三、气道瘘

肺结核合并顽固性气胸、支气管胸膜瘘及气管-食管瘘，气管结核合并气管-

食管瘘、气管-纵隔瘘及气管-胸膜瘘，肺及气道结核术后支气管残端瘘是临床上需要解决的难题，临床上多采用经气道借助于支气管镜介入瘘口封堵的方法治疗。瘘口封堵术是经支气管镜利用医用胶、无水乙醇及自体血等封堵剂的粘连固化成膜作用或覆膜支架、单向活瓣及封堵塞等封堵器的阻塞填补作用来实现的。

Lim等应用支气管镜向术后残端瘘的肺段或远端支气管注射5%乙醇胺溶液1ml，共选择15例，12例成功闭合瘘口，其中2例肺结核术后瘘者1例瘘口闭合。

为探讨被膜金属支架封堵食管气管瘘疗效和安全性，王洪武等在气管镜和（或）X 线透视下对包括气道结核在内的48 例患者放置了被膜金属支架。结果显示：48 例患者共有52 个瘘口，瘘口口径0.3 ~ 7.0cm；瘘口多位于主气管中下端和双侧支气管开口；放置被膜金属支架52个（其中Y 形36个，L和I型各8个）；均取得良好临床疗效。朱强等回顾性分析支气管支架治疗的9例气管瘘患者的临床资料，其中支气管胸膜瘘7例、气管胸膜瘘1例、左主支气管-食管瘘1例、8例伴有脓胸；瘘口直径为3.5 ~ 25.0mm，平均8.4mm。在局部麻醉和X线透视引导下，6例放置L型支架，3例放置I型支架，伴脓胸者于支架置入后给予胸腔冲洗治疗。结果显示，所有患者均成功置入支架，从插入导丝至支架成功释放所需时间5 ~ 16分钟，平均（10 ± 4）分钟，未发生与操作相关的并发症；1例胸腔引流管仍有少量气泡溢出，其余8例引流管气泡均立即消失，造影检查示瘘口无造影剂外溢；1例在支架置入后第5天由于剧烈咳嗽将支架咳出，重新置入新支架后未再发生移位；8例脓胸患者中1例行支架置入，术后8天因脓胸合并败血症死亡；另1例6个月后脓胸未治愈，死于肺癌脑转移，其他6例在支架置入术后2 ~ 5个月（平均3.7个月）治愈；7例患者共随访3 ~ 36个月，中位随访时间为13.5个月，随访中1例于支架置入术后8个月取出支架，未发现脓胸复发；其他患者对支架耐受良好，无移位，无脓胸复发，饮食良好。结论：使用全覆膜自膨胀金属支架治疗气管瘘是一种安全、有效、快速的微创治疗方法，尤其适合不能耐受手术或其他治疗方法失败的患者。

Podgaetz等共选择包括结核性支气管胸膜瘘在内的19例患者，共放置71枚单向活瓣，19例患者均事先进行了胸腔置管行闭式引流，其中2例行胸膜粘连术等治疗无效。结果发现：单向活瓣放置后，仅1例患者失败，其余18例（94.7%）患者有效，平均3天（2～25天）拔出闭式引流管；副作用包括单向活瓣移位，发生率极低。由此得出结论：单向活瓣技术治疗各种原因引起的支气管胸膜瘘是有效、安全的微创治疗手段。

不管采用哪种呼吸内镜介入技术治疗气管瘘，其应用的前提是成功定位存在漏气的支气管。目前可用于漏气支气管定位的方法有经支气管镜球囊探查、Chartis 系统测定、经支气管镜呼出气$CO_2$浓度测定、引流气体Xe133或He测定、支气管造影、支气管内白蛋白泡沫注射定位法等。为探讨经支气管镜呼气末二氧化碳（$EtCO_2$）探查对难治性气胸胸膜瘘口引流支气管的定位价值，曾奕明等选择2013年1—6月经球囊导管探查阴性的难治性气胸4例，经支气管镜送入采样导管、运用旁流$EtCO_2$测定法来定位气胸破裂口引流支气管。以患侧主支气管$EtCO_2$作为参考值，分别测定不同叶段支气管$EtCO_2$，然后向$EtCO_2$明显降低的支气管注入不同剂量的自身全血+凝血酶，观察封堵结果、判断$EtCO_2$探测效果。结果发现：以自体血封堵成功作为判断$EtCO_2$探测阳性的标准，与患侧主支气管$EtCO_2$相比较，4例患者共有7支叶、段支气管出现$EtCO_2$下降，幅度为2～8 mmHg（1mmHg=0.133kPa），向上述支气管注入自身全血+凝血酶均封堵成功。作者认为：$EtCO_2$是一种新的引流支气管的探查方法，可以作为球囊探查失败时的补救方法。

针对经气道借助于支气管镜介入治疗顽固性气胸的进展，杨震等进行了综述。顽固性气胸（尤其是结核性气胸、液气胸及脓气胸）是临床治疗中的棘手问题，因其可导致患者住院时间延长、并发症发生率和死亡率增加。外科手术因为术后复发率最低而被多个专业指南推荐作为难治性气胸的主要治疗手段，电视辅助胸腔镜由于创伤较小而被多个指南推荐作为首选的外科干预手段。然而，临床上部分患者因身体状况无法耐受手术，还有部分患者不愿接受手术。对于这些患者，指南不推荐行外科手术治疗，而仅建议行内科胸膜固定术。支气管镜介入治疗顽固性气胸因为较高的疗效和安全性，避免了麻醉和手术风险，已成为国内外学者多年来反复探索的重要方向。目前可用于漏气支气管定位的方法中，球囊探查因其简便、有效是应用最多的方法。目前有多种商用球囊导管可用于定位，探查时首先经支气管镜插入球囊导管，给气囊充气，按由近至远的顺序逐步封堵气胸一侧的支气管，观察0.5～3分钟不等，如果负压引流瓶中无气体流出，则定位成功，可向远端推进继续探查下一级支气管，最终可定位到段支气管、亚段支气管甚至亚段的分支。多叶段瘘口是球囊探查失败的主要原因，此外还有一些技术因素可能会影响到探查结果，包括：① 球囊内注入气体难以控制球囊大小，且部分支气管形态不规则，影响到球囊的贴壁性，导致球囊难以完全封堵支气管，负压引流瓶中持续存在气体流出；② 肺破裂口较小，呼吸或咳嗽过程中仅有很少量的气体经破裂口漏出，球囊封堵后负压引流瓶中常没有气体流出，影响到漏气支气管的定位判断。针对第一个问题，可采用球囊材料弹性更好的导管，并往球囊中注入生理盐水等无菌液体，使充盈的液体球囊外形可随支气管形状的不同发生适应性变形，提高球囊的贴壁性，可更好的封堵漏气支气管，提高定位的准确性。针对第二个问题，有学者提出将球囊导管通过三通管与测压计和供气装置连接，首先往封堵支气管远端注入一定量的气体，使远端气道压力达到一定数值后，导管连接测压计观察压力变化，同时观察负压引流瓶的气体引流情况。在不断补充气体的情况下，压力计指数不断下降，负压引流瓶不断有气体流出，停止注入气体后，负压引流瓶内气体流出停止，则可确定漏气支气管，避免了肺破裂口较小导致的传统球囊探查失败。Chartis系统（Pulmonx公司，美国）用于漏气支气管的定位操作较为简便。Chartis系统主要用于内镜肺减容术前评估患者肺叶侧方通气状况，由一根双腔球囊导管以及一台带单向阀门、可实时动态测定气道压力和气流量并以波形呈现的主机组成。用于漏气支气管定位时，操作过程与球囊法相似，也是按由近至远的顺序逐步封堵气胸一侧的支气管，同时观察气道压力波形的变化。气道压力波形由吸气负压和引流瓶的负压组成。当压力波形持续波动、主要以气道负压为主时，则不是漏气支气管；当波形表现为逐渐下降、并最终持续稳定的负压时（压力值接近气道负压和引流瓶负压的和），则可确定漏气支气管。目前可经支气管镜使用“腈基丙烯酸脂胶、纤维蛋白胶、无水乙醇、聚乙二醇、自体血凝块、四环素、米诺环素、多西环素等封堵剂，弹簧圈、支架、支气管栓、支气管单向活瓣等封堵器技术进行瘘口封堵。上述多种支气管镜介入治疗技术在顽固性气胸治疗方面表现出良好的疗效和安全性。无论采用何种技术，封堵漏气支气管应该是临时性的，以免导致持续的肺不张，因此封堵剂应该可以被溶解吸收，而封堵装置应该可回收。采用生物胶或自体血存在栓子被咳出的风险，可重复治疗提高封堵成功率；无水乙醇仅限于中央型支气管胸膜瘘的治疗；支架常需要根据患者情况进行个体化定制，且并发症较多；封堵装置的价格普遍高于封堵剂。临床上应用时，要考虑到材料的可获得性、患者病情的个体差异、风险/获益比、费用/效益比、操作者对技术的熟练程度等情况，而仔细选择具体的治疗技术。目前支气管镜介入治疗顽固性气胸还存在以下问题：多数技术缺乏较大样本量的研究数据，也没有开展随机对照研究直接比较支气管镜介入治疗技术与外科手术或胸膜固定术在疗效和安全性方面的差异。这导致支气管镜介入治疗技术在顽固性气胸治疗中的应用十分有限，主要用于无法行外科手术或不愿意行外科手术治疗的存在持续漏气的气胸患者。不过，支气管单向活瓣所展示的优异疗效和安全性极有可能通过进一步研究成为该领域的一个突破口。

（丁卫民）

## 参考文献

1.唐神结,肖和平．肺结核的介入治疗．中国防痨杂志,2003,25:113-116．

2.杨书华,茅惠娟,施旭东,等．经皮肺穿刺给药治疗耐多药空洞型肺结核．中华结核和呼吸杂志,2006,29:131-132．

3.唐神结,肖和平,李红,等．经皮肺穿刺注药治疗耐多药肺结核空洞的近远期疗效观察．中国防痨杂

志,2009,31(2):94-99.

4.王涛,王仲元,刘琳,等.CT 引导下注入抗结核药物凝胶治疗耐多药空洞型肺结核.中国医刊,2013,48(12):53-55.

5.邓国防,孙丽珍,雷建平,等.经皮肺穿刺置管治疗耐多药空洞型肺结核的疗效观察.临床荟萃,2010,25(1)：75-76

6.田葵,秦立新,沙晋璐,等．CT定位下耐多药空洞型肺结核穿刺注药探讨．实用放射学杂志,2007,23:1680-1682.

7.中华医学会结核病学分会,《中华结核和呼吸杂志》编辑委员会. 气管支气管结核诊断和治疗指南(试行). 中华结核和呼吸杂志,2012,35(8):581-587.

8.傅瑜. 重视支气管结核的综合及介入治疗. 中华结核和呼吸杂志, 2011, 34:325-326.

9.方琼, 李映文, 谢艺开, 等. 淋巴结瘘型支气管结核的支气管镜下特征及介入治疗效果分析. 实用医学杂志,2015,31(9):1482-1486.

10.田江华, 戴元荣, 颜孙舜, 等. 经支气管镜局部药物灌注治疗气管支气管结核的临床研究. 中国防痨杂志, 36(6): 494-497.

11.胡翠兰,刘纯钢,袁艳梅. 联合治疗支气管结核的疗效观察. 临床肺科杂志,2015,20(2):363-365.

12.崔会芳,吴粹华,陈旭君,等. 苦参素注射液对防治支气管结核再狭窄影响的初探. 中华肺部疾病杂志(电子版),2015,8(4):448-450.

13.姚向阳,王叙嫄,伍定辉,等.球囊扩张术治疗结核性支气管瘢痕狭窄的临床疗效分析.中国防痨杂志,2012,34(7):472-474.

14. 王慧, 傅满姣. 气道球囊扩张治疗结核性气管狭窄的疗效分析.中国内镜杂志,2013,19:763-766.

15.李王平,金发光,傅恩清,等. 改良高压球囊扩张法对支气管结核性瘢痕样狭窄治疗的作用. 中华肺部疾病杂志(电子版), 2015,8(3):288-292.

16.龙发,周爱莲,李俊华,等. 支气管镜下留置微球囊导管治疗结核性支气管狭窄的临床研究. 临床肺科杂志,2015,20(11):1949-1951.

17.席秀娥．CT引导下空洞内注药辅助治疗耐多药肺结核40例疗效观察.医学信息,2009,22:329-330.

18.张杰, 孔颖颖. 喷射冷冻技术在气道腔内疾病中的应用现状及展望. 中华结核和呼吸杂志,2013,36:644-645.

19.刘福升, 徐建华, 蔡秀敏,等. 电子支气管镜下冷冻治疗支气管结核102 例分析. 中国微创外科杂志,2014,14(10): 881-883.

20.崔嘉,徐建华,刘福升,等. 经支气管镜介入治疗气管支气管近期临床效果初步分析,中国防痨杂志,2013,35:1020-1024.

21.王洪武.严格掌握气管支架适应证,及时处理并发症. 中华结核和呼吸杂志, 2014,37(3):221-222.

22.傅瑜. 纤维支气管镜在治疗中心气道阻塞与狭窄中的应用.中华结核和呼吸杂志,2003,26: 385-386.

23.王广发. 中心气道狭窄的介入治疗. 中华结核和呼吸杂志, 2003, 26:388-391.

24.张杰. 经支气管镜进行气管、支气管腔内治疗技术的评价. 中华结核和呼吸杂志, 2005, 28:853-855.

25.张莹莹, 张杰, 王娟, 等. 氩等离子凝固术和冷冻消融术对犬气管急性损伤的研究. 中华结核和呼吸杂志, 2014,37 (8): 583-587.

26.陈立松,陈晓阳,曾奕明.冷热消融对大鼠皮肤炎症反应及瘢痕增生的不同影响. 中华结核和呼吸杂志,2015,38(6):451-455.

27.魏喜玲,梁占伟,李志惠,等.经气管镜微创介入治疗146例支气管结核疗效分析.临床肺科杂志,2012,17(5):841-843.

28.朱春梅.冷冻及球囊扩张等多方式介入治疗结核性气管狭窄观察. 临床肺科杂志,2012,17(4):667-668.

29.陶红艳,万毅新,魏海东,等.支气管镜下介入治疗支气管结核气道阻塞82例临床疗效分析.中国防痨杂志,2012,34(1):29-31.

30.陆瑶,何元兵,齐曼古力·吾守尔,等. 支气管镜下冷冻结合球囊扩张治疗支气管结核所致气道狭窄24例. 中国内镜杂志,2013,19:763-766.

31.苗雅. 布地奈德吸入辅助治疗支气管结核的临床疗效观察. 中国防痨杂志,2013,35:151-152.

32.陈愉, 伍惠仪, 李时悦. 局部注射曲安奈德结合常规介入方法治疗难治性良性中央气道狭窄疗效及安全性的初步探讨. 中华结核和呼吸杂志, 2012, 35(6):415-418.

33.王利换,陈楠, 张杰,等. 局部应用紫杉醇抑制兔气管损伤后瘢痕组织形成的初步研究. 中华结核和呼吸杂志,2013,36:202-206.

34.卢晔, 崔会芳, 舒逸, 等. 局部应用苦参素注射液治疗结核瘢痕增生性气管狭窄三例并文献复习. 中华临床医师杂志(电子版) , 2014, 8(6): 1195-1199.

35.孔颖颖,张杰. 气道药物涂层支架的研究进展. 中华结核和呼吸杂志,2014,37(4): 293-295.

36.丁卫民, 傅瑜. 关于气管支气管结核诊断和治疗指南(试行)几点补充说明. 中华结核和呼吸杂志, 2013,(36):159-160.

37.张珺, 阎雪莹. 莫西沙星脂质体凝胶肺部靶向介入给药缓释系统的研究. 黑龙江中医药大学( 药剂学)2014年硕士研究论文汇编.

38.雷霆, 缪李丽. 纤维支气管镜介导治疗耐多药肺结核的临床分析. 第三军医大学学报, 2013,35(6):573-575.

39.刘会,张晓光,安贺娟,等. 电子支气管镜三联注药联合化疗治疗耐多药肺结核疗效分析.国际呼吸杂志, 2015,35(4):261-265.

40.刚永桂. 白及抗痨凝胶辅助化疗药物治疗空洞型肺结核及肺外结核. 中国实验方剂学杂志, 2015,21(17):196-200.

41.丁卫民, 林明贵, 张广宇, 等. 经气道介入治疗耐药结核病//唐神结, 许绍发, 李亮. 耐药结核病学.北京: 人民卫生出版社, 2014, 191-207.

42.王洪武, 李冬妹, 张楠, 等. 气管内覆膜金属支架置入治疗食管气管瘘. 中华结核和呼吸杂志,2013,390-392.

43.曾奕明,林辉煌.经支气管镜呼气末二氧化碳探查对难治性气胸胸膜瘘口引流支气管的定位价值. 中华结核和呼吸杂志,2015,38(4):286-289.

44.杨震, 姜丹丹, 田庆, 等. 支气管镜介入治疗顽固性气胸的进展. 中华腔镜外科杂志(电子版) , 2014, 8(4): 321-325.

45.Yang SH, Zhan P,Mao HH,et al . Perfusing chemotherapy by percutaneous lung puncture “holing”

forpulmonary tuberculoma—a ten-year single center experience.JThorac Dis, 2013 ,(4):466-471.
46.Au JT, Carson J, Monette S, et al. Spray cryotherapy is effective for bronchoscopic, endoscopic and open ablation of thoracic tissues.Interact Cardiovasc Thorac Surg, 2012,15(4):580-584.
47.Majid A, Palkar A, Myers R,et al. Cryotechnology for staged removal of self-expandable metallic airway stents. Ann Thorac Surg,2013,96:336-368.
48.Liu WM, Dai L, Lin YH. The efficacy of microwave therapy via bronchofiberscope in the treatment of severe trachea stenosis. J Innov Opt Health Sci, 6:1350006-1 - 1350006-6.
49.Rabieh MM. Hussein a, Emad El-Dine A. Korraa b, M. Amany Fawzy, et al. Prognostic factors for bronchoscopic electrocautery and/or argon plasma coagulation in patients with central airway obstruction. Egyptian Journal of Chest Diseases and Tuberculosis, 2013, 62: 501–511.
50.Bezzi M. Reopening the airway: Fast methods—laser-assisted mechanical resection, electrocautery, and argon plasma coagulation//Díaz-Jimenez JP, Rodriguez AN, Editors. Interventions in pulmonary medicine. Germany: Springer,2013, 99-121.
51.Miller SM, Bellinger CR, Chatterjee A. Argon plasma coagulation and electrosurgery for benign endobronchial tumors. J Bronchology Interv Pulmonol,2013,20:38-40.
52.Yun SC, Na MJ, Choi E,et al. Successful removal of endobronchial lipoma by flexible bronchoscopy using electrosurgical snare. Tuberc Respir Dis (Seoul),2013,74:82-85.
53.Jin F, Mu D, Xie Y,et al. Application of bronchoscopic argon plasma coagulation in the treatment of tumorous endobronchial tuberculosis: Historical controlled trial. J Thorac Cardiovasc Surg, 2013,145(6):1650-1653.
54.Ni CY, Yu HF, Han XR, et al. Clinical analysis of bronchoscopic electrocoagulation in pediatric patients. Int J Clin Exp Med, 2014,7(12):5657-5662.
55.Eom JS, Kim H, Jeon K, et al.Tracheal wall thickening is associated with the granulation tissue formation around silicone stents in patients with post-tuberculosis tracheal stenosis. Yonsei Med J, 2013, 54:949-956
56.Eom JS, Kim H, Park HY, et al. Timing of silicone stent removal in patients with post-tuberculosis bronchial stenosis. Ann Thorac Med,2013,8:218-223.
57.Pejhan S, Javaherzadeh M, Daneshvar A, et al. A Safe Method of Tracheal Polyflex Stent Placement: A Review of 20 Patients. Iran Red Crescent Med J, 2015,17(8):e13798.
58.Um SW, Yoon YS, Lee SM, et al. Predictors of persistent airway stenosis in patients with endobronchial tuberculosis. Int J Tuberc Lung Dis, 2008, 12: 57-62.
59.Wahidi MM, Herth FJ, Ernst A. State of the art: interventional pulmonology. Chest, 2007, 131: 261-274.
60.Fu EQ, Nan YD, Jin FG, et al. Therapeutic effects of sequential therapy by electric coagulation, cryotherapy and balloon dilation with an electronic video bronchoscope. Exp Ther Med,2013,5:1649-1656.
61.Dalar L, Karasulu L, Abul Y, et al. Bronchoscopic Treatment in the Management of Benign Tracheal Stenosis: Choices for Simple and Complex Tracheal Stenosis. Ann Thorac Surg, 2016, 101(4):1310-

1317.

62. Espinoza A, Neumann K, Halvorsen PS, et al. Critical airway obstruction: challenges in airway management and ventilation during therapeutic bronchoscopy. J Bronchology Interv Pulmonol, 2015, 22(1):41-47.

63.Garg M, Gogia P, Manoria P, et al. Bronchoscopic management of benign bronchial stenosis by electrocautery and balloon dilatation.Indian J Chest Dis Allied Sci, 2012,54(1):41-43.

64.Cho YC, Kim JH, Park JH,et al.Tuberculous Tracheobronchial Strictures Treated with Balloon Dilation: A Single-Center Experience in 113 Patients during a 17-year Period. Radiology, 2015,277(1):286-293.

65.Tscheikuna J, Disayabutr S, Kakanaporn C, et al. High dose rate endobronchial brachytherapy(HDR-EB) in recurrent benign complex tracheobronchial stenosis: experience in two cases. J Med Assoc Thai,2013,96(Suppl 2): S252-256.

66.Chang JE, Oak CH, Sung N,et al.The potential application of photodynamic therapy in drug-resistant tuberculosis. J Photochem Photobiol B, 2015, 150(9):60-65.

67.Lim AL, Kim CH, Hwang YI. Bronchoscopic ethanolamine injection therapy in patients with persistent air leak from chest tube drainage.Tuberc Respir Dis (Seoul), 2012, 72(5):441-447.

68.Podgaetz E, Andrade RS, Zamora F, et al. Endobronchial Treatment of Bronchopleural Fistulas by Using Intrabronchial Valve System: A Case Series. Semin Thorac Cardiovasc Surg, 2015, 27(2):218-222.

# 第四章
# 结核病外科治疗进展

## 第一节　肺结核外科治疗

外科手术目前仍是肺结核重要的辅助治疗手段，但不是最后的治疗手段，它在控制肺结核传染上起着不可替代的作用。

肺结核的外科治疗目前依据于肺结核的耐药分类。按WHO的耐药分类，肺结核分为敏感肺结核（含部分敏感复治肺结核）和耐药肺结核。耐药肺结核又分为多耐药肺结核、耐多药肺结核和广泛耐药肺结核。除手术方式上，二者的手术适应证、手术时机等还是有一些不同。

文献显示：从1882年Forlainini首创人工气胸治疗肺结核至20世纪40年代，外科手术曾经是治疗结核病的唯一手段。自20世纪50年代，随着抗结核药物的开发与应用，外科治疗主要是针对那些内科治疗不能获得良好效果的难治性结核病例。近年来，耐药结核病尤其是耐多药结核病的流行与传播，给结核病的内科治疗带来了很大的困难，在没有更高效的抗结核药物出现之前，手术治疗被再次赋予厚望，分析显示外科手术这一传统的治疗手段再次变得不可或缺。

## 一、敏感肺结核的外科治疗（含部分敏感复治肺结核）

### （一）手术适应证和手术方式的选择

肺结核手术适应证与手术方式密切相关，不同的手术适应证有不同的手术方式，而不同的手术方式有不同的手术适应证。

1.肺段切除术　肺段是组成肺叶的一个解剖单位，虽有其固有的支气管、肺动脉和肺静脉，但段与段之间肺组织是相连的，并无解剖学上的分离面，因此，肺段的切除技术比较复杂，要求较高。肺段切除术是肺切除的最小单位，此种手术不仅能彻底地切除病灶、减少创伤，而且能最大限度地保留有功能的肺组织，对肺功能影响甚微，特别适合年龄大、体质弱或肺功能低的患者。一般常做的是下叶背段，左上叶尖后、前段及左上叶舌段切除术。因肺结核肺段切除术术后并发症较肺叶切除术高，选择肺段切除术时应慎重。

（1）手术适应证。肺段切除适用于局限的残余空洞、纤维干酪样病变、肺结核瘤和局限于肺段的结核性支气管扩张。干酪性肺炎因病变主要是干酪性成分，化疗仅对其中的可逆成分有效，大块干酪样病变不能吸收或被肉芽组织包围而纤维化，经化疗控制后可考虑手术切除。慢性纤维空洞亦属不可逆性病变，抗结核药物对这种空洞无治愈可能，一侧病变者，宜手术治疗。

（2）手术禁忌证。伴有肺部其他部位病灶的活动性肺结核患者。

（3）注意事项。包括以下4个方面：①肺段切除术的手术指征必须严格掌握，局限空洞、结核瘤、局限性支气管扩张等是肺段切除术的良好指征；②应保证肺断面完好，防止断面渗血、漏气和感染；③准确辨认肺段支气管十分重要，可用钳夹充气法确定需要切断的支气管，以防误伤；④术后要保证胸腔内引流通畅，应用有效抗生素。

2.肺叶切除术　尽管内科治疗肺结核的治愈率很高，据统计，仍有2%～5%的肺结核患者需要外科手术治疗，从全国的绝对数来看，需要外科治疗的人数还相当大。因此，肺结核外科手术，特别是肺切除术，在我国仍是解决部分肺结核患者复治失败、各种严重并发症、特殊类型结核的有效手段；同时，在消灭慢性传染源、降低肺结核发病率方面起到重要作用。肺叶切除术是肺结核最常用的外科治疗手段。

（1）手术适应证。病变局限于肺叶内但已超过一个肺段，包括以下6种类型。①结核性空洞: 规范化疗12～18个月空洞病变无明显吸收或增大者；痰菌阳性者，特别是耐药肺结核病例；合并咯血，反复发作，继发感染者；不能排除癌性空洞者；②结核球：直径大于3cm，规则化疗无变化或增大者，不能除外肿瘤者；③大块干酪样病灶：规则化疗12个月，痰菌阳性、咯血；④叶支气管结核性狭窄：造成肺不张，肺实变；⑤双侧病变，但主要病变集中于一叶，可分期分次切除；⑥非典型抗酸杆菌引起的肺内局限性病变，因无有效的药物且易于发展和再活动，应予手术。

（2）手术禁忌证。包括以下4个：①系列 X线胸片，3个月内病灶不稳定者；②化疗不规则，用药不足疗程者；③中、重度心肺功能不全及全身情况差不能耐受手术者；④合并其他疾病，如糖尿病、甲状腺功能亢进未能有效控制者。

（3）注意事项。包括以下3个方面：①肺叶切除术应以患者的各项检查结果为基本条件，尽量保留好的肺组织；②断面应尽量保证无病灶，支气管残端最好用可吸收线缝合，并用周围正常组织包埋，减少残端瘘的发生；③手术后抗结核药必须坚持使用，至少半年。

经典的胸廓成形术目前已经很少使用，但是局限性胸廓改型术临床上经常使用。它是通过手术切除部分肋骨使患侧胸壁塌陷，压缩病肺或压闭残腔，减少呼吸强度，从而促使病变好转的压缩疗法。胸廓成形术分两种：一种不进胸腔，保留壁层胸膜的胸膜外胸廓成形术；另一种进入胸腔，切开或切除壁层胸膜的胸膜内胸廓成形术。它适用于以下几种情况：①慢性纤维空洞型肺结核，病变位于一侧或双侧上部，不适合切除者；②广泛的一侧肺结核，主要为纤维病变，但有胸膜增厚及纵隔移位，不能耐受全肺切除者；③肺切除术后遗留残腔，防止感染或纵隔移位，可行胸廓成形术压闭残腔；④患者全身情况不佳，病变适合行肺切除，但切除有困难，有较大危险者；⑤单纯结核性脓胸合并活动性肺结核；⑥慢性结核性脓胸合并支气管胸膜瘘者。而以下情况为手术禁忌证：①肺部渗出性或干酪样病变占主要成分；②张力性空洞，形成原因是空洞的引流支气管发生活瓣样阻塞，阻塞物是干酪样物或坏死组织；也有因为支气管内膜结核病变引起的狭窄性阻塞，空气只进不出，造成空洞逐渐增大；③对侧活动性肺结核；④支气管内膜结核并明显狭窄，支气管扩张者；⑤呼吸或循环功能不全，尤其伴早期肺源性心脏病者；⑥胸椎或其他部位有活动性结核者。

### （二）外科治疗结核病手术时机的选择

对于手术时机的判断，内外科医师仍有着较大的分歧。时间过久且无效的内科治疗，有可能对某些药物产生耐药性或结核播散而失去手术治疗的机会，这种人为的延误甚至会导致患者失去治愈的机会。当然，术前化疗不充分而过早手术，可能使结核播散、脓胸、支气管胸膜瘘等术后并发症增多，而其中部分患者可能通过内科化疗治愈。因此，术前化疗时间和有效药物的选择是影响手术时机的最主要因素。对耐药结核病主要根据耐药程度和分枝杆菌计数来决定手术时机。也有作者采用每周监测患者痰涂片荧光染色抗酸杆菌和分枝杆菌计数（阳性分级），当抗酸杆菌阴性及分枝杆菌计数达到最低值时，即分枝杆菌计数下降后再次上升之前为手术最佳时机。术前痰结核分枝杆菌检查阴性患者的切除标本中有27%可找到结核分枝杆菌，说明术前的痰菌阴转一部分是假象，仍要结合影像学表现。

## 二、耐药肺结核的外科治疗

耐药肺结核分为很多种，主要包括耐单药肺结核、多耐药肺结核、耐多药肺结核、广泛耐药肺结核和全耐药肺结核。耐多药肺结核主要是指同时耐利福平和异烟肼的肺结核，因其可极易发展为广泛耐药肺结核，危害比较巨大，被认为是控制结核病疫情的关键。选择敏感药物后，耐多药肺结核治愈率可达50%，文献上报道：如符合外科适应证、手术时机选择得当，耐多药肺结核的治愈率可达85%以上。因此，对于有手术适应证的耐多药肺结核，WHO建议宜及早干预。虽然文献显示部分病例手术后的并发症比不耐药的肺结核术后的并发症要高，特别是广泛耐药和全耐药肺结核的术后并发症则更高。因此，本章主要结合文献，阐述MDR-TB的外科治疗的手术适应证、手术时机和手术方法及治疗效果等。

手术适应证选择：早在1990年，英国的Isman就对这个问题做过临床研究。在他治疗的29例患者中，术前均接受多次化疗，平均用抗结核药5.8种，疗程2~12个月，平均5个月；结核分枝杆菌对异烟肼、利福平、链霉素、吡嗪酰胺或乙胺丁醇灵敏度平均为80%；29例中病变主要集中于切除侧肺，29例中27例双侧肺有病变；肺切除15例，肺叶切除14例，另外，附加胸肌肌蒂移植于支气管残端13例，胸廓部分成形术2例；25例术后6~69个月（平均39个月）痰培养阴性。术后长期存活的27例中，25例痰菌阴性，其中大多数对侧肺有明显病变，这可能是由于外科切除有大量结核分枝杆菌的主要侧肺病变，增进患者免疫力，促使剩余病变控制，但术后应继续化疗18~24个月。外科手术切除与历史资料对照，对于广泛耐药和病变集中于一侧肺或一叶肺的患者，外科切除可获得较好的疗效。他认为外科切除指征包括以下几项：①对抗结核药广泛耐药，预计治疗失败可能性大或可能复发；②X线胸片显示主要病变相当局限，易于切除，术后尚有足够的心肺功能；③有足够的药物使结核分枝杆菌量减少，有可能使支气管残端愈合。2001年中华医学会结核病学分会制定了《肺结核诊断和治疗指南》，其中明确了耐多药肺结核的定义和治疗原则。对病变范围较局限，化疗4个月痰菌不阴转，或只对2~3种效果较差药物敏感，对其他抗结核药均已耐药，有手术适应证者可进行外科治疗；因为无意义的延长内科药物治疗有加剧病变播散的风险。外科治疗耐多药肺结核的原则是使结核分枝杆菌持续阳性的病例痰菌阴转、降低复发率、减轻结核分枝杆菌负荷、缩短抗结核疗程和消除其播散的可能。综合文献，耐多药肺结核的手术适应证如下。

（1）局限于单侧、单叶或者单肺段的难以吸收的肺结核病变（毁损肺、空洞、干酪样病变、支气管扩张或者狭窄、肺不张等），余肺组织无结核病变或者有轻微的稳定病变。

（2）痰结核分枝杆菌持续阳性。

（3）内科治疗已经失败或者预计失败。

（4）易于复发的残留病变。

（5）经治疗后，肺内结核病灶已明显吸收好转，但有较严重的并发症或后遗症。例如，出现一叶或一侧全肺的肺不张、肺损毁、多发肺大疱并反复出现气胸；比较明显的支气管扭曲或支气管扩张，反复继发肺内一般细菌或真菌性感染，来自主要病变部位的大咯血或反复多次的中、小咯血。

以上手术适应证需结合患者的身体状况、术前用药情况等灵活掌握。宋言峥等建立一套简单实用的LTB-S最佳手术时机判断系统，将耐多药肺结核外科手术患者分为Ⅰ类（绝对手术适应证）、Ⅱ类（相对手术适应证）、Ⅲ类（无手术适应证）。通过对27例肺结核手术患者分类及随访，认为LTB-S判断系统有助于耐多药肺结核患者最佳手术适应证的判断，具有实用的临床价值，适宜在临床中推广应用。Man等报道45例MDR-TB手术治疗结果。手术的适应证包括内科治疗失败39例、大咯血3例、可能复发的持久性空洞性病灶3例、进行了肺叶切除术30例、4例肺段切除术和11例空洞成形术。术后4周有83%痰涂片阴转，并发症6例：3例伤口感染、2例轻微出血和1例轻微的气胸，手术死亡率为0。Man等研究认为，外科治疗MDR-TB的绝对适应证包括药物治疗失败（由于空洞持续和肺或肺叶破坏）和大量咯血。把握适当的手术时机对防止复发和确保疗效至关重要。医患配合及抗结核治疗前后良好的依从性可以提高MDR-TB治疗的成功率。

手术禁忌证包括以下几个。

（1）患者一般情况差，特别是心肺、肝肾功能不能耐受开胸肺切除手术者，近期体重下降，营养不良，也应谨慎施术。

（2）肺内病灶广泛，活动性病灶范围不局限。

（3）患者对所有的抗结核药物均产生耐药，手术后没有任何有效的抗结核药物进行巩固治疗。

（4）患者对手术期望值过高，不能接受可能出现的任何并发症。

（5）按耐药结核病治疗方案连续治疗未满3个月者。

（6）不能接受手术失败和分期手术者。

手术时机选择包含以下因素。

（1）术前至少3个月内，胸部CT显示肺部局限的病灶无变化，要切除肺叶上的病变不可逆和难以吸收。最重要的是要将手术方案和非手术方案做对比，预测所产生的结果哪种方案患者更为受益。

（2）术前至少有2种以上敏感抗结核药物，保证手术后能使用敏感的抗结核药物进行巩固治疗，预防残留病变的恶化。

（3）无明显结核病中毒症状，体重无持续下降，饮食睡眠好。

（4）准备接受手术治疗的患者对手术应有正确的认识，特别对术后可能出现的并发症有充分的了解，并能接受任何不良的结果。

（5）严格按择期手术要求安排手术，一旦患者有发热、女性患者月经期等不符合择期手术条件的情况，需改期再行手术治疗。

手术方式选择：MDR-TB按耐药情况可分为原发性耐多药肺结核和继发性耐多药肺结核，而没有更多证据表明，手术后并发症的出现与原发或者继发是否有关系。但是，耐多药肺结核的手术并发症与手术方式和手术时机选择有关系。

Papiashvili对接受肺切除术的MDR-TB患者进行了回顾性分析，从而评价肺切除术在MDR-TB患者治疗中的效果。19例肺切除术（8例肺切除，4例肺叶切除，1例肺段切除，6例楔形切除）。术后并发症6例（35.3%，支气管胸膜瘘1

例，脓胸2例，长期气胸2例，急性肾衰竭1例）。术后早期死亡1例，术后晚期死亡3例，术后2年死亡1例。其余12例中治愈9例，2例仍在治疗，1例因依从性差失访。作者认为：MDR-TB患者行肺切除术是一种有效的辅助治疗，其并发症和死亡率均可以接受。

虽然有手术适应证的耐多药肺结核患者的病变都是严重的靶病变，但是部分病例的病变并不局限，有时病变分布于同侧的多个肺叶，有时病变分布于两侧肺叶。因此，从切除范围讲，可将耐多药肺结核的手术分为完全病变肺切除术和不完全病变肺切除手术。但是，手术切除的靶病变必须是局限稳定的。

### （一）完全病变切除手术

1.适应证

（1）患者一般情况好，主要脏器功能，特别是心肺功能，可以耐受开胸肺切除手术。

（2）按耐药结核病治疗方案治疗至少3个月以上，肺内仍有干酪性肺炎、空洞或大片病灶，且病灶相对比较局限，其余肺内病灶相对比较稳定。换句话说就是，活动性病灶局限在一叶肺内或在此肺叶及邻近的肺段之内，最多不超过一侧全肺，其余的肺内无病灶或病变稳定。

（3）经治疗后，肺内结核病灶已明显吸收好转，但有较严重的并发症或后遗症。如出现一叶或一侧全肺的肺不张、肺损毁、多发肺大疱并反复出现气胸，比较明显的支气管扭曲或支气管扩张，反复继发肺内一般细菌或真菌性感染，来自主要病变部位的大咯血或反复多次的中、小咯血。

（4）因药物不良反应等原因，不能坚持药物治疗；但可以耐受手术，并且手术后可以继续进行有效的抗结核治疗。

2.禁忌证

（1）患者一般情况差，特别是心肺、肝肾功能不能耐受开胸肺切除手术者。

（2）肺内病灶广泛，活动性病灶范围不局限。

（3）患者对所有的抗结核药物均产生耐药，手术后没有任何有效的抗结核药物进行巩固治疗。

（4）患者对手术期望值过高，不能接受可能出现的任何并发症。

（5）按耐药结核病治疗方案连续治疗未满3个月者。

（6）不能接受手术失败和分期手术者。

3.手术方法

（1）肺段切除术。肺段切除是指切除一个或几个肺段的手术。选择肺段切除术，不但要从病变的大小、位置来考虑，而且还要从解剖学上看此肺段切除后所剩余肺段的大小、能保留下来多少功能等多方面综合考虑。因此，有的肺段适合进行肺段切除术，有的肺段并不适合进行肺段切除术，如右上、中叶肺段均不适合进行某一肺段的切除。作为肺结核外科手术，常用的肺段切除为左上叶顶区、左上叶舌段、双侧肺的下叶尖（背）段。

对于耐多药肺结核患者适合做肺段切除手术的病例则非常少，不建议做肺段切除术，因为肺残面往往遗留结核病变，导致胸膜瘘的形成而致手术失败。

（2）肺叶切除术。肺叶切除是肺结核特别是耐多药肺结核患者最常采用的手术方式。因为需要外科治疗的结核病患者的病史一般均较长，病情较重。胸腔的粘连较常见，肺门淋巴也常常受累，肺门的粘连也较重，因此，手术的难度多数情况下比肺癌的肺切除术要难。术中应注意避免过多挤压病变部位，以免肺内容物被挤出，引起余肺或对侧肺内结核病灶的播散。肺叶切除后，应冲洗胸腔，检查无明显出血，对余肺、残端打气，证实无明显漏气，放置好胸腔引流管后关闭胸腔。建议常规进行支气管残端包埋，常用带血管蒂肋间肌瓣。

（3）复合肺叶切除术。复合肺叶切除是对病变已超出一个肺叶，尚未达到一侧肺的绝大部分，仅此肺叶及部分周围的肺组织受到侵犯，手术如只切除一个肺叶，断面或余肺表面仍会留有较多病灶，此时可采用肺叶加周围受到侵犯比较多的肺叶或肺段一起切除的方法。常见的复合切除有：右上、中叶切除，右侧中、下叶切除，任何一侧上叶加同侧下叶尖（背）段切除等多种组合方式。过去有人还曾做过同期或分期行两侧上叶切除，因为手术对患者损伤过大，术后并发症也较高，加上适合的病例也有限，目前已基本上不做此种手术了。复合切除的手术方法与肺叶和肺段切除术相同。

（4）一侧全肺切除术。这也是有并发症的耐药肺结核患者经常采用的手术方式。适应证为病变范围局限在一侧肺，且患侧病变范围广泛，或有较严重的并发症者。全肺切除术后的胸腔放置引流管的目的，与肺叶切除术后不同，全肺切除后的引流管主要是为了调节胸腔内压力，为观察有无内出血而放置的。平时不开放，而是夹闭的，只有在调压或观察是否有内出血时才打开引流管。

（5）胸膜全肺切除术。胸膜全肺切除适合于一侧肺内病变广泛，且胸膜下有较多病变，或有空洞存在，或胸膜腔广泛受累，脏壁层胸膜粘连过紧，分离困难者。强行分离可能引起胸膜下病变破裂污染胸腔或出血过多时，可采用从壁层胸膜外进行剥离。由于壁层胸膜外并没有正常的解剖间隔，人为强行拨离后，造成很大的创面，术中、术后渗血往往会较多。全肺游离后，其他操作同全肺切除。

4.完全性病变切除术的注意事项

（1）严格掌握适应证、禁忌证以及把握手术时机。

（2）要对患者身体情况、手术方式、手术时机、手术前抗结核治疗情况、手术后能采用的抗结核治疗方案以及患者能接受的程度进行综合分析后，方能最后决定手术治疗方案。

（3）由于大多患者已经对抗结核疗效最好的异烟肼和（或）利福平耐药，预示治愈的难度本身就很高，加上外科手术的损伤，术后有效的抗结核药物又不多，且这些药物的副作用又大。因此，术前积极规范的抗结核治疗就显得格外重要。目前，国际上公认的术前治疗耐药结核病的方案治疗至少要3～6个月。术后严格的抗结核治疗也很重要。术后的治疗方案可以有以下2种情况：如果术前方案有效，可继续原方案治疗；如效果不理想，应把2种或2种以上对此患者仍然敏感的抗结核药物调整到治疗方案中去。目前国际上通常采用术后治疗12～18个月。停药标准为：停止治疗前连续5次（每次间隔30天）痰结核分枝杆菌培养阴性，同时患者自觉症状明显好转，胸片上未见到活动病灶。

（4）术中避免过于粗暴的动作，同时术中请麻醉科医师做好两侧肺的隔离，及时把患侧痰吸干净。从术前开始尽可能多给予一些支持治疗，利于术后康复。

### （二）不完全病变切除手术

不完全病变肺切除术包含两种：一是靶病变姑息切除术，二是指靶病变完全切除后，其他肺叶仍有待治疗的病变。其手术适应证、手术方式等可参考完全病变切除术。本部分只讨论靶病变姑息切除术。

1.适应证

（1）患者肺功能差，不能耐受肺切除手术的单侧同肺叶的局限耐多药空洞型肺结核患者。

（2）分布于单侧不同肺叶的单发或多发耐多药空洞型肺结核患者。

（3）分布于双侧的局限型单发或多发耐多药肺结核空洞患者。

（4）手术仅为通过清除部分病变，达到痰菌阴转或咯血停止的目的。

（5）患者接受可能因手术失败而再次手术。

2.禁忌证

（1）空洞不局限，周边有卫星灶。

（2）患者不接受本手术方式的失败。

（3）不能耐受手术。

3.手术方法　空洞病灶清除术带血管蒂肋间肌瓣填塞折叠缝合术。气管双腔插管，静脉复合麻醉。腋下斜形小切口，长度8～15cm。沿胸大肌后缘与背阔肌前缘之间切开筋膜，暴露前锯肌。视病灶位置于相应部位顺肌纤维方向分开而不切断前锯肌，沿相应肋间入胸。用两把肺叶钳于最靠近病灶处将肺提起，沿空洞长径切开（电刀）脏层胸膜及空洞外周肺组织，打开空洞，即见大量干酪样结核肉芽组织或脓液，用刮匙彻底刮除病灶及完整切除包裹病灶的纤维组织包膜，碘酒、酒精消毒，用5%碳酸氢钠溶液冲洗。此时注意液体勿倒流至对侧肺。分离引流支气管、缝扎后，将游离的带血管蒂肋间肌瓣置入空洞，间断重叠缝合，关闭残腔，最后一层用带有脏层胸膜的肺组织缝合，再用生物蛋白胶封闭之。伴咯血者需先结扎相应肺段动脉支，再行空洞清除。彻底止血，置放胸腔引流管，关闭胸腔。

4.注意事项

（1）本手术方法有严格的限制，局限的无卫星病灶的痰菌阳性的周边空洞型耐多药肺结核患者是极好的手术选择。

（2）患者必须清楚这种手术方式是一种不完全切除的手术。

（3）对于空洞靠近肺门的患者应谨慎选择该术式。

（4）术中可能会对胸腔造成污染。

（5）应严密缝合切开的肺组织。

5.术后并发症的处理　耐药结核病患者手术治疗引起的各种并发症，目前国内外报道不多，从这几篇文献来看各种并发症可高达10%～30%。肺外科手术后并发症包括切口感染、切口出血、切口未愈合、切口皮下脂肪液化、残端瘘、肺表面瘘等。常见的外科并发症的诊断与处理不准备在此处介绍，现对肺外科常见的几种主要并发症介绍如下。

（1）支气管残端瘘。支气管残端瘘是指支气管残端发生的瘘。因支气管内有软骨的支撑，如处理不好，残端会有一定的张力，加之支气管残端的每层组织均较薄弱，缝合时很难做到每层组织的对位缝合，故支气管残端瘘的发生概率较高。另外下面几个因素也是残端瘘发生的诱因，如支气管残端留得过长，患者术后咳嗽时高压气流对尚未愈合的残端的冲击力过大；支气管残端附近有未痊愈的支气管结核；患者体质过差愈合能力明显下降等。支气管残端瘘的预防包括：术前要按耐药方案进行充分的抗结核治疗，目前公认的治疗时间不少于3个月。术前确定残端部位确实无活动性支气管结核，如果残端部位合并有支气管结核，要等到支气管结核治愈后3个月到半年，再行肺切除手术治疗。手术时残端留的尽可能要短一些，残端的缝合要特别认真，吻合口不要留有张力，支气管残端缝合后还要尽可能应用周围组织对残端进行包埋。如果有瘘发生，可以根据患者的实际情况采用以下几种处理方式。如果瘘口较小（通常指在5mm以下）可以采用保守治疗，其中包括全身支持治疗、积极预防感染、积极引流胸腔积液、借助支气管镜用塞子或胶靠物理的方法堵住瘘口，为残端的组织愈合争取一段时间。如果支气管残端留得过长，还可以考虑再次手术，切除过长的残端，重新进行支气管残端吻合。文献上也有人报道用带蒂的肌肉、带蒂的腹腔大网膜等有活力的组织对瘘口进行堵塞和包埋。虽然再次手术的成功率可达90%，但对患者本人打击还是比较大的。所以，为了防止支气管残端瘘形成，建议耐多药肺结核患者支气管残端处理采取以下方式：支气管残端闭合器闭合，带血管蒂肋间肌瓣或周边组织缝合于残端，而不能单纯包埋，用生物胶封闭之。

（2）术后胸腔感染及脓胸。肺切除手术后，因胸廓被肋骨支撑，不能萎缩，余下的肺的膨胀有限，自然在胸腔内留有一个短期不会消失的残腔，而肺切除手术本身是污染手术，有腔必然有渗液出现，这些渗液的蛋白含量较高，是非常好的培养基。因此只要污染控制不好，术后就可能出现胸腔感染。胸腔的感染，可能引起残端瘘或段面瘘，瘘的出现又自然会加重胸腔的感染，形成一个恶性循环。为了避免这种恶果的产生，应采取术中尽量避免污染胸腔、从术前一天开始积极抗感染治疗、术后胸腔引流管始终保持通畅等措施加以预防。术后严密观察患者，争取早期发现，积极抗感染治疗，充分引流，尽量使引流量降到最低时再拔除胸腔引流管，在未形成脓胸前控制住感染。

（3）术后内出血。术后内出血也是外科一个常见并发症。因为胸腔内始终要保持一个负压，且肺切除术后的余肺又不可能填满整个胸腔，因此一旦发生出血，由于不能对出血部位的压迫，再加上负压的作用，出血量往往较多，且较难自然停止。关闭胸腔前要仔细检查是否有出血点，比一般手术要更加认真。如果每小时引流管量超过200ml或3小时引流量总量超过600ml，血压维持不住、引流管内液体血红蛋白浓度超过当时患者血液内血红蛋白浓度的二分之一或胸腔内有较大的血块时，应立即再次开胸止血。

（4）术后同侧或对侧病变恶化。严格来讲术后结核病恶化并不是手术本身的并发症，而只是与手术有一定关联的问题。因为手术治疗是耐药结核病治疗中的一部分，所以放在并发症中介绍一下。此种情况大致可分为以下3种：①因手术中过分挤压病变，使病变特别是空洞中的干酪样物质被挤出，流到对侧或同侧的余肺内，引起了肺内播散；②手术前病变控制得不好，手术使患者免疫功能下降，肺内病变恶化；③术前其他肺内病变已经稳定，术后患者免疫功能下降，使原本已稳定的病变再次出现病情恶化。总之3种情况均应从加强抗结核治疗入手。

6.术后用药　耐多药结核的化疗时间可长达24个月，甚至更长。术后用药时间须根据术前用药情况决定，一般不少于18个月。

（宋言峥）

# 第二节　肺外结核外科治疗

## 一、脊柱结核的手术治疗

### （一）脊柱结核的手术指征

脊柱结核是否需要手术应考虑以下方面：病灶破坏程度、脊柱畸形及稳定性情况、神经功能受损程度、保守治疗效果等。对于诊断确切、临床症状不重、骨破坏轻、脓肿不大、不伴脊柱畸形、不伴脊柱不稳和神经功能受损、对抗结核药物敏感的病例，可采用保守治疗。选择保守治疗，不仅仅是因为经济或医疗技术条件的考虑。单纯从病灶愈合的角度来讲，绝大多数脊柱结核都可通过保守治疗治愈。因此，清理病灶已不是手术的主要目的，手术的目的是针对因病灶破坏所造成的“并发症”，如后凸畸形、脊髓或神经根受压、脊柱不稳等。

脊柱结核的手术指征包括以下几点。

（1）严重的或逐渐加重的后凸畸形。

（2）椎体破坏继发脊柱不稳。

（3）脊柱结核合并截瘫ASIA分级A级或B级。

（4）不完全截瘫ASIA分级C级或D级，CT或MRI显示脊髓致压物为死骨或坏死椎间盘，应尽早手术；致压物为脓液、肉芽，抗结核治疗1个月后无缓解者，则应手术治疗。

（5）局部疼痛症状重，不能下地活动，保守治疗无效。

（6）脓肿不作为手术绝对指征，绝大多数脓肿可通过抗结核药物及置管引流治疗，除非脓肿引起剧烈疼痛或髋关节屈曲畸形。

（7）抗结核治疗疗效差，需手术切除病灶，或通过手术获取标本辅助诊断、进行药物敏感性试验。

### （二）脊柱结核的手术时机

（1）规范抗结核药物治疗2～4周，有效纠正贫血和低蛋白血症。

（2）肺结核和其他肺外结核处于静止或相对稳定。

（3）骨病灶基本稳定，脓肿不再增大，普通细菌培养无细菌生长，混合感染得到控制。

（4）结核病中毒症状好转：体重稳定或稍有增加，动态红细胞沉降率出现明显下降趋势或接近正常。

（5）体温正常。多数患者经抗结核药物治疗后，体温很快恢复正常；少数伴有巨大脓肿的患者治疗后，中毒症状好转，但仍有低热，临床实践证明经病灶清除后，体温能很快下降，恢复正常。对这类患者不必等体温正常后才手术。

（6）糖尿病、高血压经治疗，血糖、血压控制在基本正常范围内，无其他系统严重并发症。

（7）近期心脏、肺、肝、肾功能及电解质等无明显异常。

应当注意的是，在治疗合并有截瘫的脊柱结核患者时，应以挽救脊髓功能为主，尽快完善术前准备，早期行手术减压，而非消极等待。

### （三）脊柱结核的手术入路

脊柱结核病灶多位于椎体，从清除病灶的角度出发，应以前路手术为首选，故前路病灶清除、植骨，前路内固定术式是目前较常选用的术式。胸椎病灶采用该术式时术前应根据CT横断面影像了解患者的腔静脉和主动脉的位置、椎体主要破坏位置，脓肿较大一侧选择经左侧或右侧开胸入路。目前内固定脊柱在脊柱结核治疗中应用广泛，但传统手术切口入路选择以病灶清除为目的，未考虑清除病灶后安放内置物这一问题，所以切口入路选择还得考虑如何安全便利置入内固定这一因素。后路病灶清除内固定术式对于椎体病灶塌陷小于50%、病变组织突向后方、硬膜或神经根受累严重、椎体前方无巨大脓肿者较为适用，尤其适用于腰椎结核。在病灶清除时可采用经椎弓根或椎旁入路，避免进入椎管，前路病灶清除、植骨、后路内固定适用于椎体破坏严重致严重后凸畸形者，以及部分上颈椎、颈胸段和腰骶段脊柱结核。

1.颈椎结核

（1）上颈椎结核。寰枢椎结核经牵引、休息、抗结核药物治疗等保守治疗无效时，可采用经颌下入路咽后壁途径清除病灶，同时后路行寰枢椎融合或枕颈融合。与经口入路相比，经颌下入路具有创伤小、手术时间短、出血少、术后感染概率小的特点，对于上颈椎结核病灶清除尤为适用。但由于咽后壁脓肿常伴周围软组织、咽部及高位食管壁水肿，同时术中为达到较好的视野会过度向内牵拉脏鞘，所以易损伤咽部及高位食管。因此，应强调术中轻柔牵拉，并仔细检查食管壁，如出现咽部或高位食管损伤、破裂，则应立即请相关科室医师Ⅰ期修补，一般能获得很好的预后；否则，后期一旦出现食管较大瘘口，则易导致化脓性细菌与结核分枝杆菌混合感染，将很难控制。

（2）下颈椎结核。一般均采用颈前右侧入路病灶清除植骨融合内固定术，术后均能获得较好骨性融合，无植骨块松动位移、塌陷及假关节形成等并发症。累及3节段及以上颈椎椎体结核者常伴有严重的颈椎后凸畸形，术中病灶清除、后凸畸形纠正均会更多破坏颈椎正常结构，颈椎稳定性差。由于颈椎稳定性重建长节段较短节段要求更高，所以我们建议对累及3节段及以上颈椎椎体结核者应采用前后联合入路手术，于前路行病灶清除植骨融合内固定术后，Ⅰ期辅以后路钉棒系统融合固定，达到360°固定融合，以增强颈椎的稳定性。

（3）颈胸段结核。颈胸段脊柱由于存在生理性后凸，椎体位置相对较深，同时该段脊柱毗邻胸骨、大血管、上纵隔等重要结构，所以前路手术直接清除椎体病灶相对较困难。我们前期研究显示：术前根据CT、MRI测量相应颈胸角，有助于颈胸段结核前路病灶清除手术入路的选择，必要时可联合行胸骨截骨术。同时，研究表明左侧喉返神经解剖位置较恒定，几乎全部在$T_2$节段以下进入气管食管筋膜，因此行颈胸段结核前路清除术时，应从低位的颈前左侧进入，以避免损伤喉返神经。

2.上胸椎结核　上胸椎毗邻有心脏及大血管等重要脏器，显露时危险性较大，并且胸椎管较窄，髓外缓冲间隙小，易损伤脊髓。目前，上胸椎结核的手术入路方式主要有：前路、后路、前后路联合手术。前路手术是治疗上胸椎结核的传统手术，由Hodgson和Stock 首先提出。选择该术式的学者认为该入路能直视病变椎体，术野宽广，可以彻底清除病灶内的坏死组织、脓肿，且不会破坏后柱结构，对脊柱稳定性影响较小，减小晚期后凸畸形的程度。但由于需要开胸、创伤大、不能直视脊髓，对于年老、营养状况差的患者不一定能耐受，且术中需单肺通气、对肺刺激大，术后易发生肺不张等并发症。有学者在此基础上进行改良手术，认为肩胛下高位经胸入路可充分显露上胸椎，可避开重要脏器，并发症少。后路手术可避免损伤胸部重要器官，内固定的使用能有效维持脊柱稳定性。后入路手术可分为以下几种。①全椎板切除术：该术式操作简单，脊髓后方解压彻底，可避免前路手术入路的并发症；但脊髓显露有限，对脊髓前方的病变及受压情况无法探知。②经关节突入路：手术操作简单，可解除脊髓侧前方的压迫；但脊柱稳定性遭破坏。③经椎弓根入路：入路简单，能够很好地显露脊髓侧前方的病变；由于骨质破坏较多，影响脊柱稳定性。④肋骨横突切除入路：扩大了手术视野，减少前路并发症的发生。前后路联合手术，单纯前路病灶清除加内固定仅能维持部分的脊柱稳定，有学者提出在前路手术基础上再行后路内固定在维持脊柱稳定性和矫正后凸畸形是十分必要的。而对于多节段病损者，应行前路病灶清除植骨融合、后路椎弓根固定，此法能减少植骨滑脱、吸收等并发症。

3.腰骶椎结核　腰骶椎结核手术方式选择主要考虑两方面因素：①如何能够尽可能“彻底清除病灶”？②如何重建脊柱稳定性？关键在于内固定方式的选择。要根据患者术前影像学检查（CT、MRI），确定病灶位置、范围，明确病灶特点并进行分类评价，权衡以上两方面因素，进行前路或后路病灶清除、植骨、内固定的选择。对于前、后入路或前后联合入路的选择。术前CT、MRI等影像学资料是关键性依据，当然同时还要结合术者对某种手术入路的熟悉程度。主要病灶位于椎体前方或前部时，前路直视下进行手术利于避开周围大血管，增加操作安全性，利于彻底清除病灶。椎体前方没有明显病灶，椎体后中柱破坏为主时，后路操作简单，避开重要脏器血管，创伤较小，可明显缩短手术时间，降低术后并发症，对畸形的矫正和稳定性重建更加有效；内固定置于病灶外，不易感染。

如前所述，$L_5 \sim S_3$节段结核病灶前路清除有一定困难，需要术者熟悉解剖和腰骶椎结核病灶特点。真正的困难在于前路病灶清理术的同时，如何合理选择内固定。需考虑两方面因素：首先，前方能否稳定固定。先分析上下两端骨质情况，是否允许稳定置钉。最常遇到的难题是骶骨岬部严重破坏，难以置钉固定。术前影像学资料提示$S_1$椎体破坏较多时，无论钉棒固定或者钛板固定，如无足够骨质置钉，建议选择后路钉棒固定。$S_1$椎体相对完整时，尽管具备了前路内固定骨质条件和置钉空间，还要慎重考察腰骶角度、髂嵴高度；髂骨阻挡，常导致操作困难。其次，内固定物放置位置，如内固定物涉及髂内大血管分叉处，内固定物放置过程中血管容易损伤，后期因为内固定摩擦损伤致血管瘤形成等，均需要慎重考虑。后路椎弓根钉棒系统具有三柱固定、强度大且可复位的优点，对严重后凸畸形的矫正优于前路，也是脊柱外科常规手术入路。后前路联合手术可以前后联合减压，清除结核病灶。不仅能完整地清除病灶，而且后路三柱固定坚强稳固，利于植骨融合，同时充分矫正后凸畸形并有效阻止畸形的进展。一些学者认为与单纯前路或后路相比，其临床效果和矫正畸形能力更为理想。对于骶椎破坏严重，无法置钉的患者，采用腰椎髂骨螺钉固定。

### （四）脊柱结核患者的围术期管理

1.脊柱结核患者的围术期管理　脊柱结核患者因结核病本身的消耗特质，加上疼痛、截瘫、肢体活动受限等急性生理、心理应激过程，容易造成体质差，伴发其他系统疾病。手术治疗有助于病灶愈合，促进机体的恢复。脊柱结核患者手术成功的关键在于围术期的评估和处理，积极的围术期评估和正确处理围术期并发症是脊柱结核患者手术成功的一个重要保证。

2.围术期注意事项

（1）术前心理管理。脊柱结核有些患者因自理能力差，心理落差较大。需要主治医师及患者家属配合对其心理干预，树立战胜疾患的信心。需要告知患者及家属坚持功能锻炼，即在床上行下肢的主动、被动活动及对肌肉的按摩，防止肌肉萎缩、血栓形成、肺部感染及压疮等形成，这特别有利于术后的恢复。

（2）术前并发症的处理。患者术前需要完善检查，了解患者一般状况是否耐受手术。据统计，糖尿病是脊柱结核的常见伴发病。糖尿病患者的抗感染及组织修复能力差，因手术创伤易致感染或其他并发症。我们术前均应用胰岛素控制血糖，将血糖控制于8mmol/L以下，尿糖阴性。高血压可引起心脑血管意外，并导致手术出血增多。脊柱结核合并截瘫患者术前血压目标为降至160/100mmHg以下，不要求完全降至正常；术中可保持血压略低于术前水平。冠心病患者手术前后均予应用扩张血管、营养心肌治疗，术后予镇静、镇痛治疗，避免心肌缺血加重。脊柱结核往往合并低蛋白及贫血等，导致结核病灶加剧，术后切口不易愈合，容易积液及产生窦道。因此，术前必须纠正贫血及低蛋白血症。可予一次或多次术前输血纠正贫血，使血红蛋白浓度升高至100g/L左右，术中注意监测出血量，注意及时输血补充。对于低蛋白血症患者，我们术前常规饮食调整增加蛋白质摄入，必要时输入人血白蛋白纠正，可以予血浆及白蛋白交替补充，在补充白蛋白的同时提高患者的免疫力，一般使血白蛋白升高至30g/L以上。对于电解质紊乱，低钠低钾患者术前必须输液纠正。

对于合并肺结核、结核性脑膜炎等其他部位结核患者，我们请结核内科医师会诊了解患者肺结核进展及控制情况。合并肺结核或结核性脑膜炎等与截瘫患者手术的时机往往存在矛盾，我们需要依据患者的病情来选择手术时机，这是因为急性截瘫我们需要尽快手术减压来避免脊髓的不可逆损伤，而脊柱结核的特殊性在于如果我们术前抗结核药物不规律，加上目前耐药结核越来越多，术后容易造成结核血行播散、刀口不愈合、窦道形成、脓肿再次形成等严重后果。这两方面的权衡，我们采取的策略是，依据患者截瘫的程度时间及进展状况来选择手术时机。如果患者截瘫进行性加重，我们需要早期手术进行解除压迫，术中予全面充分地清除病灶、避免残留，术后加强抗结核药物的治疗，必要时联合喹诺酮类、阿米卡星等治疗结核，注意控制术后体位，还要注意病灶的引流通畅。如果患者截瘫时间超过3周，截瘫稳定无进展或截瘫进行性恢复，考虑结核的治疗有效，我们建议在充分抗结核治疗3周以后再行手术治疗，充分、规律的抗结核治疗能减少脊柱结核术后复发的风险。对于结核性脑膜炎或者因肺结核出现高热患者一般不建议手术。因为此时手术，患者术后会造成结核血行播散等严重后果。

由截瘫造成的并发症为压疮、肺部感染及血栓形成，脊柱结核合并截瘫患者围术期内肺部感染较常见，主要为坠积性肺炎。而截瘫越重，合并压疮程度越深。血栓形成发病率最低。避免此类并发症需要我们日常对患者的护理更加周到，勤翻身、按摩身体受压部位、多主动或被动活动四肢。

（3）术中处理。脊柱结核患者我们在手术中注意充分清除病灶，如有压迫脊髓，充分减压，彻底清除周围压破的异物，使上下椎管均通畅。受结核分枝杆菌侵蚀破坏的椎体所对应的椎管内有异物通常为脓肿、肉芽、干酪样组织或死骨组织，造成椎管的上下畅通性受阻。在手术中我们打开椎管，往往可见椎管内大量白色脓液、肉芽组织、干酪样组织及死骨压迫脊髓。急性截瘫患者椎管内往往为脓肿或肉芽，与脊髓硬膜表面无明显粘连；合并长时间截瘫的患者，椎管内往往为较厚且偏韧的肉芽组织或死骨组织，与硬膜粘连较重，在清除减压的过程中需要特别注意，避免撕破硬膜，造成脑脊液漏。

（4）术后处理。术后注意患者下肢活动情况。手术结束患者清醒后及时观察患者双下肢肌力及肌张力功能情况，截瘫患者在术后神经功能恢复的过程中下肢酸胀感、麻木感较重，尤其在截瘫恢复过程中，需要及时按摩麻木部位，缓解症状，并注意对患者心理状态的安抚，及时沟通并解释。术后下肢的功能锻炼更为重要，即主动或被动活动下肢、勤翻身、按摩身体受压部位。避免肌肉萎缩、血栓的形成、压疮及肺部感染，还能促进神经功能的恢复。还要鼓励患者深呼吸、咳嗽、咳痰等锻炼患者肺功能。

术后并发肺部感染及心功能不全患者一般状况较差，注意术后抗感染治疗，并且注意患者输液量，避免因容量负荷较大造成的心力衰竭。并注意术后输血、补充白蛋白及保持电解质平衡，注意随时复查患者血常规及肝肾功能、电解质的情况，及时调整。

术后注意保持引流液的通畅，尤其凝血功能异常患者，避免因凝血块压迫脊髓造成再次瘫痪的风险。如果患者术后肌力减退、麻木等不适加重，观察术后引流量偏少，需要考虑有凝血块压迫脊髓的可能，必要时我们需要积极再次手术。

## 二、儿童脊柱结核的手术治疗

儿童脊柱结核发病隐匿，早期症状不明显，加上语言表达能力差，体格检查不配合等，造成早期诊断困难，极容易漏诊误诊，就诊时往往已合并脊柱畸形和瘫痪症状。兰汀隆等分析了2006年至2012年收治的112例少年儿童脊柱结核的临床特点，以累及胸椎最为常见，平均累及（2.9 ± 1.0）个椎体，病程平均（5.3 ± 10.9）个月，后凸Cobb角平均为15.7° ± 17.0°，瘫痪发生率为20.5%；而且发现瘫痪和后凸畸形分别是0 ~ 3岁患儿的第一和第二首诊原因，而瘫痪在4 ~ 6岁患儿中也是第二首诊原因。

何清义等报道了2002年至2012年收治的31例12岁以下儿童胸腰椎结核，采用病灶清除、矫形、植骨融合内固定手术治疗。其中3例仅有1个椎体部分破坏或椎体周围冷脓肿且脊柱稳定者采用前路椎体病灶清除植骨融合内固定手术；18例椎体破坏较重或椎体破坏数量2个以上伴较重的后凸畸形者采用后路前柱结核病灶清除、截骨矫形、钛网/异体或自体骨前柱支撑+后路椎弓根螺钉固定手术；5例结核病灶破坏椎体严重，椎体破坏3个以上，冷脓肿蔓延广泛，同时伴有严重的后凸畸形者，采用联合前后路手术；4例冷脓肿以及脊柱结核破坏病灶较少，以严重后凸畸形为主要表现者，采用后路截骨矫形术；1例仅有较大冷脓肿、椎体破坏轻微者，采用单纯病灶清除术。平均随访时间（38 ± 11）个月（12 ~ 52 个月），所有患者均顺利完成手术，无神经功能障碍加重者，末次随访时Frankel 分级提高1 ~ 2 级以上。VAS从术前的（7.6 ± 1.1）分改善至末次随访时的（2.1 ± 1.4）分；ODI 评分从术前的（75.3 ± 12.1）分改善至末次随访时的（26.2 ± 12.4）分；病椎平均后凸Cobb角从术前的56.0° ± 2.5° 改善至末次随访时的35° ± 1.9°。平均骨融合时间为（6.1 ± 1.1）个月。手术相关并发症发生率

32%（10/31）。其中后凸畸形加重3例、交界性后凸畸形5例、椎弓根切割1例、结核复发1例、出现并发症病例经延长固定节段和翻修手术全部治愈。作者通过比较并发症病例和无并发症病例，发现并发症病例平均年龄较小、病变节段数较多、病程较长。

马文鑫等报道了23例于2000年至2011年收治的采用后前路手术方式（后路病椎间或超病椎间椎弓根螺钉内固定、病椎间后外侧植骨融合，前路彻底病灶清除、减压、病椎间髂骨支撑植骨融合）治疗的儿童胸腰椎结核。平均年龄（11.2 ± 0.6）岁（7 ~ 14岁）。所有患者均有不同程度的椎体破坏及后凸畸形；21例有脓肿形成；8例合并神经功能障碍（Frankel分级C级3例，D级5例）。病椎间固定（病变未累及椎弓根者）17例，超病椎间固定6例，术后均行超短程化疗。术后平均随访（68.43 ± 23.40）个月（36 ~ 120个月）。动态红细胞沉降率及C-反应蛋白在术后6个月均恢复正常。前中柱植骨愈合时间平均（4.26 ± 0.81）个月；病椎间固定者，后凸畸形矫正率（72 ± 5）%，末次随访丢失1.29° ± 0.85°；病变共累及28个节段，固定融合28个节段，末次随访共30个节段的小关节融合，自发性融合2个节段。超病椎间固定者，后凸畸形矫正率（77 ± 6）%，末次随访丢失1.00° ± 1.10°；病变共累及10个节段，固定22个节段，手术融合10个节段，末次随访共25个节段的小关节融合，自发性融合15个节段。8例神经功能障碍者末次随访时Frankel分级均达到E级。结论：后前路手术治疗儿童胸腰椎结核疗效优良，病变未累及椎弓根者采用病椎间固定可以减少未施行融合的相邻节段自发融合的发生。

周忠杰等报道了21例采用后路闭合-张开式截骨矫形、椎管减压、椎弓根螺钉内固定植骨融合术治疗合并后凸畸形的静止期胸腰椎结核，年龄（11.6 ± 2.7）岁（6 ~ 14岁），病程（86.3 ± 33.1）个月（58 ~ 142个月）。病变部位分布在T2 ~ L3，其中累及2个椎体4例、3个椎体11例、4个椎体6例。6例伴有神经损害，其中Frankel C级2例、Frankel D级4例。术前局部后凸Cobb角为68.4° ± 18.2°

（40°～110°）。术中失血800～1600ml[（1100±244）ml]；手术耗时（270±74）（210～410）分钟。手术固定节段（6.8±1.6）个（5～10个）。1例$T_2$～$T_5$侧后凸畸形伴双下肢不全瘫、Frankel C级患者术后脊髓功能Frankel评级下降至B级；未发生脑脊液漏、伤口感染等并发症。随访（28.8±8.1）个月（14～38个月），1例发生术中脊髓损伤患者末次随访时神经功能恢复至Frankel D级，另5例伴神经功能损害者恢复至正常。术后局部后凸Cobb角为24.6°±15.1°（4°～59°）；末次随访时局部后凸Cobb角为25.9°±15.0°（4°～61°），矫正丢失1.3°±0.3°（0°～4°）。腰背痛VAS评分由术前（4.3±1.1）分（2～7分）降至随访时的（0.8±0.6）分（0～2分）。所有患者植骨均融合良好，无假关节形成及内固定失败。作者认为采用后路闭合-张开式截骨矫形治疗儿童静止期胸腰椎结核后凸畸形可取得较满意的临床疗效。

张晓东等报道了2002年至2013年123例儿童脊柱结核行手术治疗，其中27例行再次手术治疗，年龄（8.2±4.1）岁（2～13岁）。其中，脊柱结核迁延不愈或复发5例，脊柱后凸畸形14例，术后内固定断裂或脱出4例，脊柱结核复发同时伴内固定螺钉断裂、内固定棒断裂1例，脊柱结核迁延不愈伴脊柱后凸畸形2例，术后内固定棒断裂伴脊柱后凸畸形1例。再次手术患者中，初次行前路手术者19例、后路手术者4例，前后路联合手术者4例。作者认为儿童脊柱结核再次手术的原因复杂，主要有术后脊柱后凸畸形、术后脊柱结核的迁延不愈或复发、术后内固定断裂或脱出。儿童脊柱结核行前路手术后因脊柱后凸畸形而再次手术的百分率比后路或前后路联合手术高。

## 三、关节结核的外科治疗

骨关节结核为结核分枝杆菌所致的感染性病变，抗结核药物治疗是骨关节结核治疗的基础，也是治疗成功的关键。但是对于单纯药物治疗无效的骨关节结核患者，手术就成为骨关节结核治疗的重要手段。随着科学技术的进步，医学治疗理念的更新及患者对术后关节功能改善预期的不断提高，骨关节结核的手术方式已经向着微观及宏观两个方向发展，同时传统手术方式依旧有其应用价值，关键在于手术适应证的把握与临床实践的有效结合。

1.关节结核的微创治疗　骨关节结核手术的微观发展方向主要在关节镜技术的应用。关节镜技术与传统手术相比，优势主要是创伤小、对关节功能干扰小、术后恢复快。主要适用于早期关节结核病变，关节结构无明显破坏者。Tiwari V等的研究中，12例髋关节结核患儿中经牵引及抗结核治疗2个月无效的患者行髋关节镜清理术，术后髋关节MHHS评分较术前有明显改善，差异有统计学意义。在病例选择上12例患者均为髋关节早期病变患者。关节镜技术是早期膝关节结核治疗的发展趋势，但应注意手术时机及手术指征的把握，临床上也经常能见到膝关节结核关节镜术后复发及窦道形成的患者。

2.关节结核的关节置换治疗　骨关节结核手术的宏观发展方向主要在关节置换术。因此对于晚期骨关节结核患者，关节结构已明显破坏，关节置换术就成为改善关节功能及提高生活质量的方法。Zeng M等认为虽然目前对膝关节结核行关节置换术的手术时机、假体选择及术前抗结核治疗时间还存在争论，但对于晚期膝关节结核患者行关节置换术是可行的。其研究中4例动态红细胞沉降率及C-反应蛋白升高的患者，术前接受3个月抗结核治疗，同时采取两步手术方式，第一步行结核病灶清除术，术后待动态红细胞沉降率及C反应蛋白降至正常后再行膝关节置换。另外5例红细胞沉降率及C反应蛋白正常的患者，同期接受的结核病灶清除及膝关节结核置换术。9例患者使用的均为骨水泥型假体，术后均抗结核治疗12个月。术后随访4.4年，9例患者术后均未出现膝关节结核复发，术后膝关节HSS功能评分从术前平均44.8分改善为82.7分。Zeng M等的研究，32例髋关节结核患者行一期髋关节置换，其中11例患者炎症标志物升高，术前抗结核治疗2周。32例患者均采取非骨水泥型假体，术后抗结核治疗12个月，32例患者平均随访4.1年，均未发生结核复发，术后髋关节功能HHS评分由术前的平均42.2分改善为85.4分。

## 四、淋巴结结核的外科治疗

在人体的体表淋巴结结核中，颈部、腋窝及腹股沟淋巴结是较为常见感染的部位。淋巴结结核大多都会出现脓肿、破溃，并导致窦道或瘘管等形成。临床上我们采用在规律抗结核治疗基础上使用规范外科手术治疗，能取得较好的效果。刘鑫、郭乐提出结节型淋巴结结核除切除受累淋巴结外，术中病灶破溃病变物局部污染是术后复发的主要原因，由肿大的淋巴结包膜外将其完整地剥离切除是手术成功的关键性措施。同时，淋巴结结核手术切开引流的时机为脓肿形成、皮肤未完全侵蚀时，如在脓肿侵蚀皮肤，造成皮肤颜色改变为暗红色时，此时表皮缺血坏死严重，术后易迁延不愈。脓肿切开的部位应避免切口过早愈合，避免病变物及渗出物不能及时排出。脓腔较大时应注意有无分隔，防止未能充分清除干净。术中除充分切除受侵蚀的皮肤及脓腔壁、脓液、干酪样坏死物、周围受侵蚀的软组织外，应特别注意彻底切除窦道深处病变淋巴结组织。如果已经形成窦道，在平时换药时应用探针或刮勺探清窦道的深度和走行，避免内部残留干酪样组织或者脓肿，还应该保持窦道口通畅，必要时可扩大窦道口，以利于引流。

淋巴结结核易复发，对于复发的淋巴结结核患者，吴常青、唐弘杰等认为在复发的结核患者需要注意以下几点。

（1）切口要足够大，充分显露视野。

（2）由于多次手术，患者颈部瘢痕加炎症粘连，解剖关系不清，术中可先从病灶外围进行，能找到并保护神经。

（3）术中要切除所有的病变组织，不留窦道盲支，同时切除硬化的纤维组织。

（4）结核病灶一般不侵及血管壁，可以小心仔细地把血管分离出来，加以保护。

（5）持续负压引流管放置位置要妥当，不可扭曲，注意术后有无被凝血块或纤维化组织堵塞并及时处理。

（6）手术标本同时做结核分枝杆菌培养和DNA耐药检测，术后规范抗结核药物治疗1～1.5年。

## 五、乳腺结核的外科治疗

乳腺结核发病率很低，且临床表现缺乏特异性，极易造成误诊，在国内误诊率高达57%～80%。有学者根据临床及病理特征将乳腺结核分为5类，即结节型、播散型、硬化型、闭塞型、急性粟粒型，其中结节型最常见。

Ramaema DP等调查11092名乳腺疾病患者，其中乳腺结核只占0.3%。在其确诊的65例乳腺结核患者中女性占98.5%，男性只占1.5%；其中47例患者既往有肺结核病史，34例患者合并有HIV感染。其中72.7%的患者经过9个月抗结核治疗后脓肿均吸收。Thimmappa D等报道乳腺结核的治疗以抗结核药物治疗为主，抗结核6个月，其治愈率接近95%，抗结核化疗方案同肺结核。但疗程在6～18个月之间，均能取得满意的结果。外科治疗适用于单纯抗结核治疗无效患者的患者，主要治疗措施为：抽脓、脓肿切开引流、窦道切除等。

## 六、耐药骨关节结核的外科治疗

1.如何发现耐药骨结核　骨结核标本的结核分枝杆菌培养阳性率偏低。分子生物学技术的发展使大幅度提高耐药结核病的诊断成为可能。Gu等对50例骨结核患者标本分别进行了抗酸染色涂片、结核分枝杆菌培养、Xpert Mtb/RIF和线性探针测定法检测， 其对结核分枝杆菌检出阳性率分别为26%、48%、82%和72%。与药物敏感性试验结果相比，Xpert Mtb/RIF检测利福平耐药的灵敏度和特异性均为100%；而线性探针测定法检测利福平和异烟肼耐药的灵敏度分别为83.3%和85.7%，且特异性均为100%。虽然脊柱结核由于解剖位置深，标本获取难度较大，但对于临床疑似耐药骨结核病的病例应尽早尽可能取得病变标本进行结核分枝杆菌培养和耐药基因检测，指导选择有效抗结核药物，提高耐药骨结核病的治愈率。同时，国内的结核病专业诊疗机构应加强合作，对分子生物学技术诊断耐药骨结核病的效能进行大样本、多中心的评估，共享有关骨结核的药物敏感性试验信息，从而为抗结核药物的选择提供有指南意义的指导意见。

2.手术难度　骨结核手术技术相对成熟，困难的是术前无法获知是否耐药，手术失败风险加大。

手术作为骨结核治疗的重要措施，需要在有效抗结核治疗下实施，才能取得良好疗效。但是目前获取药物敏感性试验的时间长达1.5～2个月，结核分枝杆菌耐药基因检测技术未得到广泛推广；更何况骨结核手术多数在综合医院完成，没有条件做药物敏感性试验，只有等手术失败后才会转至专科医院治疗。国内结核病专科医院甚少专门设立骨科，这部分手术治疗失败疑似耐药患者缺少专业机构指导，只能单纯给予内科治疗，患者合并经久不愈合窦道，严重影响生活质量，且导致治疗费用呈“无底洞”之态。

3.手术一再失败挑战外科医师的心理承受力　耐药骨结核尤其是耐多药骨结核患者，可能需要经历数次病灶清除术才能获得治愈，每次手术都会给外科医师带来巨大心理压力，手术很成功，效果很糟糕，这也导致许多综合医院骨科医师在面对骨结核时如履薄冰。再者，耐药骨结核患者可能面临终身多次复发，同一部位因为组织粘连，导致手术难度成倍增加，如何再做手术，如何再进行功能重建，发人深思。

4.如何杜绝综合医院制造的耐药患者　综合医院骨科医师由于专业所限，对于骨结核治疗以手术为主，药物治疗不规范多见，出现手术失败病例，则转至结核病专科医院用药治疗。病灶破坏进一步加重，则专科医院往往只有内科力量，对于手术束手无策，综合医院因医疗费用及可能产生的纠纷等问题亦比较忌惮再次手术。骨结核是否亦需要如肺结核一般至结核专科进行系统的诊治，我们的结核诊疗机构是否有能力专门设立骨结核的专业力量？

5.哪些情况考虑可疑耐多药骨结核、如何处理　以下情况可拟诊为可疑耐多药骨结核。

（1）经历2次以上失败病灶清除术者：术前均按标准抗结核化疗方案3～4周。

（2）骨结核复发：按要求完成12～18个月的抗结核化疗方案后已经停药者。

（3）慢性窦道者：接受不规则抗结核治疗，窦道持续2年以上的骨结核患者。

以上情况遵循可疑耐多药结核病化疗方案的制定原则的同时，推荐以下手术时机及手术方案。

（1）详细了解病史及既往用药史、患者的手术过程等。

（2）术前抗结核治疗3个月，体温正常。

（3）手术方案应做到彻底清除病灶、充分脓肿引流、通过恰当的内固定或外固定保持病变部位处于稳定状态。

## 七、骨关节结核合并HIV的外科治疗

结核分枝杆菌是HIV感染者最常见的机会性感染致病菌，在HIV感染者死亡患者中，50%的患者死于结核病。而在艾滋病合并结核病患者中，70%合并有肺外结核。骨与关节结核是常见的肺外结核，艾滋病与骨关节结核相互影响，促进病变进展、恶化并缩短死亡时间。骨关节结核合并艾滋病患者多伴有较大的寒性脓肿、严重的关节功能障碍，具备手术指征。但由于两种疾病均可导致患者免疫功能下降，手术风险较单纯骨结核明显增加。朱辉等的研究中有10例关节结核患者及8例脊柱结核患者，根据术前1周内$CD4^+$淋巴细胞计数分为两组，$CD4^+$淋巴细胞≥200个/微升组及$CD4^+$淋巴细胞≤200个/微升组，术前四联方案抗结核治疗4～12周，$CD4^+$淋巴细胞≤200个/微升组同时给予抗HIV治疗（HARRT）。18例患者均接受手术治疗，术后平均随访38个月，$CD4^+$淋巴细胞≥200个/微升组的术后生存期高于$CD4^+$淋巴细胞≤200个/微升组，差异有统计学意义。结论：骨关节结核合并艾滋病患者术前$CD4^+$T淋巴细胞计数≥200个/微升者行手术治疗，可能

有助于延长术后生存时间。

（秦世炳　董伟杰　兰汀隆　范　俊　唐　恺　李　元　严广璇）

## 参考文献


1.中华医学会结核病分会.临床技术操作规范,结核病分册.北京:人民军医出版社,2005.100-110.

2.马玙.结核病.北京:人民卫生出版社,2006.572-573.

3.唐神结,高文.临床结核病学.北京:人民卫生出版社,2011:583-587.

4.李文涛,姜格宁,高文,等．耐多药肺结核188例的外科治疗．中华结核和呼吸杂志,2006,29(8):524-526.

5.于大平,傅瑜．耐多药肺结核133例外科治疗效果探讨．中华结核和呼吸杂志,2009,32(6)：450-453.

6.宋言峥,王旭,刘保池,等. 结核病灶内定点清除术的临床应用.中华结核和呼吸杂志,2012,35(5):380-381.

7.中国防痨协会临床专业委员会.结核病临床诊治进展年度报告(2012).北京:人民卫生出版社,2012:110-111.

8.唐神结.耐药结核病防治手册.北京:人民卫生出版社,2009:138-139.

9.宋言峥,王旭,卢水华,等.“ＬＴＢ—Ｓ”分类法与耐多药肺结核手术适应证探讨.中国防痨杂志,2012,34(4):245-247.

10.唐神结.结核病临床诊治进展年度报告(2011).北京:人民卫生出版社,2012.

11.唐神结.结核病临床诊治进展年度报告(2012).北京:人民卫生出版社,2013.

12.唐神结.结核病临床诊治进展年度报告(2013).北京:人民卫生出版社,2014.

13.唐神结.结核病临床诊治进展年度报告(2014).北京:人民卫生出版社,2015.

14.唐神结,李亮,高文,等.中国结核病年鉴.北京:人民卫生出版社,2016.

15.严广璇,秦世炳,董伟杰,等.胸椎结核病变活动型合并截瘫患者手术疗效分析.中国防痨杂志,2015,37(3):223-229.

16.李元,秦世炳,董伟杰,等.老年脊柱结核伴截瘫患者的手术时机与疗效分析.中国防痨杂志,2015,37(3):223-229.

17.陈华江,王建喜,滕红林,等.一期病灶清除术治疗颈椎结核.中华骨科杂志,2014,34(02):149-155.

18.唐恺,董伟杰,兰汀隆,等.一期后路病灶清除植骨内固定治疗上胸椎结核.中国防痨杂志,2014,36(8):675-678.

19.高延征,余正红,高坤,等.腰骶结核不同手术方式的选择及疗效分析.中华骨科杂志,2014,34(02):143-148.

20.李宏杰,张文斌,莫挺挺,等.前路病灶清除椎体间植骨结合后路椎弓根内固定治疗腰骶椎结核.中国骨伤,2014,27(10):829-832.

21.秦世炳,范俊,董伟杰,等.脊柱结核内固定术后结核复发的临床分析(附23例报告).北京医学,2012(9):808-810.

22.兰汀隆,董伟杰,范俊,等.少儿脊柱结核的临床特点分析.中国脊柱脊髓杂志,2015,25(3):195-201.

23.何清义,周强,卢宏伟,等.儿童胸腰椎结核手术治疗的效果及并发症分析.中国脊柱脊髓杂志,2015,25(9):820-825.

24.马文鑫,朱禧,王骞,等.后前路手术中应用病椎间与超病椎间固定治疗儿童胸腰椎结核的疗效观察.中国脊柱脊髓杂志,2015,25(2):128-136.

25.周忠杰,宋跃明,刘立岷,等.后路闭合-张开式截骨治疗儿童静止期胸腰椎结核后凸畸形.中国脊柱脊髓杂志,2015,82(1):27-33.

26.张晓东,买尔旦·买买提,牙克甫·阿布力孜,等.儿童脊柱结核再次手术原因分析.中国脊柱脊髓杂志,2015,25(3):202-207.

27.刘鑫,郭乐.颈部淋巴结结核的外科手术治疗.包头医学院学报,2016,32(1):36-37.

28.吴常青,唐弘杰,卞傲傲,等.29例复发性颈部淋巴结结核多次手术原因及外科治疗对策.中国防痨杂志,2016,38(1):69-70.

29.朱辉,刘宗兴,齐青禄,等.骨关节结核合并艾滋病患者$CD4^{+}$T淋巴细胞计数对术后生存时间的影响.中国防痨杂志,2015,37(8):842-852.

30.World Health Organization. Guidelines for the programmatic management of drug-resistant tuberculosis: emergency update 2008.WHO/HTM/2008.402.Geneva, Switzerland: WHO,2008.

31.Pomerantz BJ,Cleveland JC,Olson HK,etal.Pulmonary resection for multidrug-resistant tuberculosis. J ThoracCardiovascSurg, 2001,121:448-453.

32.Iseman MD. Treatment of multidrug-resistant tuberculosis. N Engl J Med, 1993,329:784-791.

33.Shiraishi Y,Nakajima Y,Katsuragi N,et al.Resectional surgery combined with chemotherapy remains the treatment of choice for multidrug-resistant tuberculosis. J ThoracCardiovasc Surg,2004,128:523-528.

34.Man MA, Nicolau D .Surgical treatment to increase the success rate of multidrug-resistant tuberculosis. Eur J CardiothoracSurg, 2012, 42 (1): 9-12.

35.Chiang CY.Pulmonary resection in the treatment of pulmonary MDR-TB patients.Int J Tuberc Lung Dis, 2001,5:272-277.

36.Dravniece G. Adjunctive resectional lung surgery for extensively drug-resistant tuberculosis.EurRespir J,2009,34:180-183.

37.Medea Gegia a, IagorKalandadze a, Russel RK,et al. Adjunctive surgery improves treatment outcomes among patients with multidrug-resistant and extensively drug-resistant tuberculosis. International Journal of Infectious Diseases , 2012 (16): e391–e396.

38.Xie B, Yang Y, He W,et al. Pulmonary resection in the treatment of 43 patients with well-localized, cavitary pulmonary multidrug-resistant tuberculosis in Shanghai. Interactive CardioVascular and Thoracic Surgery, 2013,17(3):1–5.

39.Iddriss A, Padayatchi N, Reddy D, et al. Pulmonary Resection for Extensively Drug Resistant Tuberculosis in Kwazulu-Natal, South Africa. Ann Thorac Surg,2012,94:381-386.

40.Park SK,LeeCM,HeuJP,et al.A retrospective study for the outcome of pulmonary resection in 49 patients with multidrug-resistant tuberculosis.Int J Tuberc Lung Dis,2002,6:143-149.

41.Chan ED treatment and outcome Analysis of 205 MDR-TB Patients .Am J RespirCrit Care Med,

2004,169:1103-1109.

42.Kim DH. Treatment Outcomes in Patients with XDR-TB Predictor of treatment success .Am J RespirCrit Care Med, 2008,178:1075-1082.

43.Zeng H,Shen X,Luo C,et al.Comparison of three surgical approaches for cervicothoracic spinal tuberculosis: a retrospective case-control study.J Orthop Surg Res,2015,10:100.

44.Lin Bin, Shi Ji-Sheng, Zhang Hai-Shen, et al. Subscapularis Transthoracic Versus Posterolateral Approaches in the Surgical Management of Upper Thoracic Tuberculosis: A Prospective, Randomized Controlled Study.Medicine (Baltimore),2015,94(47):e1900.

45.Li Jian-Hua,Zhang Ze-Hua,Shi Tao,et al.Surgical treatment of lumbosacral tuberculosis by one-stage debridement and anterior instrumentation with allograft through an extraperitoneal anterior approach.J Orthop Surg Res,2015,10:62.

46.Jiang Tenglong,Zhao Jinming,He Maolin,et al.Outcomes and Treatment of Lumbosacral Spinal Tuberculosis:A Retrospective Study of 53 Patients. PLoS One,2015,10(6):e0130185.

47.Tiwari V,Khan SA,Kumar A,et al.Functional improvement after hip arthroscopy in cases of active paediatric hip joint tuberculosis:a retrospective comparative study vis-à-vis conservative management.J Child Orthop,2015,9(6):495-503.

48.Zeng M,Xie J,Wang L,et al.Total knee arthroplasty in advanced tuberculous arthritis of the knee.Int Orthop,2016,40(7):1433-1439.

49.Zeng M, Hu Y, Leng Y,et al.Cementless total hip arthroplasty in advanced tuberculosis of the hip.Int Orthop,2015,39(11):2103-2107.

50.Ramaema DP,Buccimazza I,Hift RJ.Prevalence of breast tuberculosis: Retrospective analysis of 65 patients attending a tertiary hospitalin Durban, South Africa.S Afr Med J,2015,105(10):866-869.

51.Thimmappa D,Mallikarjuna MN,Vijayakumar A.Breast Tuberculosis. Indian J Surg,2015,77(3):1378-1384.

52. Gu Y, Wang G, Dong W, et al. Xpert MTB/RIF and GenoType MTBDRplus assays for the rapid diagnosis of bone and joint tuberculosis. Int J Infect Dis,2015,7(36):27-30.

# 第五章
# 结核病其他治疗进展

## 第一节　营养支持治疗

早期的结核病治疗即在20世纪30年代以前肺结核的治疗一般以休息、空气、阳光和富含营养的饮食为主要治疗手段，以此提高人体的免疫力来抵御肺结核。所用药物皆是对症治疗，对结核分枝杆菌本身无作用，虽疗效不高，仍有25%左右的患者得到治愈。1930—1950年的20年内，除疗养外，加用人工气胸、气腹及外科萎陷手术，即在加强机体免疫力的基础上，通过物理性压缩肺组织，促使病灶愈合，疗效提高到40%。直到20世纪50年代初抗结核药物相继问世，使结核病的治疗起到划时代的变化，大多数患者得到了治愈。

肺结核治疗原则：采用强有力的化疗药物，规律全程地用药，杀灭结核分枝杆菌，消除传染性，同时给结核病变的修复创造条件，是肺结核治疗的基本。肺结核患者经过有效抗结核治疗后，首先，由于结核分枝杆菌被杀灭，患者食欲改善，营养素摄入增加，全身中毒症状得到有效的控制，机体合成代谢大于分解代谢，机体呈现正氮平衡；其次，随着咳嗽、咳痰及气促等呼吸道症状的改善，机体的消耗减少。这些都使结核病患者的营养状况得到了好转。在大多数肺结核患者中，随着痰菌的阴转而营养状况得到明显改善，使病灶吸收、空洞缩小、瘢痕形成。但对病灶范围广、空洞范围大、营养状况差的患者，病灶和空洞吸收缓慢、治疗效果较差、反复肺部感染的患者，其营养状况改善不大。因此，肺结核的疗效与患者营养状况改善有明显相关。2014年WHO首次提出，当在结核病确诊时并有营养不良，营养支持被认为是结核病治疗需要解决的关键因素。营养状况评估和营养支持在结核病诊治中必不可少。医学营养治疗对预防结核病、治疗结核病及并发症具有非常重要的作用，应该贯穿于结核病防治的所有阶段。

## 一、营养风险筛查

营养支持治疗程序：第一步要进行营养风险筛查和营养不良的评估，即营养支持之前先要通过筛查判断患者有无营养支持适应证；第二步要制定和实施基于个体化的营养目标，在制定个体化处方时要借助营养评定；第三步进行疗效监测；第四步使患者能接受并建立良好的生活方式，改善其远期结局。

营养风险筛查是指与营养有关的缺失对患者结局不利影响的风险，营养风险不是指要发生营养不良的风险。为患者及时准确地做出营养风险评估，可以协助疾病的诊治。自20世纪70年代开始，评价营养状况的方法不断发展，目前主要包括人体测量学指标、内脏蛋白测定、免疫功能指标等。近30年又出现多种综合营养评定方法，如主观全面评定（Subjective Global Assessment，SGA）、营养风险指数（Nutrition Risk Index，NRI）、欧洲营养风险筛查2002（Nutritional Risk Screening 2002，NRS2002）等。

1.人体测量学指标　它包括人体质量指标（Body mass index，BMI）、理想体重百分率、三头肌皮肤褶厚度、臂肌围等，其中BMI应用最广泛。2002年中国肥胖问题工作组根据我国13项大规模流行病调查得出18.5≤BMI≤23.9为我国正常人的标准。BMI=体重（kg）/身高（$m^2$），是一个“断面” 指标，主要反映了人体慢性能量缺乏（Chronic Energy Deficiency，CED）的状态，结核病就是一种慢性消耗性疾病。BMI评定标准：BMI＜18.5提示体重过低，18.5≤BMI≤23.9提示正常，24≤BMI≤27.9提示超重，BMI≥28提示肥胖。关于低BMI的荟萃分析，BMI低（＜18.5kg/$m^2$）是肺结核发病的危险因素。据报道，BMI＜16时，与呼吸道感染和结核病发病相关性显著。

2.内脏蛋白测定　它包括血清白蛋白（ALB）、血清转铁蛋白及血清前白蛋白等。其中血清转铁蛋白、血清前白蛋白半衰期较短，主要反映急性时相营养变化；而血清白蛋白半衰期约20天，能更好地用于衡量结核病患者的营养状况，其正常值为40～60g/L。ALB＜35g/L，提示内脏蛋白不足。有报道，肺结核合并低蛋白血症患者痰菌阴转率低，仅约1/2患者PPD试验呈中度阳性，病灶广泛，疗效差，易出现漏诊、误诊。

3.免疫功能指标　它包括淋巴细胞计数、T淋巴细胞亚群检查等。外周血淋巴细胞数主要提示机体自身免疫功能，总数小于$1.2 \times 10^9$/L，提示营养不良。在肺结核患者中，其免疫机制可能与$CD4^+$T淋巴细胞凋亡增加有关。且$CD4^+$T淋巴细胞计数与治疗前血清白蛋白呈正相关。因此，肺结核并$CD4^+$T淋巴细胞低下的患者病灶广泛，易合并低蛋白血症。

4.综合营养评定方法　主要有主观全面评定（Subjective Global Assessment，SGA），营养风险指数（Nutrition Risk Index ， NRI），欧洲营养风险筛查2002（Nutritional Risk Screening 2002，NRS2002）等。其中NRS2002是唯一通过循证医学方法建立的营养评估方法，其灵敏度和特异性均较高，于2005年被中华医学会肠内肠外营养分会A级推荐为住院患者营养风险筛查的首选工具。学者报道，肺部感染合并肺结核的住院患者营养风险和营养不足发生率较高，建议使用NRS2002进行筛查，为临床实施营养支持提供参考。

该工具循证证据强大、方法简单，包括营养状况受损评分、疾病严重程度评分、年龄评分3个方面的内容。营养状况受损评分如下。①0分：营养状态正常；

②1分：3个月内体重丢失＞5%或评估前1周的进食量为正常需求的50%～75%；③2分：2个月内体重丢失＞5%或评估前1周的进食量为正常需求的25%～50%；④3分：1个月内体重丢失＞5%（即3个月内体重丢失＞15%）或体重指数（BMI）＜18.5并全身情况受损或评估前1周的进食量为正常需求的0～25%。疾病严重程度评分如下。①0分：营养量正常；②1分（营养量轻度提高）：髋关节骨折、慢性疾病伴急性并发症、肝硬化、血液透析、糖尿病、一般肿瘤患者；③2分（营养量中度增加）：腹部大手术、脑卒中、重度肺炎、血液恶性肿瘤；④3分（营养量明显增加）：颅脑损伤、骨髓移植、急性生理与慢性健康状况评分Ⅱ（APACHEⅡ）＞10分的ICU患者。年龄评分为在以上评分基础上年龄≥70岁者加1分。当患者出现有营养风险（≥3分）和（或）营养不良的情况下，根据患者的临床情况，制定个体化的营养计划，给予营养干预。

5.采用营养不良筛查工具对结核病患者生存期评估　随着营养学科的发展，国外有学者提出采用营养不良筛查工具对结核病患者生存期进行评估，其结果提示：近3～6个月体重下降＞10%、体重指数（BMI）＜18.5、急性疾病或没有进食5天以上，对患者生存期有较大影响。韩国学者采用针对结核病的营养风险评分（NRS），对有营养风险的患者的生存期及急性呼吸衰竭的发生进行评估，结果提示体重指数＜18.5、低蛋白血症（＜30g/L）、低胆固醇血症（TCH＜2.33 mmol/L）、严重血淋巴细胞减少（$<7\times10^5$/L）为30天生存的独立危险因素；同时也是急性呼吸衰竭发生的危险因素。因此，及时发现营养风险，及时进行营养支持已成为结核病治疗的重要组成部分。对于重症耐多药结核病患者应每2周进行一次营养风险筛查，及时开展营养支持治疗。

## 二、营养支持治疗及其途径

营养支持的内涵包括3个部分：补充、支持和治疗。①营养补充：可用口服、管饲或静脉营养补充；②营养支持：如有营养风险的患者、手术后不能进食预测大于5天的患者；③营养治疗：一般指在疾病的治疗中证实有改善结局作用的药理营养素或者必须用肠外营养（Parenteral nutrition，PN）或肠内营养（enteral nutrition，EN）治疗以维持营养素的平衡。

### （一）结核病营养要素

能量平衡，既要调整能量摄入以控制体重在合理范围并改善不同疾病阶段的代谢状况，也要符合中国居民膳食推荐摄入量，以保证在成人、儿童、青少年及妊娠期等不同情况下各种营养素合理摄入，预防营养不良。按照每人25～30 kcal/（kg・IBW・d）计算推荐能量摄入，根据患者身高、体重、性别、年龄、活动量、应激状况调整为个体化能量标准。营养支持的目标不应仅限于纠正存在的营养不良，更应着眼于预防营养不良的发生与发展。

1.高热能　结核病是慢性消耗性疾病，热能需要超过正常人，一般要求达到每日每千克体重供给30kcal，全日总摄入量为2000kcal左右。轻体力劳动者每日每千克体重40kcal，全日2400kcal左右。

2.高蛋白质　因患者蛋白质消耗多，且蛋白质是修补组织的重要营养素，有益病灶愈合，病体康复。所以，结核病患者每日蛋白质摄入量应为每千克体重1.2～1.5g，每天的总摄入量为80～100g，其中优质蛋白质如肉、禽、水产品、蛋、乳及大豆制品应占总蛋白质摄入量的50%以上。

3.高维生素　应重点补充维生素A、B族维生素、维生素C、维生素D。维生素A能增强机体免疫力，维生素D能促进钙吸收，维生素C有利于病灶愈合和血红蛋白合成，B族维生素有改善食欲的作用，其中维生素$B_6$可对抗由于使用异烟肼治疗而引起的副作用。新鲜蔬菜水果也是维生素的主要来源。此外，乳、蛋、内脏等食品含维生素A丰富，酵母、花生、豆类、瘦肉等富含维生素$B_6$。

此外，结核病患者膳食中还应特别注意钙和铁的补充。钙是结核病灶钙化的原料，牛奶中所含的钙量多质优，患者每日应饮奶250～500g。铁是制造血红蛋白的必备原料，咯血、便血者更要注意补充。

因此，在肺结核治疗中，要注意补充足够营养，增强免疫功能，减少负氮平衡，以有利于机体的修复。营养治疗重点在于注意能量和蛋白质的补充。在能量补充过程中，应注意糖和脂肪的合理配置，以免因补糖太多而加重肝和肺负担，脂肪乳剂和葡萄糖合用能够提供更多能量，从而减少蛋白质分解供能，改善氮平衡情况。积极补充支链氨基酸及其他必需氨基酸，给予补充蛋白可直接提高机体蛋白质水平，减少蛋白质分解，促进营养恢复。国内有些学者已开始通过使用增加食欲药物以及补充氨基酸、白蛋白对结核患者进行治疗。通过改善机体的负氮平衡，增强免疫力，从而保证血中抗结核药物的有效杀菌浓度，促进痰菌阴转。

### （二）营养支持途径

它是指经口、肠道或肠外途径为患者提供较全面的营养素。目前临床上包括肠内营养和肠外营养。EN是指通过消化道给予营养素，根据组成不同分为整蛋白型、短肽型和氨基酸型制剂。根据给予EN途径的不同，分为口服和管饲。PN是经静脉为患者提供包括氨基酸、脂肪、碳水化合物、维生素及矿物质在内的配套分子水平的营养素。PN为无法或经胃肠道摄取和利用营养物不足的患者提供维持能量需要和期望维持脏器功能的主要营养素。

1.肠外营养　肠外营养又称静脉营养。它是通过静脉途径提供机体代谢所需要的几乎全部营养成分，供给机体足够的蛋白质（氨基酸）、脂肪、碳水化合物、维生素、微量元素、电解质和水分，使机体获得正常生长，结核病灶修复、正氮平衡和体重增加，以达到营养治疗的目的。其次，重度营养不良患者主要由于消化液酶的分泌受到影响，患者食欲缺乏，无法接受普通饮食。如果勉强进食，则会引起腹胀、腹泻及吸收不良现象，加重病情。

2.肠外营养的适应证

（1）严重营养不良伴胃肠功能障碍。如胃肠道疾病、药物性肝损伤、各种原因引起的胃肠道淤血等。

（2）严重腹泻。肠结核及原发于胃肠道的疾病所致的严重腹泻或由于并发其他病毒或细菌性肠炎所致的严重腹泻。

（3）顽固呕吐。结核性脑膜炎引起颅内高压或抗结核药物副作用等各种原因所致的长期顽固性恶心呕吐。

但肠外营养存在着一些不如人意的地方，如：① 导管置入操作的并发症；②感染并发症；③治疗费用较高；④营养素欠完全，如缺少谷氨酰胺（GLN）等，由于谷氨酰胺不耐高温，因而至今所有的肠外营养液中均不含谷氨酰胺成分。Wilmore 等多年研究，发现谷氨酰胺是供应肠道黏膜能量的主要成分，长时间的肠外营养支持，可导致胃肠黏膜萎缩、黏膜屏障崩溃，致使肠道细菌移位入血等。另外，肠外营养还缺少纤维素的补充。

3.肠内营养　肠内营养是各科营养支持的一种有效治疗手段之一。它对于早期营养不良的患者进行调理纠正，特别对轻度营养不良结核病患者，通过加强营养支持，提高结核病治愈率，降低了并发症和死亡率。目前，肠内营养支持在国际上已普遍使用，特别是在经济发达的国家，使用更加广泛。国内外生产的各类肠内营养剂种类也很多，按成分可分为以下类别：①由结晶氨基酸等组成的肠内营养剂，不需经消化便可吸收，爱伦多（Elental）即属此类；②以水解蛋白等成分组成的肠内营养剂， 经少量消化过程便可吸收，百普素即属此类；③以完全蛋白等组成的肠内营养剂，需经消化过程后吸收，安素（Ensur）和能全素（Nutrisur）即属此类。

应用肠内营养支持可防止肠黏膜萎缩、肠道形态和功能的异常现象，也可提高机体免疫功能。已有研究证明，谷氨酰胺有上述作用。如Wilmore 和他的同事指出：谷氨酰胺是血和肌肉内最丰富的氨基酸（占血浆中氨基酸的20%～30%，占肌肉细胞内液中的 60%）。他们证实谷氨酰胺是肠黏膜细胞能量消耗的主要燃料，血循环中氨基酸合成原料——氮的35% 是由谷氨酰胺转运的。谷氨酰胺可以维护肠黏膜的屏障功能，肠内营养的营养物质完全可适当补充谷氨酰胺，从而使细菌移位率降低，并可避免肠外营养产生的并发症。

4.肠内营养适应证

（1）慢性营养不良。因严重结核或其他慢性衰竭所引起的慢性营养不良，大量需要蛋白质与热量者。

（2）肠结核手术引起短肠综合征。目前，认为小肠大部分切除后，早期应采用完全静脉营养，数周后即可应用要素膳。这样，往往比采用其他流质膳或固体膳更易接受，也能使小肠产生最大的适应。

（3）重症结核病。重症结核病常伴有低蛋白血症，因此，在重症结核病中给予肠内营养可减少药物不良反应，提高患者服药的规律性，促进病灶愈合。

保持营养状态仅是希望获得的一个方面，更重要的是维持细胞、器官与组织的代谢，使之发挥正常的功能，参与机体免疫功能和生理功能的调控，加速组织的修复，促进患者康复。

（谭守勇）

## 第二节　中医药治疗

肺结核属于中医学“肺痨”范畴。肺结核，尤其是耐多药肺结核，由于其抗结核治疗周期长、化疗副作用、高昂治疗费用等，严重影响患者治疗；广泛耐药性肺结核、全耐药性肺结核则面临着无药可用的困境。肺结核患者常常出现咯血、肺部感染、毁损肺等，严重影响患者的生存质量。既往研究显示，中医药辅助治疗肺结核具有提高治愈率、促进病灶吸收和空洞闭合、改善临床症状及生存质量、调节免疫等作用，在肺结核乃至耐多药及空洞型肺结核治疗中发挥重要作用。现对中医药治疗肺结核取得的进展做如下综述。

## 一、针对提高治愈率及痰菌阴转率的研究

张惠勇等通过中医辨证联合化疗治疗耐多药肺结核742例，中医辨证论治方案如下。阴虚火旺型：芩部丹颗粒+三参养肺颗粒；痰火热盛型：芩部丹颗粒+三草颗粒；阳虚挟湿型：芩部丹颗粒+保肺颗粒。结果表明：中西医结合治疗方案可以明显提高痰菌阴转率9.2%，促进肺部病灶吸收，改善患者生活质量，其中以阴虚火旺型患者治疗效果更明显。

周建民等观察全国13家医院的1402例初治继发性肺结核患者，试验组在2HREZ/4HR化疗方案的基础上，肺阴虚证加滋阴润肺免煎颗粒，阴虚火旺证加肺泰胶囊，气阴两虚证加双百口服液。两组疗程为6个月，治疗后1个月，两组患者痰菌涂片阴性率比较，差异有统计学意义（$P<0.05$），试验组优于对照组；试验组肺部病灶X线疗效明显吸收及吸收优于对照组（$P<0.01$）。

陈尊杰等将278例住院复治涂阳肺结核患者随机分为治疗组140例和对照组138例。治疗组在抗结核化疗基础上加用益肺止咳胶囊（石吊兰浸膏、百部浸膏、猫爪草、白及、三七、百合、蛤蚧等）治疗6个月，对照组仅用抗结核化疗，2组抗结核化疗方案相同。结果如下。6个月末痰菌阴转率：治疗组82.8%，对照组63.0%；X线胸片病灶吸收好转率：治疗组88.6%，对照组71.0%（$P<0.01$）；空洞闭合率：治疗组70.8%，对照组53.9%（$P<0.05$）。两组观察期无明显不良反应。结论：益肺止咳胶囊辅助治疗复治肺结核有效，无明显不良反应，可考虑临床应用。

封文军等纳入131例患者观察和评价益肺通络方联合化疗方案治疗耐多药肺结核的疗效。分为治疗组79例，采用益肺通络方（黄精、矮地茶、紫花地丁各20g，天冬、鳖甲、丝瓜络、太子参、百部各15g，款冬花、白及、大蓟各10g）联合化疗方案治疗；对照组52例，采用单纯化疗方案治疗。2组疗程均为3个月。结果在疗程结束时，治疗组在痰菌阴转率、肺部X线病灶吸收率、空洞闭合率、

临床症状改善以及免疫功能改善情况方面均优于对照组，其中2组痰菌阴转率及肺部X线病灶吸收好转率比较，差异均有显著性意义（$P<0.05$）。可见采用益肺通络方联合化疗方案治疗耐多药肺结核可以促进痰菌阴转及肺部病灶吸收，近期疗效有效且安全，为耐多药肺结核患者中西医结合治疗提供新方案奠定了前期基础。

郭晓燕等对中西医结合治疗耐多药肺结核的临床随机对照试验进行系统评价，以连续2个月痰菌阴性且不再复阳为阴转标准。结果显示：中西医结合治疗组痰菌阴转率高于单纯西医组（RR=1.31，95%CI：1.11～1.55）；病灶吸收率高于对照组（*RR*=1.33，95%*CI*：1.13～1.57）；空洞闭合率高于对照组（*RR*=1.73，95%*CI*：1.30～2.31）。

## 二、针对改善影像学指标的研究（促进病灶吸收及空洞闭合）

鹿振辉等在多家省级结核病定点三级医院实施多中心临床研究，共85例耐多药肺结核合并慢性纤维空洞患者，随机分为2组，对照组43例给予西药基础抗结核治疗，治疗组42例在对照组基础上加用清金颗粒，疗程6个月。观察痰菌阴转率、病灶吸收、空洞闭合、疾病恶化频率、主要临床症状改善等指标，以评价清金颗粒联合西医化疗治疗阴虚肺热型慢性纤维空洞型耐多药肺结核患者的临床疗效。结果显示：基础抗结核加载清金颗粒能够明显提高注射期末病灶吸收率（28.57% *vs* 6.98%），改善痰菌阴转率及空洞闭合程度，减少疾病恶化频次，改善主要临床症状。

张晔敏等将72例耐多药肺结核患者用1∶1随机、平行对照的方法分为治疗组和对照组，两组均用化疗（对氨基水杨酸、异烟肼、左氧氟沙星、阿米卡星、丙硫异酰胺、吡嗪酰胺），治疗组同时服用益气滋阴、行瘀抗痨中药颗粒剂，疗程均为18个月。观察痰抗酸杆菌涂片及培养阴转率、胸部X线病灶吸收情况、空洞闭合率及中医证候积分、生活质量评分变化情况，以评价益气滋阴、行瘀抗痨法联合化疗长疗程方案治疗耐多药肺结核的疗效。结果显示：益气滋阴、行瘀抗痨中药联合化疗较单用西药抗结核化疗能提高痰菌阴转率（73.5% *vs* 56.3%），有助于胸部病灶吸收（73.5% *vs* 53.1%）及空洞闭合（80.6% *vs* 53.5%），提高生活质量。

屈满英等对64例耐多药肺结核患者进行随机、单盲、安慰剂平行对照试验。应用相同化疗方案（6个月阿米卡星、盐酸左氧氟沙星、对氨基水杨酸钠、吡嗪酰胺、丙硫异烟胺/18个月盐酸左氧氟沙星、对氨基水杨酸钠、吡嗪酰胺、丙硫异烟胺），治疗组在该基础上加抗痨汤（黄芪50g、百合15g、白及10g、百部10g、黄精30g、麦冬10g、生地12g、黄芩10g、丹参15g、太子参12g、玄参12g、五味子12g、沙参15g、阿胶10g），对照组加中药复方模拟剂（颗粒剂，主要成分为淀粉）。结果：治疗组、对照组痰菌阴转率分别为78.1%和62.5%，病灶吸收率为81.25%和56.25%，空洞闭合率为96.6%和71.4%。

赵斌等观察中药健脾润肺丸辅助治疗复治涂阳肺结核的疗效，将200例复治涂阳肺结核患者随机分为治疗组100例和对照组100例。两组化疗方案按WHO推荐的$2H_3R_3Z_3E_3S_3/6H_3R_3E_3$化疗方案治疗，治疗组在化疗同时加服健脾温肺丸一日3次，每次3～4丸（药物组成：山药、地黄、天门冬、麦门冬、黄精、制何首乌、黄芪、白术、川贝母、北沙参、党参、山茱萸、五味子、丹参、鸡内金、山楂、阿胶、瓜蒌、白及、当归、白芍、甘草、百合、知母、柴胡、黄芩、陈皮，系青海省格拉丹东药业有限公司研制）。根据WHO化疗时间共用药8个月，结果如下。痰菌阴转率：治疗组为91%，对照组为76%（$P<0.05$）；X线胸片病灶吸收好转率和空洞闭合率：治疗组分别为87%和76.6%，对照组分别为74%和61.1%（$P<0.05$）。治疗组不良反应发生率明显低于对照组（$P<0.05$）。

吴升等收治50例复治肺结核患者为研究对象，随机将其分为两组，各25例。对照组患者给予常规西医抗结核治疗，观察组患者在对照组基础上加痨康汤[百部（炙）15g，麦冬10g，百合12g，南沙参12g，白及10g，党参10g，黄芪（生）

12g，北沙参12g，黄芩（炒）12g，黄精（制）10g，猫爪草20g，地骨皮20g，泽漆12g，失笑散（ 包煎）10g]治疗。结果观察组病灶显著吸收率、空洞闭合率、痰菌阴转率分别为48.0%、48.0%、96.0%与对照组20.0%、16.0%、60.0%比较，差异显著（$P<0.05$）。同时观察组治疗后咳嗽、咳痰、发热等症状消失率明显高于对照组（$P<0.05$）。

## 三、 改善临床症状

### （一）减轻咯血症状

咯血是肺结核、支气管内膜结核等疾病的常见症状，其发生率为20%～90%。刘红艳等认为肺结核咯血的基本病机系阴虚火旺，灼伤肺络而咯血，同时咯血过程中会有瘀血产生和机体组织的损伤。治疗上采用有滋阴润肺、祛痰止咳的百合固金汤加味配合西药治疗肺结核咯血82例，结果治疗组有效率为91.5%，对照组有效率为75.6%，有显著性差异（$P<0.05$）。景凤英运用活血化瘀法治疗108例瘀阻肺络型肺结核患者，结果见胸部刺痛改善率为98%，咯血症状消退87.2%。薛娜娜等选择肺结核咯血患者80例，治疗组在西医抗结核、止血的基础上，给予益肺止血汤[沙参25g、玄参20g、生地黄20g、仙鹤草15g、桔梗15g、百合15g、人参20g、三七粉2g、白及20g、蒲黄炭15g、血余炭（吞服）3g]治疗，结果治疗组咯血症状显著减轻（95.0% *vs* 77.5%）。刚永桂探讨采用白及凝胶辅助常规化疗药物治疗87例肺外结核及空洞型肺结核的临床效果，两组均采用3DLZVATH/15DLVTH 的化疗方案进行规范化疗，研究组在此基础上进行白及凝胶治疗。结果：治疗前两组患者的发热、咳痰、咳嗽、咯血率差异不显著；治疗后研究组的发热、咳痰、咳嗽、咯血率均显著低于对照组（$P<0.05$）。研究组的总有效率为95.45%，显著高于对照组的70.07%（$P<0.05$）。晏明英观察百合地黄汤加味联合普鲁卡因注射液治疗肺结核咯血的临床疗效，7天疗程结束后，治疗组咯血停止时间及住院时间均明显短于对照组（$P<0.05$），对照组3天

内咯血复发率均及窒息率明显高于治疗组（$P<0.05$）。可见百合地黄汤加味联合普鲁卡因注射液治疗肺结核中小量咯血可有效缩短止血时间、减少短期复发、提高疗效，值得推广应用。

### （二）减轻自汗、盗汗症状

石广灿观察生脉饮治疗气阴两虚型肺结核并多汗症的临床疗效，在常规抗结核治疗基础上给予生脉饮口服液，每次10ml，每日3 次，结果其汗出症状明显改善。

胡钦选取肺结核盗汗患者104例，治疗组在抗结核治疗基础上加用益肺合剂合牡蛎散[人参6g、麦冬20g、五味子10g、百部15g、黄芩10g、浮小麦18g、百合20g、黄芪30g、麻黄根9g、煅牡蛎（先煎）30g]。结果：合并中药组治疗肺结核盗汗疗效显著，能明显缩短盗汗发生时间、缓解盗汗症状、减轻患者痛苦。

张晓琴等探讨百合固金汤合秦艽鳖甲散加减对75例肺结核阴虚火旺型的临床疗效，治疗组在常规抗结核治疗基础上加用百合固金汤合秦艽鳖甲散加减治疗，两组疗程均为6个月。结果：治疗组患者盗汗、发热等症状较对照组改善明显，且治疗后副作用亦较小。

吴文飞等采用随机、盲法对照，经中医辨证和基线评估，将132例患者在给予常规治疗的基础上随机均分成两组，类阴性模拟颗粒对照组和盗汗宁颗粒治疗组（黄芪、太子参、浮小麦、糯稻根等），口服14天后随访，运用四级标准法、视觉模拟评分法和积分评估法进行疗效判定。结果：各种疗效指标如汗症疗效判定、汗出症状积分改变、汗出程度视觉模拟评分改变和症候疗效判定等治疗组均显著高于对照组（$P<0.01$）。结论盗汗宁颗粒能较显著改善肺痨气阴两虚和肺卫不固患者盗汗、自汗症状。

### （三）改善气短，咳嗽，咳痰症状

陆城华等将72例耐多药肺结核患者随机分为治疗组和对照组各36例。对照组给予肺泰胶囊口服，每次5粒，每日3次；治疗组给予复方芩部丹方，每日1剂，两组疗程均为3个月。治疗前后对中医症状进行评分，观察两组患者中医证候疗效、单项症状疗效、不良反应。结果显示：复方芩部丹方治疗气阴亏虚型耐多药肺结核中医临床疗效显著（82.86% *vs* 25.81%），在改善气短、盗汗、自汗、咯痰症状方面优于肺泰胶囊。

文晓君选取212例临床诊断肺结核咳嗽的患者，治疗组化疗药物抗结核治疗基础上加用痨咳宁（五灵脂10g、百部12g、白前10g、五味子15g、法半夏12g、陈皮12g、云芩15g、鱼腥草30g、杏仁10g、桔梗12g、生甘草10g），对照组采用西药可待因、溴己新片等止咳药配合化疗药物抗结核治疗。结果：治疗组及对照组有效率分别为97.17%和76.42%，显示痨咳宁用于治疗肺结核咳嗽疗效显著，无毒性反应，并可缩短疗程、减少复发率。

王园等回顾性收集继发性肺结核患者1205例观察虫草抗痨胶囊辅助化疗治疗继发性肺结核的临床疗效，两组初治患者治疗6个月、复治患者治疗9个月。结果：治疗组总有效率94%，对照组总有效率79%（$P<0.05$）；咳嗽咳痰、发热、胸痛、盗汗/乏力/咯血治疗组改善率分别为93.6%、86.6%、76.0%、95.8%，对照组分别为61.3%、53.9%、50.0%、68.5%，治疗组患者主要症状改善情况均优于对照组（$P<0.05$或$P<0.01$）；治疗组肺部病灶总吸收率、痰菌阴转率均高于对照组（$P<0.05$）。

### （四）辅助治疗耐多药肺结核

中药治疗肺结核虽然不能起到直接杀菌的作用，但却能有效抑制结核分枝杆菌的生长，还可改善患者的临床症状，尤其是中药的低毒副作用和改善肝功能方面的作用是单纯化疗药无法比拟的。故在耐多药肺结核的治疗过程中，应将中药、抗结核药联合应用，在充分调整机体免疫功能的同时，又可有效延缓耐药性的产生。应用中药保真汤加减联合化疗治疗耐多药肺结核的疗效优于单纯西药抗结核方案，且能减少肝肾功能损害和消化道症状的发生；复治抗结核方案合用百合固金汤加减治疗耐多药结核病，能很好地纠正紊乱的免疫状态或改善低下的免疫功能，加快痰菌的阴转；在临床上辨证应用“肺痨康”，能够促使部分患者临床症状和肺部体征消失、病灶吸收、痰涂阴转、空洞闭合且不易复发，特别是对耐药性肺结核有较好疗效；孙敬涛等纳入100例耐多药肺结核患者，采用随机对照试验观察抗痨方辨证辅助化疗药物治疗MDR-TB的疗效及对细胞免疫调节作用，观察组在对照组治疗的基础上加用抗痨方辨证治疗[地黄30g、百合20g、黄精20g、玄参15g、百部15g、白及15g、白芥子10g、斑蝥0.06g（冲服）、黄芪30g、麦冬15g、猫爪草10g、甘草6g]，两组疗程均为6个月。结果：观察组痰菌阴转率为88%，对照组为62%（$P<0.05$）；观察组胸部CT疗效好转率为90%，对照组64%（$P<0.05$）；治疗后2、4、6个月观察组中医症状积分均低于对照组（$P<0.01$）；治疗后观察组$CD3^+$、$CD4^+$T细胞高于对照组，$CD8^+$T细胞水平低于对照组（$P<0.01$）；治疗后观察组肝损伤及白细胞减少的发生率均低于对照组（$P<0.05$）；观察组消化、皮肤、神经等系统副反应发生频次低于对照组（$P<0.01$）。可见抗痨方辨证辅助化疗药物治疗MDR-TB的显著优势。

### （五）雾化吸入中药

氧气驱动雾化吸入法是利用高速氧气气流使药液形成雾状，通过吸入的方式使药物沉积于呼吸道和肺部，从而达到治疗的作用。雾化吸入具有药物起效快、局部药物浓度高而全身不良反应少、简单易行等优点。中药雾化剂是以中医药理论为指导，采用现代技术和方法从天然药材中提取的有效成分而制成，具有稳定性、安全性、有效性的优点。

董书梅等探讨中药汤剂雾化吸入在辅助治疗耐药肺结核中的作用与治疗效果。辅以雾化液抗痨Ⅰ号：（玄）沙参、百部、天冬、熟地、阿胶、龟板、山药、白术、黄芪、百合、白果、夏枯草、银花、五味子、桔梗、桑白皮；雾化液抗痨Ⅱ号：醋龟甲、百部、熟地、天冬、北沙参、阿胶、鳖甲、紫石英（煅）、地黄、牡蛎、龙骨、麦冬、熟大黄、白及、川贝、蜂蜡。雾化液的制备：上述药材浸渍、煎煮、去渣、浓缩至50ml左右，精滤、纯化封装，制成雾化液，雾化吸入2次/天，连续治疗8周。结果：化疗辅以雾化吸入中药复方治疗耐药性肺结核，有助于较快地缓解临床症状、缩短病菌阴转时间、加速病灶吸收，雾化吸入中草药组方可作为辅助治疗耐药肺结核的方法之一。

彭自强等观察中药雾化吸入在63例空洞型肺结核中的治疗作用，选择标准短程治疗方案，实验组在强化期同时联合应用雾化吸入中药（百合30g、百部15g 、川贝10g 、知母10g ，煎汤浓缩至30ml左右），2次/天。结论：短程化疗辅以雾化吸入中药治疗空洞型肺结核，能较快地缓解临床症状、缩短病菌阴转时间、加速病灶吸收好转及空洞闭合。

## （六）调节免疫功能

结核病是结核分枝杆菌引起的传染性疾病，在其病程中，可引起T细胞介导的免疫应答，也有Ⅰ型超敏反应。结核病患者处于免疫紊乱状态，细胞免疫功能低下，而体液免疫功能增强，出现免疫功能严重失调，对抗结核药物的治疗反应迟钝，往往单纯抗结核药物化疗不易收到良好的疗效。因此，对结核病患者除给予抗结核药物化疗外，辅以免疫调节剂可以及时调整机体的细胞免疫功能，提高治愈率，减少复发率。

徐文峥等研究发现肺痨灵合剂能使初治肺结核患者T淋巴细胞亚群$CD3^+$、$CD4^+$、$CD4^+/CD8^+$较治疗前上升，$CD8^+$T细胞、IL-1及IL-6水平下降。推测本组方可能通过调节T淋巴细胞起到增强患者免疫功能的作用，其可能与该方含有大量具有免疫增强作用的中药有关。

黄丽静等选取76例肺结核患者，并以健康患者作对照，采用流式细胞仪检测所有受检者的外周血T细胞亚群（$CD3^+$、$CD4^+$、$CD8^+$比率及$CD4^+/CD8^+$）比例及NK细胞，发现在T淋巴细胞亚群（$CD4^+$、$CD4^+/CD8^+$）及NK细胞上，初治组＞复治组和难治组；在T淋巴细胞亚群（$CD3^+$）上，初治组＞复治组＞难治组；在T淋巴细胞亚群（$CD8^+$）上，复治组、难治组＞初治组。显示肺结核患者不同病情严重程度间免疫功能受损程度存在差异，T淋巴细胞及NK细胞的水平变化对肺结核病情严重程度起到相应预测价值。

杨盛娅等纳入76例初治肺结核患者，探索益气养阴清肺法联合西药治疗初治肺结核的临床疗效及对患者免疫功能的影响。发现观察组患者经治疗后$CD3^+$、$CD4^+$和$CD4^+/CD8^+$T细胞比值均较治疗前和对照组治疗后明显增加，而$CD8^+$T细胞水平较治疗前和对照组治疗后却明显减少。结论：得出益气养阴清肺法联合西药治疗初治肺结核的临床疗效显著，且能明显改善患者免疫功能，有临床推广和应用价值。

尹良胜等观察利肺片联合穴位注射、穴位敷贴的冬病夏治方法治疗耐多药肺结核的临床疗效及对细胞免疫功能的影响。将60例耐多药肺结核患者随机分为治疗组、对照组，对照组给予西药治疗，治疗组在西药治疗基础上加冬病夏治治疗（利肺片口服联合喘可治穴位注射、中药穴位敷贴）。结果：治疗组有效率86.67%，显著优于对照组的63.33%（$P<0.05$）；与本组治疗前及对照组治疗后比较，治疗组治疗后细胞免疫功能指标$CD4^+$T细胞含量、$CD4^+/CD8^+$T细胞比值显著增高（$P<0.01$）。可见利肺片联合穴位用药的冬病夏治通过改善患者临床症状、提高痰菌阴转率、提高机体细胞免疫功能，达到治疗耐多药肺结核的作用。

肺结核从没远离大众，反而有死灰复燃、愈演愈烈的趋势，中医药应积极介入此病的治疗。在现代医学技术支撑下，应当努力探索新的有效的治疗措施及药物，提高中医药在肺结核中的地位，发挥中医药的优势。

（张惠勇　鹿振辉）

## 参考文献

1.唐神结,高文.临床结核病学.北京:人民卫生出版社,2011.

2.唐神结,许绍发,李亮. 耐药结核病学.北京:人民卫生出版社,2014.

3.谭守勇,谢灿茂.营养不良与结核病的发病和治疗.中国防痨杂志,2004,26(2):110-113.

4.谭守勇,林兆原,关玉华,等.蛋白质营养不良对抗结核药物肝损害的影响.中国防痨杂志,2006,28(2):83-86.

5.鹿振辉,张惠勇,耿佩华,等.中医辨证联合化疗治疗耐多药肺结核 388 例临床观察.中医杂志,2014,55(17):1269-1274.
6.周建民,王胜圣,田洋,等. 中药联合化疗治疗初治继发性肺结核701例临床观察. 中医杂志,2013,54(12):1017-1020.
7.陈尊杰,黄钥藩,郑淑芳,等. 益肺止咳胶囊辅助治疗复治肺结核近期疗效观察. 中国防痨杂志,2006,28(6):385-387.
8.封文军,刘艳科,何芳,等. 益肺通络方联合化疗方案治疗耐多药肺结核近期疗效观察. 新中医,2012,44(3):22-25.
9.郭晓燕,张惠勇,吴定中,等.中西医结合治疗耐多药肺结核的随机对照试验的系统评价.中医杂志,2010,51:159-160.
10.鹿振辉,张惠勇,吴定中,等.基础抗痨加载清金颗粒治疗慢性纤维空洞型耐多药肺结核阴虚肺热型疗效观察.新中医, 2014,46(12):49-51.
11.张晔敏,鹿振辉,郭晓燕,等.益气滋阴、行瘀抗痨法联合化疗长疗程治疗耐多药肺结核的随机对照临床研究.上海中医药杂志, 2012,46,(9):44-47.
12.屈满英,蒋之,封文军,等. 抗痨汤治疗耐多药肺结核的临床疗效观察. 中国现代医学杂志,2014,24(32):91-94.
13.赵斌,张元爱. 中西医结合治疗复治涂阳肺结核200例. 光明中医,2011,26(6):1210-1211.
14.吴升,杨丽华,梁梅根. 痨康汤配合西医抗痨治疗复治肺结核病的临床疗效及安全性分析. 四川中医,2015,33(5):69-71.
15.赖清谊,赵有为,李华,等. 持续静脉微泵推注垂体后叶素联合阿托品治疗肺结核咯血的疗效分析.中国处方药, 2014,12(1):82-84.
16.刘红艳,南琴.百合固金汤加味配合西药治疗肺结核咯血 82 例.陕西中医,2008,29(4):397-398.
17.景凤英.活血化瘀法治疗肺结核初探.临床肺科杂志, 2012,17(9): 1709-1710.
18.薛娜娜,马京华. 益肺止血汤治疗肺结核咯血40例. 河南中医,2015,35(9):2213-2214.
19.刚永桂. 白及抗痨凝胶辅助化疗药物治疗空洞型肺结核及肺外结核. 中国实验方剂学杂志,2015,21(17):195-198.
20.晏明英. 百合地黄汤加味联合普鲁卡因治疗肺结核咯血疗效观察. 现代中西医结合杂志,2015,24(23):2565-2567.
21.石广灿. 生脉饮治疗气阴两虚型肺结核并多汗症临床研究. 中医学报,2014,29(11):1561-1562.
22.胡钦. 益肺合剂合牡蛎散治疗肺结核盗汗疗效观察. 浙江中西医结合杂志,2014,24(12):1113-1114.
23.张晓琴,马婧,袁维真. 百合固金汤合秦艽鳖甲散加减治疗肺结核阴虚火旺型临床疗效观察. 中医临床研究,2014,6(2):44-46.
24.吴文飞,李俊,张青,等. 盗汗宁颗粒治疗肺痨汗症的疗效分析. 中成药,2015,37(11):2367-2373.
25.陆城华,陆俊彦,耿佩华,等.复方芩部丹治疗气阴亏虚型耐多药肺结核35例临床观察.中医杂志,2014,55(21):1826-1829.
26.文晓君. 痨咳宁治疗肺结核咳嗽106例疗效观察. 四川医学,2015,36(9):1293-1295.
27.王园,戴恩来,贾忠. 虫草抗痨胶囊配合化疗治疗继发性肺结核614例回顾性分析. 中医杂

志,2013,54(15):1304-1307.
28. 肖洁.中药联合化疗治疗耐多药肺结核的临床观察. 湖南中医药大学学报,2008,28(4):60-61.
29. 黄洁,尉理梁.百合固金汤治疗耐多药结核病33例观察. 浙江中医杂志,2009,44(6):427.
30. 叶品良,贾尚美,周晶,等."肺痨康"治疗肺结核研究. 辽宁中医药大学学报,2011,13(9):185-186.
31. 孙敬涛,华刚,马丙乾,等. 抗痨方辅助化疗药物治疗耐多药肺结核50例临床观察. 中国实验方剂学杂志,2015,21(8):190-193.
32. 董书梅,赵良义,闫宝环,等. 雾化吸入中药组方辅助治疗耐药肺结核的疗效分析. 世界中西医结合杂志,2016,11(1):60-69.
33. 彭自强,彭日南. 中药雾化吸入在空洞型肺结核治疗中的作用观察. 华中医学杂志,2006,30(3):239-240.
34. 徐文峥,张娜娜,张尊敬,等.肺痨灵合剂对初治肺结核患者疗效及细胞免疫功能的影响.中国现代应用药学, 2015,32(2): 199-202.
35. 黄丽静,陈焯彬,韦永孜. 肺结核患者病情严重程度与免疫功能受损程度的相关性研究. 海南医学,2016,27(9):1424-1426.
36. 杨盛娅,崔岩飞,王鹏程. 益气养阴清肺法联合西药治疗初治肺结核的疗效及对免疫功能的影响研究. 中华中医药学刊,2015,33(11):2707-2709.
37. 尹良胜,魏强,陈凌燕,等. 利肺片联合穴位用药冬病夏治法治疗耐多药肺结核的临床研究. 中华中医药杂志,2015,30(8):3033-3034.
38. Kim HJ, Lee CH, Shin S, et al.The impact of nutritional deficit on mortality of in-patientswith pulmonary tuberculosis. Int J TubercLung Dis, 2010,14(1):79-85.
39. Kim DK,Kim HJ,Kwon SY,et al.Nutritional deficit as a negative prognostic factor in patients with miliary tuberculosis. Eur Respir J,2008, 32:1031-1036.
40. Sharma SK,Mohan A,Banga A,et al.Predictors of development and outcome in patients with acute respiratory distress syndrome due to tuberculosis. Int J TubercLung Dis,2006,10:429-435.
41. WHO. Guidelines for the programmatic management of drug-resistant tuberculosis-2011 update. WHO/HTM/TB2011.6.
42. World Health Organization.Guidelines for the programmatic management of drug-resistant tuberculosis: emergency update 2008. Geneva, World Health Organization, 2008(WHO/HTM/TB/2008.402).

# 第六章 耐药结核病治疗进展

## 第一节 耐药结核病化学治疗

化疗仍是治疗耐药结核病的主要手段。以耐药结核病中的耐多药结核病为例，据WHO的资料显示，2014年全球11.1万MDR-TB患者接受耐多药结核化疗，比2013年上升14%。耐药结核病的治疗亟需新方案。在MDR-TB和XDR-TB疫情日益严重的情况下，正确选择抗结核药物，制定合理的化疗方案是耐药结核病治疗成功最重要的环节。

### 一、治疗方案

#### （一）含喹诺酮类药物的方案

喹诺酮类药物也用于组合能够缩短疗程的新方案治疗耐多药结核病。来自南非的Dawson等进行Ⅱb期、前瞻性、多中心临床试验，探讨2个月莫西沙星+PA-824+吡嗪酰胺方案治疗耐多药结核病的有效性和安全性。主要终点事件是观察肺结核患者痰涂片分枝杆菌菌落数的改变，分析杀菌活性。试验在南非和坦桑尼亚的8个研究单位进行，按试验规定的时间点收集痰液，检查每毫升痰液中分枝杆菌菌落数的平均递降率作为药物杀菌活性的体现，同时记录药物不良反应以了解安全性和耐受性。从2012年3月至2013年7月，入选26例耐多药肺结核患者，男性16例，女生10例，平均年龄32.4岁，平均体重57.9千克，HIV阳性7例。莫西沙星每日1次，400mg口服；PA-824每日1次，200mg口服；吡嗪酰胺每日1次，1500mg口服，共56天。第1、2、3、7、14、21、28、35、42、49、56天收集痰液。治疗56天后，26例患者中11例完成治疗，其中7例完成研究，另外15例退组。退组原因：10例吡嗪酰胺耐药，2例药物不良反应，1例方案违背，2例研究者认为不适合继续参加研究。26例患者均做了安全性及耐受性评估。结果显示：这一方案0～56天分枝杆菌菌落数的平均递降率即杀菌活性为0.117（95%*CI*:0.070～0.174），7～56天的杀菌活性为0.104（95%*CI*:0.054～0.167），并且第7～14天的杀菌活性与第7～56天的杀菌活性有明显关联。最常见的药物不良反应是高尿酸血症，占31%，其次是呕吐，占15%，治疗期间未发现QT间期延长超过500毫秒，也未发现新的耐药。作者认为，莫西沙星+PA-824+吡嗪酰胺这一方案安全性、耐受性较好，对于吡嗪酰胺敏感的耐多药结核病患者具有很强的杀菌活性，治疗费用低于目前的常规个体化治疗方案，但此研究所获得的资料只是初步的，即将进入Ⅲ期临床试验。

氟喹诺酮类药物可用于儿童耐药结核病的治疗。莫西沙星治疗儿童耐多药结核病的推荐剂量是7.5～10mg/（kg·d），但缺乏药物代谢动力学和远期安全性的临床资料。南非的Thee等在Cape省做了一项前瞻性研究，探索莫西沙星治疗儿童耐多药结核病的药物代谢动力学和安全性。选取23名7～15岁儿童，莫西沙星的使用剂量是每日10mg/kg，联合其他抗结核药物，至少2周，于用药前、用药1、2、4、8小时及以后的每6小时测定血样本进行药物代谢动力学和安全性研究，采用液体色谱分析法即串联质谱，用非房室模型分析计算药物代谢动力学数据。结果显示：23例儿童患者的平均年龄11.1岁，其中6例（26.1%）HIV阳性。

平均血峰浓度（maximum serum concentration，Cmax）、0～8小时AUC、达到Cmax所需时间（Tmax）、半衰期分别为3.08（IQR：2.85～3.82）μg/ml、17.24（IQR：14.47～21.99）μg・h/ml、2.0（IQR：1.0～8.0）小时、4.14（IQR：3.45～6.11）。3个合并HIV患儿是低体重儿童，AUC降低了6.85μg・h/ml（95%*CI*:–11.15～–2.56）；使用碾碎药物的Tmax与完整片剂的Tmax比较明显缩短（*P*=0.047）；除了1例严重肝损伤外，其他均为轻度并且是非持续性不良反应；矫正后的平均QT间期为403毫秒，未发生延长＞450毫秒的情况。作者认为：7～15岁耐多药结核病患儿，采用含莫西沙星10mg/（kg・d）的治疗方案，其血药浓度低于接受每日400mg治疗的成人，因此，儿童需要更大剂量的莫西沙星。同时该研究还发现，儿童耐多药结核病患者对莫西沙星的耐受性较好。

含喹诺酮类药物的方案中使用莫西沙星或左氧氟沙星何者更优尚有争论。周望溪等使用含莫西沙星（0.4g/d）与左氧氟沙星（0.5g/d）的不同治疗方案治疗136例老年耐多药肺结核患者。治疗18个月后，莫西沙星组总有效率为92.6%，左氧氟沙星组总有效率为72.1%，两组总有效率差异有显著的统计学意义。研究结果说明莫西沙星起效时间更短，作用更强。但也有作者认为：随着耐药结核分枝杆菌的不断变异，氟喹诺酮类药物包括莫西沙星在耐药结核病中的应用受到了较大的挑战。原因是，此时结核分枝杆菌对莫西沙星的耐药率也逐渐增加，有研究提示西沙星耐药率达到所有MDR-TB病例的21.5%。刘会等研究不同治疗方案对耐多药肺结核患者的疗效及不良反应，将患者分为A、B两组，A组40例，以莫西沙星及注射用药阿米卡星为核心，配以异烟肼、吡嗪酰胺、乙胺丁醇；B组41例，以左氧氟沙星及注射用药卷曲霉素为核心，配以异烟肼、吡嗪酰胺、丙硫异烟胺。疗程均为24个月。A组的2个月末临床有效率、痰涂片阴转率、影像学好转情况明显高于B组，但治疗24个月末时2组临床疗效、痰涂片阴转率差异均无统计学意义；2组间不良反应发生率差异亦无统计学意义。提示含莫西沙星与含左氧氟沙星的方案最终疗效并无显著差异。

探索适合我国人群的左氧氟沙星治疗剂量的研究也在进行。不同于国外常规采用750mg/d的剂量治疗MDR-TB，目前我国应用左氧氟沙星治疗MDR-TB时多采用400mg/d的剂量。王庆枫等对MDR-TB患者给予不同剂量的左氧氟沙星治疗，对比不同剂量左氧氟沙星治疗的疗效、安全性及耐受性。结果：在本研究人群中Lfx 600mg/d和Lfx 800mg/d显示了相似的抗结核疗效，均较Lfx 400mg/d的疗效有明显提高，且3组患者在不良反应方面无明显差异，推荐Lfx的治疗剂量为600mg/d，部分患者可应用到800mg/d。

### （二）含氯法齐明的方案

氯法齐明作为抗结核药物的一种，其基础研究证明具有较好的抗结核作用。含氯法齐明的方案治疗耐多药结核的临床研究结果同样令人鼓舞。Tang等报道了在中国进行含氯法齐明方案治疗耐多药结核病的前瞻性、多中心、随机对照研究结果。选取105例耐多药结核病患者，随机分入氯法齐明组53例，对照组52例，均给予个体化方案治疗21个月，含氯法齐明的个体化方案能促进空洞闭合、加速痰菌阴转、提高治疗成功率。石海萍等探讨了氯法齐明治疗耐多药肺结核近期疗效。对照组30例，研究组30例，研究组在对照组治疗方案基础上加用氯法齐明，剂量为每次0.5g，2次/日，总疗程24个月。治疗第6个月末时，治疗组痰菌阴转率（56.7%）显著高于对照组（30.0%），治疗组肺部影像学改变有效率（80.0%）亦明显高于对照组（50.0%）。该研究提示氯法齐明具有较好的抗结核作用。氯法齐明也被尝试用于广泛耐药结核病。Padayatchi等回顾性分析了南非夸祖鲁-纳塔尔省2009年8月至2011年7月85例广泛耐药结核病患者的治疗情况，其中86%合并HIV感染。50例患者采用含氯法齐明的方案治疗，35例患者采用不含氯法齐明的方案治疗，含氯法齐明组6个月痰菌培养阴转率（40%）高于不含氯法齐明组（28.6%）。经多参数分析，含氯法齐明组6个月痰菌阴转率高于对照组2倍（风险率比：2.54，95%*CI*:0.99～6.52，*P*=0.05），提示疗效较对照为优，且不良反应轻微，主要为皮肤变色和鱼鳞样改变。Hwang等对氯法齐明的临床使用做荟萃分析。入选文章的标准为含氯法齐明化疗方案治疗MDR-TB/XDR-TB的观察性研究。共检索到5篇符合标准的报道，861例患者中602例接受氯法齐明治疗。结论是含氯法齐明的治疗方案对于选择有限的耐药结核的确有效，不良反应发生率不高，频率中位数为5.1%，但是药源供应无法保障。总之，氯法齐明的临床资料还比较有限，它的不良反应与一线药物相当，一般均可有效处理，但低市场供应度及价格昂贵是其用于治疗MDR-TB的两大障碍。

### （三）含利奈唑胺的方案

利奈唑胺为细菌蛋白质合成抑制剂，主要用于治疗革兰阳性球菌引起的感染，近几年来利奈唑胺作为一个“超适应证”药物用于治疗MDR-TB/XDR-TB。过了很长时间，才陆续发表了有关该药的系统综述和药效学/药动学等文章。至今，利奈唑胺临床试验的最大成果就是证实了以前所有观察性研究的发现。Tang等进行了一项随机、对照的临床研究，入选65例XDR-TB患者，给予个体化方案加利奈唑胺600mg每日2次共1个月，随后600mg或300mg每日1次，65例患者中有33例使用了利奈唑胺，治疗2年后，痰培养阴转率利奈唑胺组较对照组明显升高（78.8% *vs* 37.6%），治愈率也明显升高（69.7% *vs* 51.5%），治疗成功率高于其他观察性研究报道30%以上。有个系统综述报道了在全球11个国家进行的包括12个研究的结果，显示含利奈唑胺的方案治疗耐多药结核病确实是有效的，治疗成功率高达82%，痰涂片阴转率92.5%，痰培养阴转率93.5%；但利奈唑胺的安全性和耐受性却不容乐观，不良反应的发生率较高，主要涉及血液、神经及胃肠道系统，且使用口服剂量每日大于600mg的患者更易发生。

### （四）含德拉马尼的方案

德拉马尼是一种新的硝基二氢咪唑并噁唑衍生物，主要作用是抑制细胞壁霉菌酸的合成。有学者通过分析德拉马尼的药理学特点、临床试验结果力求说明德拉马尼用于治疗耐多药结核病的有效性、安全性及耐受性。该药对肺结核患者具有较强的早期杀菌活性。一项纳入208例耐药结核受试者的国际多中心Ⅱb期临床试验结果显示，给予100mg和200mg剂量的德拉马尼试验组痰培养阴转率（45%、41.9%）均高于对照组（29.6%）。日本一项随机对照研究结果显示，421例MDR-TB患者中，使用德拉马尼超过6个月的患者中，有利结局（包括治愈和完成治疗）明显高于使用小于2个月的患者（74.5% *vs* 55%），死亡率也明显下降（1% *vs* 8.3%），XDR-TB患者也从长期接受德拉马尼的治疗中获益，疗效十分可期。其他研究也指出，德拉马尼与其他抗结核药物联合用于治疗MDR-TB患者，可提高治疗2个月末的痰菌阴转率；并且联合使用该药＞6个月，耐多药结核病患者的死亡率明显下降。德拉马尼的耐受性较好，但治疗过程中需密切观察QT间期变化和血钾水平。WHO制定指南指出，德拉马尼对于以下3类患者可考虑使用：不良预后风险较高者、喹诺酮类或注射类抗结核药耐药者、泛耐药结核病患者。

### （五）含贝达喹啉的方案

贝达喹啉是由强生公司研发的抗结核新药，已获得FDA批准上市，是未来组建抗结核新方案的重要成分。该药对于缩短结核病疗程意义重大。新英格兰医学杂志2009年发表一项在南非进行的纳入47例MDR-TB的临床随机对照研究结果显示：除背景方案额外服用贝达喹啉共8周的患者痰菌阴转时间明显缩短，痰菌阴转率明显增加（48% *vs* 9%）。在全球进行治疗MDR-TB的Ⅱb期临床试验共入选患者440例。该临床试验结果显示：耐多药结核病患者用含贝达喹啉的方案治疗（治疗组）8～24周，与用含安慰剂方案治疗（对照组）比较，痰培养阴转率显著提高，治疗8周时的痰培养阴转率治疗组和对照组分别为47.6%和8.7%，很多学者认为治疗2个月的痰菌阴转率与治疗成功有关。治疗24周时的痰培养阴转率两组分别为81%和65.2%。然而，贝达喹啉仍存在很多需要注意的问题，比如该药所致的不良反应主要是肝损伤、QT间期延长、中至重度心律失常及细胞内磷脂质聚集等。WHO 2013年为其指定应用指南，建议其治疗耐药结核病适应证为：①现有1，2，3，4组药物不能组成有效方案治疗MDR-TB时；②XDR-TB前期，即对氟喹诺酮类或二线注射剂（卡那霉素、丁胺卡那、卷曲霉素）耐药的

MDR-TB患者；③XDR-TB。有作者指出，贝达喹啉是治疗MDR-TB/XDR-TB的有力武器，其心脏毒性通过专家的处理能有效控制。

### （六）含一线抗结核药物的方案

关于多耐药肺结核患者的治疗方案目前也在探索中。戈启萍等采用国内多中心回顾性研究，选取2010年10月至2011年12月期间我国不同省、自治区、直辖市的21家结核病诊疗机构诊治的复治涂阳、培阳肺结核患者为研究对象，其中多耐药组57例，对一线抗结核药物均敏感（敏感组）262例。用2SHREZ/6HRE为核心的复治方案进行治疗，结果发现标准复治化疗方案治疗敏感复治肺结核患者的疗效优于多耐药患者。故治疗多耐药肺结核患者应根据药物敏感性试验结果选择敏感药物组成有效化疗方案，以提高治愈率。

### （七）含多西环素的方案

Gonzalo等通过体外试验评价阿米卡星联合多西环素治疗耐药结核病的疗效，结果提示两者对很多种耐药菌种均有协同作用，并且多西环素还具有免疫调节作用，值得进一步探索。

## 二、疗效影响因素

最近WHO报告耐药结核病患者的最高死亡率为21%。我国被认为是耐药结核病高负担国家，深入了解耐药结核病患者的死亡率以及死亡危险因素，及时采用科学合理的防治对策，为降低耐药结核病患者的死亡率提供依据，对结核病的控制工作具有重要的意义。

### （一）宿主因素

影像学提示肺部空洞是预后不佳的危险因素。曾熙玲等对216例耐多药结核病患者进行了死亡危险因素探讨，单因素分析发现：年龄≥40岁、BMI≤18. 5kg/m$^2$、Hb≤115g/L、吸烟史、合并糖尿病、肺部有空洞等因素与耐多药结核病患者死亡有关。多因素Logistic回归分析发现：BMI≤18.5kg/m$^2$、Hb≤115g/L、肺部有空洞是耐多药结核病患者死亡的主要危险因素，尤其是肺部有空洞性病灶被认为是死亡的最强危险因子。Unsal等选取64例HIV阴性的耐多药肺结核患者，治疗的平均持续时间为（16.4 ± 8.2）个月，痰涂片阴转的平均时间为（3 ± 2.2）个月。完成疗程时治愈34例（53.1%），方案违背18例（28.1%），治疗失败1例（1.6%），中断3例（4.7%）。Logistic回归分析显示，空洞及病变广泛与痰菌不能阴转相关（*OR*:1.5，95%*CI*:1.23 ~ 1.82，*P*=0.03）。

与曾熙玲等的研究结果一致，Milanov等也研究认为体重逐渐减轻与死亡有关，故低体重可能是死亡危险因素。

Kang等研究了糖尿病对耐多药结核病患者治疗效果及长期生存率的影响。他们对2000—2002年确诊的MDR-TB患者进行了长达8 ~ 11年的随访观察，在1407名MDR-TB患者中，有239名（17%）患者合并有糖尿病。合并糖尿病的MDR-TB患者的平均年龄以及体重指数高于单纯MDR-TB患者，治疗成功率显著低于单纯MDR-TB患者（36%*vs*47.2%，*P*＝0.002）。此外，多元分析表明，合并糖尿病与MDR-TB患者的治疗成功率呈负相关（*OR*：0.51，95%*CI*：0.26 ~ 0.99）。合并糖尿病的MDR-TB患者的平均生存时间也明显低于单纯MDR-TB患者（102个月*vs*114个月，*P*＝0.001），多元分析表明糖尿病与MDR-TB患者的生存时间呈负相关（*RR*:1.59，95%*CI*:1.01 ~ 2.50）。同时还发现糖尿病是增加MDR-TB患者治疗失败率以及死亡率的独立因素。

嗜酒等也可能是预后不佳的高危因素。Ribeiro Macedo等对巴西监狱犯人抗结核治疗的影响因素进行分析，研究人群为2007年1月至2011年12月间诊断为耐多药结核病的囚犯。结果显示，青年人（*P*＜0.001）、教育程度较低（*P*＜0.001）、嗜酒（*P*＜0.001）3个因素与治疗中断有关，因此，极可能发生结核病的复发或治疗失败（*P*＜0.001）。老年人（*P*＜0.001）、嗜酒（*P*＜0.001）、同时患肺结核和肺外结核与结核病死亡有关。

最后，治疗反应存在宿主遗传学影响因素。Ahmed等通过对相关生物学标志物的分析，研究与疗效有关的标志物。从50名接受二线结核药物治疗的MDR-TB患者中，选取了21名依从性较好的患者作为研究对象，通过对结核病患者11个月痰涂片及痰培养的结果来确定其治疗效果。通过对相关数据的分析，发现katG315密码子的突变与MDR-TB治疗取得好的效果有显著相关性（$P=0.019$），因此，可以成为预测耐多药结核病治疗效果的标志物。

### （二）结核分枝杆菌因素

陈其亮等的研究发现耐3种以上药物的耐多药肺结核患者术后痰菌阴转率明显低于耐2种药的耐多药肺结核患者，且术后并发症的发生率明显高。耐多药肺结核耐药程度越高，术后痰菌阴转率越低，手术的并发症越多。范玉美等对浙江省183例耐多药肺结核患者进行了二线药物的耐药情况及近期疗效分析，发现157例MDR-TB患者治疗12个月末痰培养阴转率为87.3%，其中HRES耐药患者的阴转率低于其他患者，但差异无统计学意义。Milanov等研究发现，治疗前痰涂片阳性与死亡有关，XDR-TB患者的死亡率明显升高。Schnippel等采用回顾性研究，发现利福平耐药患者的治疗成功率为39.4%，死亡率为27.8%，23.7%失访，9.3%失败。与死亡有关的高危因素是二线药物耐药及广泛耐药。几内亚学者Kempker等入选141例耐多药结核病患者，基线及治疗过程中每3个月做二线药物药物敏感性试验，发现19例患者（14%）出现新的二线药物耐药，其中新的氧氟沙星耐药占9.1%，卷曲霉素或卡那霉素耐药占9.8%，与新发耐药有关的危险因素是空洞及基线阶段大于6种药物耐药。作者还发现，如果治疗过程中出现新发耐药，则治疗转归不良的比例达89%，与无新发耐药的患者相比（36%）有统计学差异（$P<0.01$）。

### （三）治疗因素

为了解HIV感染合并利福平耐药结核病患者ART起始时间对结核病治疗转归是否产生影响，Daniels等回顾性分析了696例患者的病例资料，发现结核病的治疗成功率、死亡率与ART起始时间并无关联，但不给予ART，这组受试者中同时对二线药物耐药的耐多药结核病患者死亡率较高。

Milanov等认为耐多药结核病患者的疾病转归影响因素中，初治与治疗成功有关。

药物不良反应影响治愈率。一项关于115例南非广泛耐药结核病患者的回顾性调查显示，67名患者（58%）出现161种不良反应：34%（23/67）的患者需要调整治疗方案，28%（19/67）的患者导致停药，3%（2/67）的患者出现的不良反应危及生命，9%（6/67）的患者因严重不良反应死亡。所以药物不良反应在广泛耐药结核病患者的治疗过程中十分常见，阻碍了治疗的继续和痰菌阴转，导致治愈率低。

## 三、治疗转归

耐多药结核病的诊治水准并不尽如人意。其发现率2012年比2011年升高了42%，但2012年耐多药结核病的正确诊断人数不足四分之一，更为严峻的是，94000例耐多药结核病患者中，只有82%得到了规范治疗。将近10%的耐多药结核病患者为广泛耐药，分布于全球92个国家，只要拥有诊断广泛耐药技术的地区，即可发现患者。耐多药结核病的治疗结局不容乐观，2015年全球仅43个国家MDR-TB的治疗成功率达到75%以上，而平均成功率仍是50%。几篇重要文章集中报道了MDR-TB /XDR-TB大样本研究的治疗转归结果，清楚地说明部分耐多药结核病患者在治疗过程中耐药程度进一步加重，它的疗效也随之退步。比如有一组耐多药结核病患者的治疗成功率为64%，其中存在广泛耐药隐患患者的治疗成功率仅为40%，出现新的氟喹诺酮耐药时，治疗成功率降低至48%。

耐多药结核病早期治疗是取得治疗成功、降低传播的基本要素，分子诊断学的应用和发展使耐多药结核病的诊断时间缩短至90分钟，摆脱了传统培养和药物敏感性检查方法的长期等待，但诊断后必须快速启动有效治疗，治疗过程中需要患者遵从医嘱并顺利完成疗程。为此，来自秘鲁利马的Otero等做了一项回顾性研究，该地区耐多药结核病占初治结核病的8%，秘鲁国家结核病控制规程明确规定，符合下列一条即为准耐多药结核病，可以直接给予耐多药治疗：①复治；②免疫抑制；③与犯人或医务工作者有接触；④与耐多药结核病例有接触；⑤治疗过程中痰菌持续阳性。作者选取2008年6月至2011年12月期间新发涂阳的准耐多药结核病患者，其中直接开始耐多药结核病治疗的作为起始组，而其他先采用标准初治方案以后转入耐多药治疗的作为转入组，总结分析这些患者的临床资料、病历记录、治疗方案。共查阅到127例耐多药结核病患者，其中37例（29%）是起始组，90例（71%）是转入组。起始组有35%的患者在发现痰涂片阳性30天后开始耐多药治疗，转入组从最后一天接受标准治疗到第一天接受耐多药治疗的时间为1天的占18%、1～7天的占26%、1～4周的占30%、1个月以上的占26%。共有120例可评价患者，起始组和转入组的治疗成功率分别为77%和64%。起始组中，启动耐多药治疗的平均天数在治疗不良结局者和治疗成功患者中并无差异（$P$=0.6）；转入组中，从标准治疗转换到耐多药治疗的平均天数在治疗不良结局者和治疗成功患者中也无差异（$P$=0.1）。作者认为：无论是起始组还是转入组，在时间上都存在延迟治疗，但无法证实治疗延迟与治疗不良结局有关。

对于青少年耐多药结核合并HIV感染患者的治疗所知甚少。Isaakidis等回顾性分析2007年7月至2013年1月的11位青少年患者的病历记录。这些患者在直接观察下给予经验性或个性化的门诊二线药抗结核治疗。中位年龄是16岁，54%为男性。5例（46%）为肺结核，2例为肺外结核，4例二者均有。MDR-TB诊断时$CD4^+$T细胞计数中位值为每毫升162.7个（IQR：84.8～250.5）。至2013年1月，8例患者完成疗程，3例仍在治疗。1例治愈，3例仍在治疗同时培养结果为阴性。7例（64%）患者疗效不佳，其中4例（36.5%）死亡，3例脱落。3例死亡患者未行抗病毒和（或）结核治疗，1例在治疗后16天死亡。2例脱落患者在脱落后即死亡。所有患者治疗期间均有不良反应。因此，对这一弱势群体制定有效的干预措施特别重要。

广泛耐药结核病合并HIV感染的高死亡率已见报道，但是治疗结果未见报道。O'Donnell等报道了非夸祖鲁-纳塔尔省成人广泛耐药结核病的治疗结果。共114名广泛耐药结核病患者接受治疗，82例（73%）为HIV阳性，50（61%）例接受ART。在接受治疗24个月后，114例中48例（42%）死亡，25例（22%）治愈或完成治疗，19例（17%）退出研究，22例（19%）治疗失败。较高的死亡率发生在HIV阳性未接受ART者和痰培养未阴转的患者。培养阴转是继续生存的主要预测因子，但对治疗成功的预测准确度较差（51%）。

介绍儿童MDR-TB的研究很少，并且缺乏循证指南。Seddon等收集了2009年1月至2010年12月所有小于15岁的怀疑为耐多药结核病病例共149例，中位年龄为36个月（16~66个月），32例感染HIV，其中59例（40%）确诊为耐多药，其余病例为耐多药高危。中位治疗时间为13个月，36例（24%）治愈，101例（68%）完成治疗，1例（1%）转出，8例（5%）失访，3例（2%）死亡。作者认为儿童MDR-TB的确诊较为困难，一旦怀疑即可治疗，并且超过90%的患儿能治疗成功。

异烟肼单耐药是最常见的一线药物耐药形式，但它的治疗转归尚不得而知。来自中国台湾的Chien等入选了8414例培养阳性的肺结核患者，其中425例（5.1%）为异烟肼单耐药，395例完成治疗后随访2年，其中328例治疗成功，56例死亡，11例失败。异烟肼高浓度耐药和低浓度耐药患者的治疗成功率相似（82.2% *vs* 83.4%，$P$=0.785），是否使用异烟肼治疗也与治疗成功与否无关（83.1% *vs* 83.0%，$P$=1.000）。这些患者如能持续使用利福平则治疗失败的风险低（$P$<0.001），特别是异烟肼低浓度耐药患者（$P$<0.001）。如果使用高代氟喹诺酮类药物代替异烟肼治疗则能提高治疗成功率（$P$=0.003）。患者存在空洞与复发密切相关（$P$=0.006），疗程6个月、7~9个月、10~12个月及大于12个月的复发率分别为25%、3.2%、0、3.7%（$P$=0.037）。多因素分析显示合并肿瘤、利福平中断使用与治疗不良结局有关。作者认为，异烟肼单耐药患者如能全程使用利福平、空洞患者延长疗程则可提高治愈率。Lee等回顾性研究含高代氟喹诺

酮类药物的方案治疗异烟肼耐药肺结核患者的有效性，共入选140例异烟肼耐药患者，75例给予含左氧氟沙星或莫西沙星方案治疗，治疗成功率明显高于不含高代氟喹诺酮类药物的方案（97.3% *vs* 84.6%，*P*=0.007）。不给予高代氟喹诺酮类药物的患者治疗失败率高（9.2% *vs* 1.3%，*P*= 0.049）。结果提示，含高代氟喹诺酮类药物的方案可提高异烟肼耐药结核患者的疗效。

## 四、局部化疗方案

局部化疗的作用仍有争议。刘会等通过病例对照研究探索耐多药肺结核患者化疗联合支气管镜下注药方案的疗效。共研究80例耐多药肺结核患者，40例单纯化疗，40例化疗联合支气管镜注药治疗。支气管镜进入病灶相应支气管亚段，给予异烟肼注射液0.4g+盐酸左氧氟沙星注射液0.2g+阿米卡星注射液0.2g一并注入。每周注药治疗1次，共注药8次。结果发现：虽早期在核心化疗方案基础上应用电子支气管镜注药治疗可以加强局部杀菌、抑菌效果，但在足疗程末时两组患者临床有效率、痰涂片阴转率、影像学吸收程度差异均无统计学意义。耿书军等也做了此类研究，观察组及对照组各42例。观察组治疗后各个时期的痰菌阴转率均明显高于对照组，治疗后的$CD4^+$T细胞和$CD4^+/CD8^+$T细胞水平高于对照组，$CD8^+$T细胞水平低于对照组，治疗后的血清IFN-γ水平高于对照组。IL-4水平低于对照组，提示镜下注药治疗有一定疗效。

## 五、2016年WHO耐药结核病治疗指南（更新版）要点解读

2016年WHO推出了《WHO耐药结核病治疗指南（2016更新版）》（以下简称“2016指南”），较之于WHO的2011年《耐药结核病管理规划指南》和2014年《耐药结核病管理规划指南伙伴手册》有了一些修订与更新，主要提出了将利福平耐药结核病（rifampin resistant tuberculosis，RR-TB）和耐多药结核病（multidrug resistant tuberculosis，MDR-TB）治疗方案分为传统RR/MDR-TB个体

化方案和短程RR/MDR-TB标准化方案，同时对传统RR/MDR-TB个体化方案中的抗结核药物进行了重新分组和分类等，现将要点解读如下。

## （一）RR-TB和MDR-TB治疗药物分组及介绍

对于RR-TB和MDR-TB，WHO在2016指南中根据药物的有效性和安全性，将传统MDR-TB方案中的抗结核药物进行了重新分组和分类，将氯法齐明和利奈唑胺归为MDR-TB方案的核心二线药物，这是2016指南的重大更新；同时将对氨基水杨酸归为非核心的附加药物；克拉霉素不再纳入MDR-TB方案中。

1.RR-TB和MDR-TB治疗药物分组　将传统MDR-TB方案中的抗结核药物分为A、B、C、D 4个组，其中A、B、C组为核心二线药物，D组为非核心的附加药物（表6-1）。这种分类更有利于制定有效的RR-TB和MDR-TB方案。

**表6-1　RR-TB及MDR-TB的推荐治疗药物[1]**

<table>
<tr><td rowspan="3">A．氟喹诺酮类[2]</td><td>左氧氟沙星</td><td colspan="2">Lfx</td></tr>
<tr><td>莫西沙星</td><td colspan="2">Mfx</td></tr>
<tr><td>加替沙星</td><td colspan="2">Gfx</td></tr>
<tr><td rowspan="4">B．二线注射类药物</td><td>阿米卡星</td><td colspan="2">Am</td></tr>
<tr><td>卷曲霉素</td><td colspan="2">Cm</td></tr>
<tr><td>卡那霉素</td><td colspan="2">Km</td></tr>
<tr><td>（链霉素）[3]</td><td colspan="2">（S）</td></tr>
<tr><td rowspan="4">C．其他二线核心药物[2]</td><td>乙硫异烟胺 / 丙硫异烟胺</td><td colspan="2">Eto / Pto</td></tr>
<tr><td>环丝氨酸 / 特立齐酮</td><td colspan="2">Cs / Trd</td></tr>
<tr><td>利奈唑胺</td><td colspan="2">Lzd</td></tr>
<tr><td>氯法齐明</td><td colspan="2">Cfz</td></tr>
<tr><td rowspan="10">D．可以添加的药物（不能作为 MDR-TB 的核心治疗药物）</td><td rowspan="3">$D^1$</td><td>吡嗪酰胺</td><td>Z</td></tr>
<tr><td>乙胺丁醇</td><td>E</td></tr>
<tr><td>高剂量异烟肼</td><td>Hh</td></tr>
<tr><td rowspan="2">$D^2$</td><td>贝达喹啉</td><td>Bdq</td></tr>
<tr><td>德拉马尼</td><td>Dlm</td></tr>
<tr><td rowspan="5">$D^3$</td><td>对氨基水杨酸</td><td>PAS</td></tr>
<tr><td>亚胺培南 - 西司他丁[4]</td><td>Ipm</td></tr>
<tr><td>美罗培南</td><td>Mpm</td></tr>
<tr><td>阿莫西林 / 克拉维酸[4]</td><td>Amx/Clv</td></tr>
<tr><td>（氨硫脲）[5]</td><td>（T）</td></tr>
</table>

注：1. 该重新分组旨在指导传统 MDR-TB 方案的设计，9 ～ 12 个月的短程方案通常是标准化

的（见正文）。
2.A 组和 C2 组药物按照降序的优先顺序选择（根据其他方面的考虑，见正文）。
3. 请参阅文内链霉素可替代其他注射剂的条件。链霉素耐药不属于 XDR-TB 的诊断标准范畴。
4. 碳青霉烯类抗生素通常和克拉维酸联合应用；应用阿莫西林时，克拉维酸仅作为配方。
5. 在使用氨硫脲前必须对患者进行 HIV 检测，并确认结果为阴性。

2.RR-TB和MDR-TB治疗药物介绍

（1）A组：氟喹诺酮类，包括高剂量左氧氟沙星（≥750mg/d）、莫西沙星及加替沙星。WHO指出，这组药物为MDR-TB核心方案的最重要组成部分，能显著改善成人RR-TB及MDR-TB患者的疗效，因此，若非存在绝对禁忌证，必须纳入治疗方案。纳入顺序依次为：高剂量左氧氟沙星、莫西沙星和加替沙星。对于儿童RR-TB和MDR-TB同样推荐使用，但小于5岁或体重低于10kg的儿童慎用。氟喹诺酮类药物的安全性良好，但值得注意的是，莫西沙星可引起QT间期延长，联合有同样副作用的药物时（如贝达喹啉、德拉马尼）需要加强监测；2006年有加替沙星引起血糖异常的报道，但2014年的一项前瞻性研究表明，较之于未接受氟喹诺酮类药物的患者，加替沙星（400mg/d）无显著高血糖风险。

（2）B组：二线注射类药物，包括阿米卡星、卷曲霉素、卡那霉素、链霉素。现有的证据表明，二线注射类药物可增加MDR-TB患者的治疗成功率，因此，若非存在严重禁忌证，建议纳入治疗方案。对阿米卡星、卷曲霉素或卡那霉素的选择要根据现实效能分析决定，在上述3个药物均无法应用的情况下，可考虑将链霉素加入MDR-TB核心方案（在链霉素不耐药的情况下）。对病情较轻的儿童患者，考虑到此类药物的危害可能超过潜在获益，可不应用；但若对氟喹诺酮类药物耐药，则尽可能保留B组药物。此类药物需要严格检测不良反应，最严重不良反应的为听力减退和肾毒性，风险发生率与药物总累积量相关，因此，有既往用药史的患者尤应注意。

（3）C组：其他二线核心药物，包括乙硫异烟胺（或丙硫异烟胺）、环丝氨酸（或特立齐酮）、利奈唑胺和氯法齐明，这是WHO首次提出的一个新概念。WHO在2016指南中强调，在设计MDR-TB方案时，需要纳入2种或2种以上

C组药物。在不少研究证实了利奈唑胺和氯法齐明对MDR-TB甚至是广泛耐药结核病具有良好治疗效果的基础上，WHO首次将利奈唑胺和氯法齐明列入核心药物，从而也确立了这两种药物在耐药结核病治疗中的地位和价值。但在使用这些药物时，应注意其不良反应。乙硫异烟胺和丙硫异烟胺的主要副作用为胃肠功能紊乱，在与对氨基水杨酸联合应用时可能出现甲状腺功能减退（停药后可缓解）；环丝氨酸可引起神经精神不良反应；利奈唑胺可以引起血小板减少症和贫血，严重者危及生命，还可能引起周围神经病和视神经病变；氯法齐明的主要副作用为皮肤变色或变暗，并可能延长QT间期。

（4）D组：可以添加的药物，但不能作为MDR-TB治疗的核心药物，分为三个亚类。

1）D1组，包括吡嗪酰胺、乙胺丁醇和高剂量异烟肼。WHO认为，在无耐药依据、药物耐受性尚可的情况下，通常在核心药物的基础上可以添加D1组药物，以提高患者的治疗成功率。乙胺丁醇可能导致发生眼毒性，但若不超过推荐剂量，则风险较低。近期的随机对照试验提示，应用高剂量异烟肼治疗成人MDR-TB并未增加肝毒性风险；此外，结核性脑膜炎儿童患者对高剂量的异烟肼亦有极好的耐受性。

2）D2组，包括贝达喹啉和德拉马尼。这两种药物是近年研发的新药，具体应用参见WHO相关指南。

3）D3组，包括对氨基水杨酸、亚胺培南-西司他丁、美罗培南、阿莫西林/克拉维酸、氨硫脲。WHO强调，这组药物仅在RR-TB或MDR-TB治疗时不能组成5种核心药物时才考虑使用。研究显示，对氨基水杨酸可以明显提高MDR-TB的治疗效果。不少证据表明，阿莫西林/克拉维酸在体外研究中具有良好的抗结核分枝杆菌作用，同时也有较强的早期杀菌活性。由于结核分枝杆菌在本质上对大环内酯物类药物（克拉霉素、阿奇霉素）耐药，目前亦无证据显示其与MDT-TB治疗有效相关，因此，不建议将克拉霉素和阿奇霉素纳入MDR-TB治疗方案。现有的研究表明，对氨基水杨酸的副作用发生率高达12.2%，并与治疗成功无明显相关性。氨硫脲可引起严重的皮肤反应，包括Stevens-Johnson综合征和中毒性表皮坏死松解症（可能导致死亡），特别是HIV携带者，需要密切监测。

### （二）传统RR-TB和MDR-TB个体化方案

所谓传统RR-TB和MDR-TB个体化方案是指WHO在2011年《耐药结核病管理规划指南》和2014年《耐药结核病管理规划指南伙伴手册》提出的强化期8个月、巩固期12个月、总疗程20个月的MDR-TB化疗方案。WHO在2016指南中对该方案进行了更新和修订，主要推荐如下。

（1）对于RR-TB及MDR-TB患者，推荐在强化期应用包含至少5种有效抗结核药物的方案，包括吡嗪酰胺及4个核心二线抗结核药物：A组1个，B组1个，C组至少2个（一定条件下建议，证据质量极低）。如果以上的选择仍不能组成有效方案，可以加入1种D2组药物，再从D3组选择其他有效药物，从而组成含5种有效抗结核药物的方案。若因耐药（可靠的药物敏感性试验或充分的证据）或药物不良反应不能继续使用吡嗪酰胺，可以从C组或D组中选择替代药物（首选D2，次选D3）。D1组药物的选择必须衡量其加入效益，MDR-TB方案的药物总数必须衡量其预期收益与危害，以及患者对药物的耐受性。

儿童的方案制定原则基本和成人相同，但在疾病较轻且B组药物（二线注射药物）相关的危害超过其潜在获益的情况下，可以不用B组药物。

（2）高剂量异烟肼和（或）乙胺丁醇可以进一步加强治疗方案（一定条件下建议，证据质量极低）。无论是传统或短程MDR-TB方案，若无异烟肼耐药依据或异烟肼耐药情况不确定，在治疗方案中都应该加入异烟肼。对于新的抗结核药物贝达喹啉和德拉马尼，仍然按照2013年及2014年WHO的临时指南应用（儿童不推荐使用）。

### （三）短程RR-TB和MDR-TB标准化方案

WHO在2016指南中指出，对于之前未接受二线药物治疗的RR-TB及MDR-

TB患者，可以采用9～12个月的短程MDR-TB标准化方案替代20个月的传统个体化方案（一定条件下建议，证据质量极低）。对于既往接受过1个月以上二线药物治疗，或对氟喹诺酮类药物和二线注射药物耐药或高度怀疑耐药的患者，不可采用标准化短程方案。该短程RR-TB和MDR-TB标准化方案分为强化期和巩固期：强化期4个月（若无痰抗酸杆菌涂片阴转的证据，延长至6个月），药物包括卡那霉素、莫西沙星、丙硫异烟胺、氯法齐明、高剂量异烟肼、吡嗪酰胺和乙胺丁醇；巩固期5个月，药物包括莫西沙星、氯法齐明、乙胺丁醇、吡嗪酰胺。WHO指出，可以用阿米卡星替代卡那霉素，至于是否可以用卷曲霉素替代没有明确规定；也可以采用加替沙星替代莫西沙星；乙硫异烟胺可以替代丙硫异烟胺。WHO指出，目前对于肺外耐药结核病和妊娠合并耐药结核病不推荐使用短程RR-TB和MDR-TB标准化方案。

综上所述，现有的研究表明，提高氟喹诺酮类药物的应用剂量及应用高一代氟喹诺酮类药物可增加治疗的有效率。利奈唑胺和氯法齐明具有较好的抗结核作用，但目前尚缺乏大样本研究。新药贝达喹啉、德拉马尼更是组合抗结核化疗方案的希望所在。新药、新方案的涌现使得缩短耐药结核病疗程、提高耐药结核病治愈率成为可能。在今后相当长一段时期内抗结核新药和新方案的研究仍然是耐药结核病临床研究的主要课题。

（陈雪融　顾　瑾　何文静　唐神结）

## 第二节　耐药结核病其他治疗

### 一、免疫治疗

耐药结核病患者一般病程长、病灶广泛、合并空洞多、免疫水平明显下降。

既往的多个研究表明，耐药结核病在使用有效的抗结核治疗方案的基础上联合使用免疫调节物，具有一定的疗效，具有促进痰菌阴转和空洞闭合等多方面作用。但目前免疫辅助治疗耐药结核病仍缺乏前瞻性、大样本的临床研究，仍需更多的基础和临床研究。将来随着对耐药结核患者免疫机制的深入了解和免疫制剂临床使用的经验积累，免疫治疗有望成为耐药结核病重要的辅助治疗方法之一。目前常见的免疫制剂大致可分为细胞因子、减毒菌株及菌株提取物、重组疫苗和其他免疫活性物质，近年临床使用报道如下。

由于机体细胞免疫功能失衡，Th2细胞的优势应答拮抗了Th1型反应，导致Th1细胞介导的有益于结核控制的细胞免疫受到抑制。多个细胞因子对Th1/Th2免疫状态具有调节作用。IL-2是重要的细胞免疫调节因子，具有使$CD8^{+}$T细胞活化、促使Th细胞增生、激活单核细胞和（或）巨噬细胞等多方面作用。既往多个研究证实了其在辅助治疗复治及耐药结核病的作用，并已通过国家食品药品监督管理局（CFDA）批准，用于复治及耐药结核病的治疗。杜德兵对MDR-TB患者在联合治疗方案的基础上加用IL-2隔日肌内注射20万U，共6个月，结果疗程结束时，联合治疗组痰菌阴转率、空洞缩小或闭合率比较单纯化疗组均有显著性改善（$P<0.05$）；随访18个月联合治疗组痰菌复阳率显著低于单纯化疗组组（$P<0.05$）。作者认为，MDR-TB 患者存在免疫功能低下，采用中等剂量IL-2长程间歇治疗，副反应较轻，可明显改善机体的免疫功能，提高疗效及降低远期复发率。其他细胞因子如IFN-γ、IFN-α、IL-12等临床使用疗效不尽相同，有待于更多观察。

母牛分枝杆菌菌苗早在1964年就分离机使用，其活化巨噬细胞，并能抑制结核超敏反应而减少组织的坏死，具有双向免疫调节作用，目前临床已使用多年，既往研究报道较多。Yang等对微卡辅助治疗初治结核病进行*Meta*分析结果显示微卡有助于提高结核病患者痰涂片的阴转率，加速影像学所见的病灶吸收，有利于结核空洞的关闭。洪茵等人报道了使用母牛分枝杆菌菌株联合抗结核药治疗MDR-TB的疗效，结果治疗组6个月末痰菌阴转率、疗程结束时痰菌阴转率和空洞闭合率均显著高于观察组（$P<0.01$）。所以认为母牛分枝杆菌菌苗的使用有利于病灶恢复，临床上可作为耐多药肺结核的辅助手段。还有母牛分枝杆菌辅助治疗耐药/难治结核病的多篇报道，结果类似。乌体林斯是灭活的草分枝杆菌，国内研究也发现其作为辅助治疗耐多药结核病的有效作用，但研究量总体较少。卡介苗多糖核酸也有报道，但用于耐药结核病辅助治疗不多。

治疗性疫苗主要为结核分枝杆菌抗原加细胞因子融合基因的多重疫苗，以Ag85B-ESAT-6或Ag85B、ESAT-6等为基础加佐剂等合成，目前处于不同的临床研究阶段。刘敏等人由分枝杆菌热休克蛋白70、Ag85A 和ESAT-6构建了多表位DNA疫苗进行动物实验。结果多表位DNA 疫苗组小鼠血清特异性IgG 抗体、IL-2、IFN-γ和淋巴细胞增殖指数均明显高于PBS 组和BCG 组（$P<0.05$）;多表位DNA 疫苗联合抗结核化疗药能明显降低耐药结核病小鼠肺、脾菌落计数和肺、肝和脾脏指数（$P<0.05$）。认为多表位疫苗均优于BCG，能显著提高抗结核药物对耐药结核病小鼠的疗效。作为结核病防治性疫苗有着很好的开发前景，有必要进一步深入研究。

刘明等人对多耐药结核病患者隔日胸腺五肽肌内注射，治疗组患者的$FEV_1$、FVC和$FEV_1$/FVC等肺功能指标好转明显，治疗组患者的各项免疫功能指标值均明显高于对照组患者（均$P<0.05$），接受胸腺五肽辅助治疗后各个时间点的痰菌阴转率均显著高于对照组患者（$P<0.05$）。研究认为胸腺五肽辅助治疗可以优化多耐药肺结核患者的肺功能、增强免疫功能、促进痰菌阴转。李泽贵等对胸腺五肽联合常规抗结核药物治疗方案对比疗效发现，联用胸腺五肽组痰菌阴转率、病灶吸收好转率均明显高于常规治疗组的（$P<0.05$）。认为胸腺五肽联合常规抗结核药物方案治疗耐药性肺结核可获得良好疗效，且优于单用常规抗结核药物。

## 二、手术

由于对心血管系统影响较大，传统的人工气胸及人工气腹萎陷疗法治疗结核病近年临床较少应用。对于耐多药肺结核经长期多种药物联合治疗，治疗效果依旧不理想，通过内科治疗失败后，手术治疗即成为重要的治疗手段之一。耐药结核病的手术治疗可切除排菌空洞及其周围坏死组织，减少肺内荷菌量，从而扭转患者的不利局面。此外，耐药结核病的并发症如大咯血、曲霉菌感染、支气管扩张、气胸、支气管胸膜瘘、气管支气管狭窄、脓胸等也是手术适应证。

WHO在2014年版《耐药结核病规划管理指南伙伴手册》中指出，耐药结核病的外科治疗仍是较有效的治疗方法，目前认为在治疗2个月后进行手术可能更合理一些，应选择病变局限的患者进行外科治疗，术后仍需继续完成化疗疗程。

Mordant等综述了MDR/XDR-TB患者的手术适应证、并发症、死亡率和细菌学阴转情况。检索到177篇手术治疗MDR-TB/XDR-TB的文章，包括35篇系列手术报道及1个容纳24个队列研究的荟萃报道。系列手术报道的治疗成功率为47%～100%，并发症的发生率为0～29%，死亡率0～8%。荟萃分析认为手术切除与治疗成功显著相关（*OR*：2.24，95%*CI*：1.68～2.97）。但作者认为上述所有研究都存在选择偏倚。国际公认的指南指出：在手术切除后，必须进行多学科评估，制定个体化、长期的抗结核化疗方案，术前对每个病例必须给予仔细分析和讨论。手术时机有待进一步研究。陈其亮等为探讨手术联合化疗治疗耐多药肺结核的临床治疗效果，选取2003年1月至2013年10月在陕西省结核病防治院收治的耐多药肺结核患者，进行手术联合化疗治疗。观察组在治疗3个月后进行手术，术后继续进行化疗18～21个月。与对照组患者比较，观察组患者在治疗6个月、12个月、24个月的痰菌阴转率均显著提高，观察组患者在治疗24个月的肺部X线好转率显著提高。其他多篇文献报道类似。由此可见，手术联合化疗治疗耐多药肺结核能够提高痰菌阴转率及病灶吸收率。

对于难以治愈的肺功能较差的终末期耐药肺结核患者，进行肺移植也是一种有效的治疗方法，但是目前报道较少。

## 三、介入治疗

傅瑜等研究发现：在抗结核治疗及加母牛分枝杆菌免疫治疗的基础上，进行气管镜下介入治疗，结果介入治疗结核分枝杆菌阴转率、病灶吸收率、治疗有效率、空洞闭合率多项指标改善明显。认为介入疗法对耐多药肺结核具有加速痰细菌学阴转、病灶吸收和空洞闭合的作用，可促进症状改善，提高患者的生活质量。

除了气管镜下介入治疗，空洞病灶进行CT引导下经皮肺穿刺注药局部治疗也取得了较好疗效。纤维支气管镜灌注给药的方法操作复杂，且不易将药物准确地注入空洞病灶，由于结核空洞壁的屏障作用，药物不易达到有效浓度。近年来经皮肺穿刺注药治疗耐多药肺结核空洞在国内有一定的应用，该方法注入准确，局部药物浓度大，有利于疾病恢复，临床应用疗效显著。既往文献报道，在CT引导下对30例耐多药空洞性肺结核患者进行经皮肺穿刺注药治疗，结果显示：经皮肺穿刺注药可加速病灶吸收、空洞缩小及闭合的速度，促进痰菌阴转，取得了70%的痰菌阴转率和50%的空洞闭合率，随访1～2年复发率仅4.8%。该方法很少引起咯血或痰中带血，发生气胸的机会也较低。所以认为：CT引导经皮肺穿刺注药治疗耐多药空洞型肺结核的近期疗效有提高，操作安全，不良反应少，值得临床推广应用。

田葵等人报道的低剂量CT介入治疗，在大幅度降低辐射量的同时仍可提供准确的病灶信息，与常规介入穿刺组患者的穿刺成功率及疾病转归（痰菌阴转率、空洞闭合及缩小率等）相比，差异无显著性。所以低剂量CT引导下的空洞注药技术在大大降低辐射量的同时既保障了穿刺治疗的成功，又促进了MDR-TB患者的疾病转归，因此，值得临床推广。

## 四、中医药治疗

抗结核化疗联合传统的中医药治疗耐药结核病，据报道也取得了一定的疗效。如高孟秋等对肺泰胶囊采用随机、单盲、多中心的临床研究显示，试验组显效率、空洞闭合率、痰涂片阴转率、免疫功能、临床症状改善等指标均较对照组有明显改善。

## 五、耐药结核病的治疗新方法

（1）有研究发现，维生素C可以促进离子和其他分子反应从而产生活性氧自由基，不仅可以杀灭对药物敏感的结核分枝杆菌，也可以杀灭耐多药和广泛耐药性结核分枝杆菌。新加坡研究团队的研究成果显示：通过筛选能增强免疫系统自噬作用的药物，发现二甲双胍也具有显著的抗结核作用。其能够激活磷酸腺苷活化蛋白激酶（AMPK），从而调节免疫系统自噬功能。二甲双胍通过诱发线粒体活性氧的生成来抑制结核分枝杆菌的胞内生长，对耐药结核分枝杆菌有相同的作用，还能增强传统抗结核药物的疗效，而且还有减轻组织炎症、增强免疫反应的作用。二甲双胍联合现有的一线抗菌药物或可作为TB潜在的联合治疗方案。

（2）几十年来，吸入抗生素对治疗肺囊性纤维化有一定价值，通过肺途径给药治疗肺结核也已经引起广泛的兴趣，尤其是对耐多药和广泛耐药结核病。许多现有抗结核药物以及抗结核新药有望在将来实现经肺直接给药，包括一线药物利福平、吡嗪酰胺、异烟肼，二线药物氨基糖苷类、氟喹诺酮类等。利福平、吡嗪酰胺、异烟肼通过肺部直接给药，局部药物浓度大大提高，因而可使肺部耐药的结核分枝杆菌对已耐药的药物变为敏感而用于治疗MDR/XDR-TB。二线药物如氨基糖苷类已用于吸入治疗，阿米卡星、卷曲霉素和莫西沙星，甚至氯法齐明、利奈唑胺将来也可能经肺给药。

（3）耐多药和广泛耐药结核病治疗效果不佳与患者的免疫功能紊乱相关。研究显示，间充质干细胞（MSC）具有免疫调节作用，采用自体骨髓间充质干细胞辅助治疗，可以将患者机体内的慢性炎症转化为有益的免疫反应，并进而改善其临床预后。Skrahin、Aliaksandr等人对30例耐多药或广泛耐药结核病患者进行自体骨髓间充质干细胞输注的安全性进行了评价。结论认为该治疗作为结核病辅助治疗是安全的，其疗效仍有待于更多的临床研究。

（4）光能治疗是否对结核病有效尚不得而知，但已有用光动力治疗非结核分枝杆菌病的报道，说明这一突破性技术已从实验室阶段迈向临床试验阶段。光能治疗的主要作用是产生独特的活性氧，因此，我们可以想象它完全可以用来治疗耐药结核病。

（刘一典 李 亮）

## 参考文献

1. 周望溪,黄艺群.含莫西沙星方案与左氧氟沙星方案治疗.老年人耐多药肺结核的效果比较.中国基层医药,2015,22(1):69-71.

2. 刘会,董雅坤,张娜,等.耐多药肺结核患者不同化疗方案疗效及不良反应的临床观察.河北医科大学学报,2015,36(3):265-268.

3. 王庆枫,王隽,王敬,等.含不同剂量左氧氟沙星方案的抗耐多药结核病疗效研究.中国防痨杂志,2015,37(2):161-166.

4. 石海萍,韩莉.含氯法齐明方案治疗耐多药肺结核近期疗效观察.陕西医学杂志,2015,44(5):605-607.

5. 陈其亮,李军校,许军利,等.手术联合化疗治疗耐多药肺结核的临床疗效观察.临床和实验医学杂志,2015,14(7):553-556.

6. 范玉美,李凫坚,夏强,等.浙江省耐多药肺结核患者对二线药物的耐药情况及近期疗效分析.中华临床感染病杂志,2015,8(1):26-30.

7. 戈启萍,杜建,姜广路,等.标准复治化疗方案治疗多耐药与敏感复治肺结核患者的对比研究.中国防痨杂志,2015,37(8):879-884.

8. 曾熙玲,王庆枫,初乃惠. 耐多药结核病的死亡危险因素探讨.中国医刊, 2015,50(5)：101-104.

9. 刘会,张晓光,安贺娟.电子支气管镜三联注药联合化疗治疗耐多药肺结核疗效分析.国际呼吸杂志,2015,35(4):261-264.

10. 耿书军,刘建玲,高官聚,等.经支气管镜局部注射辅助治疗耐多药肺结核的疗效及对患者免疫功能的影响.中国内镜杂志,2015,21(3):243-245.

11. 唐神结,许绍发,李亮.耐药结核病学.北京:人民卫生出版社, 2014.

12. 曾熙玲,初乃惠,刘志敏.耐药结核病辅助治疗的进展.结核病与肺部健康杂志, 2013,2(4):222-227.

13. 唐神结.耐药结核病综合治疗的回顾与展望. 结核病与肺部健康杂志, 2014,3(3):141-147.

14. 范琳, 耐多药肺结核的免疫治疗研究进展. 中国防痨杂志, 2015,37(11): 1144-1149.

15. 杜德兵.耐多药肺结核患者 sIL-2R 表达及 IL-2治疗的疗效观察. 医学临床研究, 2014,31(1): 59-61.

16. 洪茵,林宪和.母牛分枝杆菌菌苗联合抗结核药治疗MDR-TB疗效观察. 中国热带医学, 2009(05): 850-851.

17.曹赋,李文志.母牛分枝杆菌菌苗治疗难治性肺结核病疗效观察. 中国社区医师(医学专业), 2010,23: 26.
18.杨晓燕.母牛分枝杆菌肌注对耐多药性肺结核患者血清VIP和IL-17水平的影响. 山东医药, 2013,30: 53-55.
19.刘敏, 孙钢,刘如意.结核多表位DNA疫苗免疫效果及其对小鼠耐药结核病的疗效观察. 西安交通大学学报(医学版),2014,03: 311-314.
20.刘明,张全禄,余花,等.胸腺五肽辅助治疗多耐药肺结核患者的临床研究. 中国现代医学杂志, 2014,25: 87-89.
21.李泽贵, 杜识博,黄嘉,等.胸腺五肽联合常规抗结核药物治疗耐药性肺结核33例. 中国药业, 2013, 22(19): 95-96.
22.聂文娟, 初乃惠. WHO2014年版《耐药结核病规划管理指南伙伴手册》系列解读之七(耐多药与广泛耐药结核病的治疗). 中国防痨杂志, 2015, 37(7):800-802.
23.陈其亮,李军校,许军利,等.手术联合化疗治疗耐多药肺结核的临床疗效观察.临床和实验医学杂志,2015,14(7):553-556.
24.杜佳辉, 袁五营,张光照.手术治疗耐多药和广泛耐药肺结核的临床效果评价. 中国综合临床, 2015, 31(6):528-531.
25.窦学军, 龚昌帆,闫东杰.手术联合化疗治疗耐多药肺结核结果分析. 中国防痨杂志, 2007,29(4): 336-338.
26.荆朝辉,陈静瑜,朱艳红,等.双肺移植治疗结核毁损肺. 中华结核和呼吸杂志, 2007,30(3): 217-219.
27.傅瑜, 初乃惠, 苑松林,等. 介入疗法在耐多药肺结核综合治疗中的作用. 中华结核和呼吸杂志, 2008, 31(2):95-98.
28.唐神结, 肖和平, 李红,等. 经皮肺穿刺注药治疗耐多药肺结核空洞的近远期疗效观察. 中国防痨杂志, 2009, 31(2):94-99.
29.田葵,余辉山, 沙晋璐. 低剂量CT定位下的介入治疗在耐药空洞型肺结核中的应用. 放射学实践, 2013, 28(10):1069-1072.
30.金龙, 胡卫华, 高明霞,等. 中药芪甲利肺胶囊辅助治疗难治性肺结核的临床观察. 实用临床医药杂志, 2014, 18(2):97-98.
31.高孟秋, 朱莉贞, 苑松林,等. 中药肺泰胶囊辅助治疗复治肺结核的近期疗效及安全性观察. 中华结核和呼吸杂志, 2006,(2):134-136.
32.马晓平, 马晓红, 马晓光,等. 芪甲利肺胶囊治疗肺结核310例临床观察报告. 中华中医药杂志, 2006, 21(5):275-276.
33.World Health Organization, Global tuberculosis report 2015. WHO/HTM/MTB/2015.2
34.DawsonR, DiaconAH, EverittD, et al. Efficiency and safety of the combination of moxifloxacin, pretomanid (PA-824), and pyrazinamide during the first 8 weeks of antituberculosis treatment: a phase 2b, open-label, partly randomised trial in patients with drug-susceptible or drug-resistant pulmonary tuberculosis. Lancet, 2015,385(9979):1738-1747.
35.TheeS, Anthony J. GP, DraperH R, et al.Pharmacokinetics and safety of moxifloxacin in children with

multidrug - resistant tuberculosis. Clin Infect Dis, 2015,60(4):549-556.

36.Jo KW, Lee SD, Kim WS, et al. Treatment outcomes and moxifloxacin susceptibility in ofloxacin-resistant multidrug-resistant tuberculosis. Int J Tuberc Lung Dis, 2014,18:39-43.

37.Tang S, Yao L, Hao X, et al. Clofazimine for the treatment of multidrug-resistant tuberculosis: prospective, multicenter, randomized controlled study in China. Clin Infect Dis, 2015,60(9):1361-1367.

38.Padayatchi N, Gopal M, Naidoo R. Clofazimine in the treatment of extensively drug-resistant tuberculosis with HIV coinfection in South Africa: a retrospective cohort study. J AntimicrobChemother, 2014, 69:3103-3107.

39.Hwang TJ, Dotsenko S, Jafarov A. Safety and availability of clofazimine in the treatment of multidrug and extensively drug-resistant tuberculosis: analysis of published guidance and meta-analysis of cohort studies. BMJ Open,2014,4:e004143. doi: 10.1136/bmjopen-2013-004143.

40.Sotgiu G, Pontali E, Migliori GB. Linezolid to treat MDR-/XDR-tuberculosis:Available evidence and future scenarios. EurRespir J, 2015,45(1): 25-29.

41.Tang S, Yao L, Hao X, et al.Efficacy, safety and tolerability of linezolid for the treatment of XDR-TB:Astudy in China. EurRespir J, 2015,45(1): 161-170.

42.Ramírez-Lapausa M, PascualPareja JF, Carrillo Gómez R, et al. Retrospective study of tolerability and efficacy of linezolid in patients with multidrug-resistant tuberculosis (1998-2014).EnfermInfeccMicrobiol Clin,2016,34(2):85-90.

43.Lewis JM, Sloan DJ. The role of delamanid in the treatment of drug-resistant tuberculosis. TherClin Risk Manag, 2015, 11(5):779-791.

44.Skripconoka V, Danilovits M, Pehme L. Delamanid improves outcomes and reduces mortality in multidrug-resistant tuberculosis . Eur Respir J, 2013, 41(6):1393-1400.

45.Kwon YS, Jeong BH, Koh WJ. Delamanid when other anti-tuberculosis-treatment regimens failed due to resistance or tolerability.Expert OpinPharmacother, 2015,16(2):253-261.

46.Diacon AH, Pym A, Grobusch M. The diarylquinolineTMC207 for multidrug-resistant tuberculosis. N Engl J Med,2009,360(23):2397-2405.

47.Mingote LR, Namutamba D, Apina F, et al. The use of bedaquiline in regimens to treat drug-resistant and drug-susceptible tuberculosis: a perspective from tuberculosis-affected communities. Lancet ,2015, 385(9966): 477-479.

48.GonzaloX , CasaliN , BrodaA , et al. Combination of amikacin and doxycycline against multidrug-resistant and extensively drug-resistant tuberculosis. Int J Antimicrob Agents, 2015,45(4):406-412.

49.Unsal E, Güler M, Ofluoglu R, et al. Factors associated with treatment outcome in 64 HIV negative patients with multidrug resistant tuberculosis. J Thorac Dis,2013 ,5(4):435-439.

50.MilanovV, FalzonD, ZamfirovaM, et al. Factors associated with treatment successand death in cases with multidrug-resistanttuberculosis in Bulgaria, 2009–2010. International Journal of Mycobacteriol,2015, 9(2): 131-137.

51.Ribeiro Macedo L, Reis-Santos B, Riley LW, et al. Treatment outcomes of tuberculosis patients in

Brazilian prisons: A polytomous regression analysis.Int J Tuberc Lung Dis,2013,17(11):1427-1434.

52.Ahmed MM,Mohammed SH,Nasurallah HA. Mutation in katG315 is, possibly, a good prognostic marker for treatment with second-line drugs in multi-drug resistant tuberculosis: A preliminary study. Indian J Med Microbiol,2013 ,31(4):395-400.

53.Schnippel K, Shearer K, Evans D,et al. Predictors of mortality and treatment success during treatment for rifampicin-resistant tuberculosis within the South African National TB Programme, 2009 to 2011:A cohort analysis of the national case register. IntJInfectDis, 2015, 39(10):89-94.

54.Kempker RR, Kipiani M, Mirtskhulava V, et al. Acquired drug resistance in mycobacterium tuberculosis and poor outcomes among patients with multidrug-resistant tuberculosis. Emerg Infect Dis,2015,21(6):992-1000.

55.Daniels JF, Khogali M, Mohr E, et al. Time to ART initiation among patients treated for rifampicin-resistant tuberculosis in Khayelitsha, South Africa: Impact on mortality and treatment success. PLoS One, 2015,10(11):e0142873.

56.Shean K, Streicher E, Pieterson E, et al. Drug-Associated Adverse Events and Their Relationship with Outcomes in Patients Receiving Treatment for Extensively Drug-Resistant Tuberculosis in South Africa. PLoS One, 2013,8(5):e63057.

57.Sotgiu G, Pontali E, Migliori GB. Linezolid to treat MDR-/XDR-tuberculosis: available evidence and future scenarios. EurRespir J, 2015,45(1): 25-29.

58.Otero L, OrbegosoA D, NavarroA F, et al. Time to initiation of multidrug-resistant tuberculosis treatment and its relation with outcome in a high incidence district in Lima, Peru.TropMed IntHealth, 2015,20(3): 322-325.

59.Isaakidis P, Paryani R, Khan S, et al. Poor outcomes in a cohort of HIV-infected adolescents undergoing treatment for multidrug-resistant tuberculosis in Mumbai.PLoS One,2013,8(7):e68869.

60.O'Donnell MR, Padayatchi N, KvasnovskyC,et al. Treatment outcomes for extensively drug-resistant tuberculosis and HIV co-infection. Emerg Infect Dis,2013,19(3):416-424.

61.Seddon JA, Hesseling AC, Godfrey-Faussett P, et al. High treatment success in children treated for multidrug-resistant tuberculosis: an observational cohort study. Thorax,2013 Sep 24. doi: 10.1136/thoraxjnl-2013-203900.

62.ChienJY, ChenYT, Wu SG, et al. Treatment outcome of patients with isoniazid mono-resistant tuberculosis.ClinMicrobiol Infect, 2015, 21(1): 59-68.

63.Lee H, Jeong BH, Park HY, et al. Treatment Outcomes of Fluoroquinolone-Containing Regimens for Isoniazid-Resistant Pulmonary Tuberculosis. Antimicrob Agents Chemother,2015,60(1):471-477.

64.Yang, X.Y.Mycobacterium vaccae as adjuvant therapy to anti-tuberculosis chemotherapy in never-treated tuberculosis patients: a meta-analysis. Plos One, 2010, 6(9): 1367-1368.

65.Mordant P, Henry B, Morel S, et al. Adjuvant surgical resection for multidrug-resistant tuberculosis: A review. Rev Mal Respir, 2014, 31(6): 511-524.

66.Shiraishi Y, Katsuragi N, Kita H, et al. Experience with pulmonary resection for extensively drug-resistant tuberculosis. Interactive Cardiovascular & Thoracic Surgery, 2008, 7(6): 1075-1078.

67.Iddriss A, Padayatchi N, Reddy D, et al. Pulmonary resection for extensively drug resistant tuberculosis in durban, South Africa. Annals of Thoracic Surgery, 2012, 94(2):381-386.

68.Chen J Y, Zhu Y H, Jin C H, et al. Successful Treatment of Multi-Drug Resistant Tuberculosis by Double Lung Transplantation. Annals of Thoracic Surgery, 2009, 87(5):1611-1613.

69.Vilchèze C, Hartman T, Weinrick B, et al. Mycobacterium tuberculosis is extraordinarily sensitive to killing by a vitamin C-induced Fenton reaction. Nature Communications, 2013, 4(5):54-56.

70.Singhal A, Jie L, Kumar P, et al. Metformin as adjunct antituberculosis therapy. Science Translational Medicine, 2014, 6(263):159.

71.Hoppentocht M, Hagedoorn P, Frijlink H W, et al. Developments and strategies for inhaled antibiotic drugs in tuberculosis therapy: A critical evaluation. Eur J Pharm Biopharm, 2014,86(1): 23-30.

72.Skrahin A, Ahmed R K, Ferrara G, et al. Autologous mesenchymal stromal cell infusion as adjunct treatment in patients with multidrug and extensively drug-resistant tuberculosis: An open-label phase 1 safety trial.Lancet Respiratory Medicine, 2014, 2(2):108-122.

73.Chang JE, Oak CH, Sung N, et al. The potential application of photodynamic therapy in drug-resistant tuberculosis. Journal of Photochemistry & Photobiology B Biology, 2015, 150:60-65.

74.World Health Organization. WHO treatment guidelines for drug-resistant tuberculosis-2016 update. WHO/HTM/TB/2016.4.

75.World Health Organization. Guidelines for the programmatic management of drug-resistant tuberculosis-2011 update. WHO/HTM/TB2011.6.

76.World Health Organization. Companion handbook to the WHO guidelines for the programmatic management of drug-resistant tuberculosis. WHO/HTM/TB/2014.11.

# 第七章
# 特殊人群结核病治疗进展

## 第一节　结核病合并HIV感染的治疗

艾滋病是由人类免疫缺陷病毒引起的一系列免疫缺陷、免疫损害及免疫功能不全综合征。机体感染HIV后经过急性感染期、无症状期后，最后进入艾滋病期，临床上患者主要表现为各种机会感染和肿瘤。尽管ART在临床的广泛应用使HIV/AIDS患者机会性感染明显减少，但结核分枝杆菌感染仍是HIV/AIDS患者常见的机会性感染之一，也是AIDS患者死亡的首要原因。WHO 2015年全球结核病报告：2014年全球新发结核病患者960万人，其中12%为HIV阳性患者；结核病死亡的患者约150万人，其中40万为HIV阳性患者。

相对于非HIV患者，结核病合并HIV感染（TB/HIV）患者的治疗更为复杂：ART和抗结核治疗之间存在相互影响，药物之间存在相互作用，药物不良反应可能增加；TB/HIV患者在ART过程中还可出现结核病相关免疫重建炎性综合征（tuberculosis-associated immune reconstitution inflammatory syndrome，TB-IRIS）。这些都对TB/HIV患者的治疗提出挑战。

## 一、TB/HIV患者的抗结核治疗

TB/HIV患者的抗结核治疗与非HIV感染者的治疗原则、方案选择等基本一致，强调抗结核治疗优先。但抗结核治疗疗程、剂量、给药频率等尚存有争议。

### （一）非耐药结核病

WHO推荐在已知HIV阳性和生活在艾滋病流行地区的结核病患者应接受至少6个月的利福平治疗；最佳标准方案为强化期2个月利福平、异烟肼、吡嗪酰胺和乙胺丁醇，继续期4个月的利福平和异烟肼（2HRZE/4HR），最佳给药频率是每日服药。不能耐受者继续期可采用间歇给药（每周3次），但间歇给药者较每日给药者可能增加结核复发的风险。

TB/HIV合并感染的抗结核治疗最佳疗程迄今仍存在争议。一般认为：直接督导下短程化疗（DOTS）策略下2HRZE/4HR可取得良好疗效。但有研究发现：在TB/HIV患者中，与抗结核治疗疗程6个月者相比，疗程为9个月者细菌学复发率更低。在确证性研究结论出现之前，对TB/HIV患者的抗结核治疗疗程，建议：①6个月疗程适合多数病例；②治疗2个月时痰MTB培养仍为阳性者应延长疗程至9个月；③中枢神经系统受累者应延长疗程至9～12个月；④骨和关节受累者应延长疗程至9个月；⑤依从性不佳者应酌情延长。

### （二）耐药结核病（DR–TB）

HIV感染者合并耐药结核病（DR-TB/HIV）的抗结核治疗与非HIV感染者的治疗原则、方案选择、疗程等类似。参照我国《耐药结核病化学治疗指南（2015）》，考虑到HIV感染的因素，提出以下抗结核治疗建议。

1.DR-TB/HIV抗结核治疗方案的制定原则与推荐方案　DR-TB/HIV抗结核治疗方案的制定原则与推荐方案同非HIV感染耐药结核病，此不赘述。

2.DR-TB/HIV抗结核治疗药物的选择　DR-TB/HIV抗结核治疗药物的选药原则与非HIV感染耐药结核病相同，但还应注意以下几点。

（1）尽量不选择与抗病毒药物有毒性叠加的抗结核药物。

（2）对耐利福平的耐药结核病，原则上不推荐选择其他利福霉素类药物，如利福布丁或利福喷丁。

（3）尽量避免氟喹诺酮类药物与去羟肌苷联用；若必须联用，应服用氟喹诺酮类药物前6小时或2小时后服用去羟肌苷。去羟肌苷的糖衣片可与氟喹诺酮类药物同时使用。

（4）克拉霉素与抗病毒药物有相互作用，不推荐使用克林霉素。

（5）禁忌使用氨硫脲，因为氨硫脲可能导致HIV感染者出现严重不良反应（Stevens-Johnson综合征）。

（6）在TB/HIV高流行的地区，鉴于注射器感染和HIV感染者过于消瘦，在可能的情况下，避免肌内注射链霉素。

## 二、TB/HIV患者的抗逆转录病毒治疗

抗病毒药物的作用原理是阻断对HIV复制功能具有重要作用的酶活性。高效抗逆转录病毒治疗（HAART）至少是3种抗逆转录病毒药物的联合应用，尽管不能治愈HIV感染，但ART可明显降低HIV感染进展的风险，防止其发展为艾滋病和死亡，减少病毒传播。有研究显示，未启动ART的TB/HIV患者仅接受抗结核治疗成功率低、病死率高。而TB/HIV患者在结核病治疗之前或治疗期间启动ART可将结核病的死亡风险降低3/5。

### （一）何时启动抗病毒治疗

TB/HIV患者ART的最佳启动时间一直在讨论中，绝大多数研究支持继抗结核治疗后尽早（于抗结核治疗启动8周之内）开始ART。虽然TB/HIV患者早期启动ART增加了免疫重建炎症综合征发生的风险，但早期ART有利于$CD4^+$T淋巴细胞计数的恢复，通过重建免疫功能及预防机会感染，能够改善生存率，明显降低死亡率及结核病复发率，推荐尽早开始ART。也有研究认为在抗结核治疗8周内

和8周后启动HAART对生存率无明显差异，抗结核治疗4～8周启动HAART临床效益最优。

WHO新修订的《使用抗逆转录病毒药物治疗和预防艾滋病毒感染的综合指南》，再次强调了对HIV/TB患者的ART启动时机，建议对于所有患有活动性结核病（包括DR-TB）的HIV感染者，无论其CD4⁺T 细胞计数如何，都应启动ART；应首先进行抗结核治疗，随后尽早（于抗结核治疗启动头8周之内）启动ART；对于CD4⁺T细胞计数＜50/μl的患者，应当于开始抗结核治疗2周内启动ART。

关于耐多药结核病合并HIV感染（MDR-TB/HIV）患者开始ART的时机，有研究认为无论患者CD4⁺T 细胞计数结果如何，在MDR-TB治疗6～8周后启动ART。当CD4⁺T细胞计数≤100 / μl时，抗结核治疗后尽早（建议2周以内）启动ART。

### （二）抗逆转录病毒药物

目前国际上共有6类，计30多种药物（包括复合制剂），分为核苷类逆转录酶抑制剂（NRTIs）、非核苷类逆转录酶抑制剂（NNRTIs）、蛋白酶抑制剂（PIs）、整合酶链转移抑制剂（INSTIs）、融合抑制剂（FIs）及CCR5抑制剂（maraviroc）。国内的抗逆转录病毒药物有NRTIs、NNRTIs、PIs和INSTIs 4类。WHO推荐的青少年和成人抗病毒药物见表7-1。

**表7–1　推荐的青少年[a]和成人抗病毒药物**

| 药物名称 | 用法与用量 | 主要不良反应 | ARV 药物间相互作用和注意事项 |
|---|---|---|---|
| 核苷类逆转录酶抑制剂（NRTIs） | | | |
| 阿巴卡韦（ABC） | 300mg 每日 2 次或 600mg 每日 1 次 | 高敏反应；恶心、呕吐、腹泻 | 有条件时应在使用前查 HLA-B*5701，如阳性不推荐使用 |
| 去羟肌苷（ddI） | 400mg 每日 1 次（＞ 60kg）250 mg 每日 1 次（≤ 60kg） | 胰腺炎；外周神经炎；恶心、呕吐、腹泻等；乳酸酸中毒和 / 或肝脂肪变性 | 与 IDV、RTV 合用应间隔 2 小时；与 d4T 合用会使二者的毒副作用叠加 |
| 恩曲他滨（FTC） | 200mg 每日 1 次 | 头痛、腹泻、恶心和皮疹，皮肤色素沉着 | |
| 拉米夫定（3TC） | 150mg 每日 2 次或 300mg 每日 1 次 | 不良反应少，且较轻微。偶有头痛、恶心、腹泻等不适 | |

**续表**

| 药物名称 | 用法与用量 | 主要不良反应 | ARV 药物间相互作用和注意事项 |
|---|---|---|---|
| 司他夫定（d4T） | 30mg 每日 2 次 | 外周神经炎；胰腺炎；乳酸性酸中毒和（或）肝脂肪变性 | 不能与 AZT 合用；与 ddI 合用会使二者的毒副作用叠加 |
| 齐多夫定（AZT） | 250 ~ 300 mg 每日 2 次 | 骨髓抑制、严重的贫血或嗜中性粒细胞减少症；恶心、呕吐、腹泻等；磷酸肌酸激酶（CPK）和 ALT 升高；乳酸酸中毒和（或）肝脂肪变性 | 不能与 d4T 合用 |
| 核苷酸类逆转录酶抑制剂（NtRTIs） | | | |
| 替诺福韦（TDF） | 300mg 每日 1 次 | 肾小管功能不全，范可尼综合征；骨矿物密度疾病；乳酸性酸中毒或伴有脂肪肝的严重肝大;乙肝加重(肝炎突发） | |
| 非核苷类逆转录酶抑制剂（NNRTIs） | | | |
| 依非韦伦（EFV） | 600mg 每日 1 次 | 持续中枢神经系统毒性（如异常做梦、抑郁或精神错乱）；肝毒性；抽搐；高敏反应，Stevens-Johnson 综合征；男性乳房发育症 | 可改用 NVP。如果患者也不能耐受 NNRTI，可使用强化 PIs |
| 依曲韦林（ETV） | 200mg 每日 2 次 | 严重皮肤反应或高敏反应 | 不建议与 NVP、EFV 和未增强的 PIs 合用 |
| 奈韦拉平（NVP） | 200mg 每日 1 次服用 14 天，随后改为 200mg 每日 2 次 | 肝毒性；严重皮疹和高敏反应（Stevens-Johnson 综合征） | 改用 EFV。如果患者也不能耐受 NNRTI，可使用强化 PIs |
| 蛋白酶抑制剂（PIs） | | | |
| 阿扎那韦 + 利托那韦（ATV/r） | 300mg+100mg 每日 1 次 | 心电图异常（PR 间期延长）；间接性高胆红素血症（显性黄疸）；肾结石和早产危险 | |
| 达芦那韦 + 利托那韦（DRV/r） | 800mg + 100mg 每日 1 次或 600mg + 100mg 每日两次 | 肝毒性；严重皮疹和高敏反应 | |
| 洛匹那韦 / 利托那韦（LPV/r） | 400mg/100mg 每日 2 次 | QT 间期延长；肝毒性；胰腺炎；早产、脂肪萎缩或代谢综合征、血脂异常或严重腹泻 | 与 ddI 合用时，ddI 应在本药服用前 1 小时或服用后 2 小时再口服 |
| 整合酶链转移抑制剂（INSTIs） | | | |
| 拉替拉韦（RAL） | 400 mg 每日 2 次 | 横纹肌溶解症、肌病、肌痛 | |

注：a. 体重超过 35kg 的青少年。

### （三）抗病毒治疗方案

TB/HIV患者ART方案也一直在讨论中，与抗结核治疗同时开展的ART方案选择十分重要。一线ART建议采用简化、毒副反应少、更便捷的治疗方案，如固定剂量复合制剂。WHO建议TB/HIV患者的一线ART方案包含两种非胸苷的NRTI以及一种NNRTI，EFV应作为优先选择的NNRTI类药物；推荐采用TDF＋3TC（或FTC）＋EFV固定剂量联合用药作为启动抗病毒治疗的首选方案，每日1次用药。HIV/TB患者的一线ART推荐方案见表7-2。

**表7–2　HIV/TB患者的一线抗病毒治疗方案**

| 目标人群 | 首选一线方案 | 备选一线方案[a] |
|---|---|---|
| 成人 | TDF ＋ 3TC（或 FTC）＋ EFV | AZT ＋ 3TC ＋ EFV<br>AZT ＋ 3TC ＋ NVP<br>TDF ＋ 3TC（或 FTC）＋ NVP |
| 体重 35kg 及以上的青少年（10 ～ 19 岁） | | AZT ＋ 3TC ＋ EFV<br>AZT ＋ 3TC ＋ NVP<br>TDF ＋ 3TC（或 FTC）＋ NVP<br>ABC ＋ 3TC ＋ EFV（或 NVP） |

注：a. 对于青少年，应当停止在一线治疗中使用 d4T，而且 d4T 应当仅在无法使用其他抗病毒药物的情况下、在严密监督下且尽可能短时间地使用。

## 三、TB/HIV联合治疗中主要药物间的相互作用

抗结核治疗与ART药物联合应用时，部分抗结核药物与抗病毒药物会产生明显的相互作用，从而影响了治疗效果，因此，在进行抗结核治疗和ART联合治疗时应给予高度重视。最重要的药物相互作用是发生在利福霉素衍生物与非核苷逆反转录酶抑制剂（NNRTI）和蛋白酶抑制剂（PI）之间的相互作用。

利福平能够提高NNRTIs的清除率，包括依非韦伦和奈韦拉平。虽然利福平通过激活CYP肝药酶系统，使依非韦伦血药浓度下降，但常规剂量依非韦伦仍在治疗浓度范围内而不影响其治疗效果。因此，依非韦伦可与利福平联合用于TB/HIV患者的治疗。利福平亦可降低奈韦拉平血药浓度，并使含奈韦拉平的ART方案疗效降低，建议在与含利福平的抗结核治疗方案同用时，用依非韦伦更换奈韦

拉平。但也有认为利福平对奈韦拉平血药浓度的影响程度仍在可接受范围内，两者联合应用仍是TB/HIV合并感染者治疗的备选方案。随着越来越多的HIV患者使用PI为基础的二线ART方案，对TB/HIV患者提供安全有效的治疗是一个紧迫的挑战。利福平和PI类药物合用时，可使PI类药物血药浓度显著下降，导致ART失败及对抗病毒制剂产生获得性耐药。WHO建议对接受利福平治疗的活动性结核病患者，所有标准剂量的强化PI类药物都禁忌使用。若需与含利福平的抗结核方案同用时，洛匹那韦/利托那韦合剂（LPV/r）剂量增倍或标准剂量的洛匹那韦与加强剂量的利托那韦联合使用，但是这样可能出现较强的毒性作用，需要密切加强临床与实验室监测。也有研究显示：标准抗结核治疗同步使用双倍剂量LPV/r（800mg/200mg，每日2次）治疗TB/HIV患者，治疗有效且患者耐受性良好。

利福布丁对CYP肝药酶系统的诱导能力弱，如果使用利福布丁替代利福平，强化PI类药物都可以相应以标准剂量联合使用。在越南的一项随机、开放、多剂量、两组、交叉的药物代谢动力学研究，比较LPV/r联合利福布丁每日与每周3次用药治疗成人TB/HIV患者，以确定最合适的利福布丁的剂量。结果显示：利福布丁对LPV/r的血药浓度无显著影响，用于TB/HIV患者的抗结核治疗，推荐剂量利福布丁每日150mg 。

总体而言，目前关于抗结核药物和ART药物间的相互作用知之甚少。已知下列几种药物间相互作用。

（1）利福霉素（利福平、利福喷丁和利福布丁）可诱导并激活PI和NNRTI类药物的CYP肝药酶系统，导致PI和NNRTI血药浓度水平降低，可使治疗无效或不良反应增加。在利福霉素类药物中利福平的诱导作用最强，其次是利福喷丁，利福布丁最弱。综合评价，当利福霉素需与PI/NNRTI类药物同时应用时，若条件允许，应首选利福布丁取代利福平。

（2）氟喹诺酮类药物和去羟肌苷之间，因去羟肌苷中含有铝/镁的抗酸剂，联合应用可能会导致氟喹诺酮类药物吸收率降低，应避免二药的联合应用。

（3）乙硫异烟胺/丙硫异烟胺也是通过CYP肝药酶系统代谢，推测其可能与ART药物相互作用，但其机制尚不明确。

（4）克拉霉素是CYP3A的底物和抑制剂，并且与PI及NNRTI类药物有多种相互作用，因其治疗结核病的疗效有限，应避免使用。

HIV/TB患者联合治疗常用主要药物相互作用及推荐处理方法见表7-3。

**表7-3　成人和青少年HIV/TB患者联合治疗常用主要药物相互作用及推荐处理方法**

| 抗病毒治疗方案 | 抗结核治疗方案 | 推荐处理方法 |
|---|---|---|
| 首选一线抗病毒治疗方案 | | |
| TDF ＋ 3TC（或 FTC）＋ EFV | 含利福平方案 | 不需调整 |
| 首选二线抗病毒治疗方案 | | |
| AZT+3TC+LPV/r | 含利福平方案 | LPV/r 剂量加倍（即 LPV/r 800mg/200mg，每日 2 次）或标准剂量的 LPV 与加强剂量的 RTV 联合使用（即 LPV/r 400mg/400mg，每日 2 次） |
| | 含利福布丁方案 | 不需调整 |

## 四、TB/HIV联合治疗中的药物不良反应

TB/HIV患者在抗结核治疗和ART联合治疗过程中，易发生叠加的药物不良反应，导致治疗复杂、难度加大。在联合治疗期间需密切监测药物副作用，在可能的情况下，应尽量避免应用具有叠加毒性的药物。常见的不良反应包括胃肠道反应、药物性肝损伤（drugs induced liver injury，DILI）、皮疹、甲状腺功能减退症、耳聋、精神症状和低钾血症等。

异烟肼和核苷类逆转录酶抑制剂均可引起周围神经病变，合用后可导致副反应增加。Getnet等在一项ART和抗结核治疗的药物肝毒性前瞻性研究结果显示：TB/HIV患者同时接受ART和抗结核治疗组发生DILI的风险是单纯结核病患者抗结核治疗组的10倍；HIV/TB患者仅接受抗结核治疗组发生DILI的风险是单纯结核病患者抗结核治疗组的4倍。

MDR-TB/HIV患者抗结核与ART联合治疗面临不良反应更多和疗效更差的局面。一项前瞻性观察性队列研究结果显示：MDR-TB合并HIV患者接受ART和抗结核治疗，合并使用d4T 、PAS和Eto出现甲状腺功能减退的风险增加1倍，在治疗的第3个月、第6个月以及此后每6个月基线促甲状腺激素（TSH）筛查是必要的。

目前联合治疗时常见的药物不良反应见表7-4。

**表7–4　抗病毒药物和抗结核药物常见的药物不良反应**

| 不良反应 | 抗病毒药物 | 抗结核药物 |
| --- | --- | --- |
| 胃肠道反应 | 阿巴卡韦、去羟肌苷 、恩曲他滨、齐多夫定 | 丙硫异烟胺、对氨基水杨酸、吡嗪酰胺、利福平、异烟肼、氯法齐明 |
| 肝损伤 | 依非韦仑、奈韦拉平 、蛋白酶抑制剂、去羟肌苷 、司他夫定、替诺福韦 | 吡嗪酰胺、异烟肼、利福平、丙硫异烟胺、对氨基水杨酸、乙胺丁醇 |
| 周围神经病变 | 去羟肌苷、司他夫定 | 异烟肼、环丝氨酸、利奈唑胺、氟喹诺酮类、丙硫异烟胺、乙胺丁醇 |
| 神经精神症状 | 依非韦仑 | 环丝氨酸、异烟肼、氟喹诺酮类、丙硫异烟胺 |
| 皮疹 | 奈韦拉平、依非韦仑、依曲韦林、阿巴卡韦、恩曲他滨 | 吡嗪酰胺、氟喹诺酮类、氯法齐明、或任何药 |
| 肾毒性 | 替诺福韦 | 氨基苷类、卷曲霉素 |
| 骨髓抑制 | 齐多夫定 | 利奈唑胺、利福布丁、利福平、异烟肼 |
| 心脏传导异常 | 蛋白酶抑制剂 | 贝达喹啉、氟喹诺酮类、氯法齐明 |
| 乳酸酸中毒 | 去羟肌苷、司他夫定、齐多夫定、替诺福韦 | 利奈唑胺 |
| 甲状腺功能减退 | 司他夫定 | 对氨基水杨酸、乙硫异烟胺 / 丙硫异烟胺 |

## 五、结核病相关免疫重建炎性综合征（TB–IRIS）

IRIS通常认为是HIV/AIDS患者对ART产生应答而引起的一系列与免疫重建相关的临床症状和体征，是ART的主要并发症之一。表现为病情稳定或趋于稳定过程中再次出现发热、淋巴结肿大、肺和肺外结核病变加重等病情恶化，常常伴随先前亚临床或未发现的机会性感染。IRIS 包括两种形式：治疗矛盾型IRIS、暴露型IRIS，TB-IRIS均可出现。TB-IRIS的预测因素包括：①开始ART前$CD4^+$T细胞计数较低（＜50个/微升）；②ART过程中CD4$^+$T细胞计数增加较快者；③治疗前HIV RNA载量高，而ART开始后下降迅速者；④结核病情严重者，如血行播散型结核和肺外结核（尤其是结核性脑膜炎）；⑤ART启动前抗结核治疗时间过短者。

TB-IRIS通常发生在开始ART的4周左右，发生率为9.2%～31%。Maryline等进行了一项前瞻性队列研究，573例TB/HIV患者抗结核治疗4～6周后开始ART，随访48周，结果显示较低的体重、贫血、基础CD4$^+$T细胞计数＜50个/微升以及涂阳肺结核是发生TB-IRIS的独立危险因素；是否发生TB-IRIS对结核病治疗成功率无影响；此项研究还发现ART 12周内发生TB-IRIS是TB/HIV患者48周内死亡的独立危险因素。有研究表明：ART治疗前的循环单核细胞亚群CD14$^+$CD16$^-$水平与TB-IRIS发生密切相关，其产生的活化炎性标志物CRP、TNF-α、IL-6水平升高能在一定程度预测TB-IRIS的发生，从而及早采取免疫干预预防其发生。另一项马来西亚和印度的队列研究结果显示：血清中IL-18含量越高，发生TB-IRIS风险越大。

一项由国际工作组专家制定的IRIS诊断标准已公开发表，见表7-5。临床上TB-IRIS表现为在ART过程中，出现与目前抗结核治疗相矛盾的结核病恶化，或结核潜伏感染转变为活动性结核病，两种现象都是患者结核病情加重，但常为自限性。出现上述现象时应当首先排除是否有新发疾病、药物不良反应，或抗结核治疗失败后才能诊断为TB-IRIS。绝大多数情况下，抗结核治疗和ART可继续进行，不用特殊处理而自愈；严重者可短期应用糖皮质激素或非甾体抗炎药控制。

**表7–5　IRIS的诊断标准**

| |
|---|
| 1. ART 开始前为活动性 TB，且对 TB 治疗有反应。 |
| 2. ART 开始，或重新开始，或因治疗失败而调整方案后 3 个月内出现 TB 相关 IRIS 症状（暴露 IRIS），患者需要符合下列至少 1 条主要标准或 2 条次要标准：（1）主要标准：新发或加重淋巴结肿大；冷脓肿或涉及其他局部组织；TB 新发的放射学特征或加重；新发或加重的中枢神经系统结核；新发或加重的浆膜炎。（2）次要标准：新发或加重的全身症状；新发或加重的呼吸系统症状；新发或加重的腹部疼痛，伴有腹膜炎、肝大、脾大或腹部淋巴结病。排除其他疾病 |

## 六、HIV感染者的异烟肼预防性治疗

HIV感染是目前已知的促使从结核潜伏感染发展成活动性结核病的最危险因素，HIV感染者较非HIV感染者的肺结核发病率明显增高。Alejandro等来自西班牙的一项回顾性研究结果显示：HIV阳性患者的结核病诊断率、死亡率、复发率分别是HIV阴性患者的100倍、100倍和4倍。

有研究已经证明异烟肼预防性治疗（isoniazid preventive therapy，IPT）LTBI的有效性，将发生结核病的风险降低了58%。IPT无论单独或者联合ART都能有效降低结核发病率，ART联合IPT的效果更显著，能进一步降低结核病发病率约80%，使重症HIV相关并发症发生率下降44%及死亡率下降35%。Molebogeng等的一项随机双盲研究显示，不论结核菌素皮肤试验（TST）或γ-干扰素释放试验结果如何，对于接受ART的HIV感染者，IPT可有效降低结核病的发病风险。何金戈等报道了305例无活动性结核病的HIV/AIDS患者开展IPT的效果，对患者提供6个月IPT、直接督导下服药，结果显示效果良好，IPT后随访12个月未出现活动性结核病患者；实施高质量的直接督导下治疗，治疗完成率达到97.4%；不良反应轻微，发生率为2.6%。IPT的临床效果显著、不良反应少、且服用方便；方案为异烟肼 300mg，每天1次。给HIV感染者提供IPT不会增加异烟肼耐药的风险，因此，担心发生异烟肼耐药不应该成为进行IPT的障碍（强烈建议，高质量的证据）。WHO报告2014年HIV阳性患者的IPT已达93.3万人，较2013年增加了60%。

关于IPT的持续时间，WHO在2013年新修订的《使用抗逆转录病毒药物治疗和预防艾滋病毒感染的综合指南》中提出以下建议：①为所有无活动性结核病的成人和青少年HIV感染者，提供IPT（至少6个月）而不用考虑结核菌素皮肤试验结果（强烈推荐，证据等级高）；②为所有无活动性结核病的成人和青少年HIV感染者，提供IPT（至少36个月）而不用考虑结核菌素皮肤试验结果（有条件推荐，中

等质量的证据）。基于近年一些研究的证据，WHO对36个月IPT和6个月IPT进行了重新评估，在2015版的指南中提出如下建议：在资源有限的结核病和HIV高流行地区，对排除活动性结核病的成人和青少年HIV感染者，无论结核菌素皮肤试验阳性或未知，均应给予至少36个月的IPT，无论患者是否正在接受ART、免疫抑制程度如何、既往是否有结核病史，以及是否正在怀孕（有条件推荐）。

（王婷萍　王卫华）

## 第二节　老年结核病的治疗

2010年我国第五次全国结核病患病率调查结果显示老年结核病患者占一半以上，其中年龄大于60岁组肺结核患病率最高，其活动性、涂阴和菌阳肺结核的患病率分别为1097/10万（637/57456）、177/10万（91/57456）和323/10万（179/57456），均高于总体水平的459/10万（1310/252940）、66/10万（188/252940）和119/10万（347/252940）。2014年估计全球15岁及以上涂阳结核病的发病率为257/10万，细菌学诊断结核病发病率为759/10万，而老年结核病的发病率高于该水平。日本2013年确诊结核病患者中，65岁及以上的占64.5%，80岁以上的占36.1%；自从1999年以来，85岁及以上患者比例持续高于65～84岁患者，65岁及以上肺结核患者细菌学阳性率高于15～64岁人群。老年结核病死亡率高，治疗疗效劣于非老年组。日本2013年新报道的65岁及以上的结核病患者中32.2%的患者在开始治疗的1年内死亡，其中19.2%的患者在3个月内死亡。老年结核病患者3个月内的死亡率随着年龄的增长而升高，65～69岁结核病患者3个月内的死亡率为6.8%，而90岁及以上患者死亡率则上升到37.7%。一线药物直接督导短程化疗仍然是治疗老年敏感结核病的主要药物，在老年结核病的治疗中同时必须重视对基础疾病的控制。对老年肺结核患者及时有效的治疗和治疗中的密切监测是提高老年结核病治疗成功率的关键。

## 一、治疗原则

老年结核病的化疗原则与其他各年龄组一样，应坚持早期、联合、规律、全程、适量五大原则。文献报道：高龄、免疫受损、低氧血症、没有早期抗结核治疗（患者因最初症状第一次住院时接受抗结核治疗）是90天内和1年内死亡的独立危险因素，晚期接受抗结核治疗（当患者确诊结核后，如结核分枝杆菌培养阳性，开始抗结核治疗）的涂阴患者死亡的危险性高于早期接受抗结核治疗的患者。

Vasakova M推荐老年结核病还应遵循以下原则：对于老年结核病患者应直接督导短程化疗（DOTS）；对老年患者给予综合关怀，强调个人护理在治疗中的重要性，还要减少患者流动性、增强患者的免疫功能；治疗对结核病预后有影响的并存病和并发症如肾衰竭、肝衰竭及胃肠功能紊乱等；由于老年人抗结核治疗过程中胃肠道不良反应发生率高及常伴有厌食症，应重视营养支持治疗；对老年结核病患者适当给予心理干预及关怀；在特定情况下整个抗结核治疗应以住院为基础。

## 二、治疗基础疾病

老年人常存在各种慢性基础疾病。已证明糖尿病、慢性营养不良、胃切除术后、酗酒、COPD、尘肺、结缔组织病、慢性肾脏病、恶性肿瘤等均易引起免疫功能降低而有利于结核病发病。糖尿病患者是结核病的易感人群，其肺结核患病率高于非糖尿病组的2～4倍。合并糖尿病的肺结核患者出现空洞的比例为71.0%，明显高于无糖尿病的肺结核患者；且痰培养阴转时间长于后者，2个月末痰培养阳性率（43.5%）同样高于非糖尿病组（18.8%）。因此，控制血糖是治愈肺结核的前提，延缓糖尿病并发症的出现也是治疗结核病的基本保障，对于有糖尿病的肺结核患者建议使用胰岛素控制血糖。COPD和肺结核的患病率都随着年龄增加而升高，老年COPD患者因气道防御功能下降以及经常使用糖皮质激素治疗，导致肺结核复燃或再感染。巴基斯坦拉合尔真纳医院的研究结果显示40岁及以上既往没有抗结核治疗病史的诊断为COPD的患者活动性结核病的发病率为7.5%，老年、男性、吸烟的COPD患者更易并发活动性结核病。中国台湾的一项关于激素使用与结核病的关联的研究中，因使用激素患活动性结核病的患者中有12.6%患者因哮喘、28.9%患者因COPD使用激素。长期使用吸入性激素的患者增加2.04倍结核病进展的风险，长期使用口服糖皮质激素的患者增加3.03倍结核病进展风险，这些风险随着糖皮质激素日剂量的增加而增加。在COPD或支气管哮喘合并肺结核的治疗过程中应尽量减少全身激素的使用，在稳定期应适时将吸入激素减量。结缔组织病患者由于机体细胞免疫功能受损，而且需使用激素及免疫抑制剂治疗，易发生活动性结核病。抗风湿药物增加患活动性结核病的风险，其中以肿瘤坏死因子抑制剂类药物风险最高，其他药物如糖皮质激素、环磷酰胺、羟氯喹、甲氨蝶呤等也增加患结核病风险，并影响结核病治疗 。一旦结缔组织病患者合并活动性结核病，二者相互影响，治疗相互冲突。结缔组织病合并活动性结核病时是否使用肿瘤坏死因子抑制剂治疗存在争议。文献报道1例73岁的老年女性患者因类风湿关节炎接受肿瘤坏死因子抑制剂阿达木单抗治疗19个月后发生活动性肺结核，但该文献认为即使患有活动性肺结核在抗结核治疗过程中，若病情需要仍可继续接受肿瘤坏死因子抑制剂治疗。对于肾衰竭需肾脏替代治疗（RRT）的患者，范立萍建议利福平应在RRT前给药，异烟肼和吡嗪酰胺应在RRT后给药，可使药物达到最佳有效浓度，有效维持RRT合并肺结核患者的抗结核治疗效果。

## 三、治疗方案的制定

老年初治敏感肺结核治疗以包含异烟肼、利福平、吡嗪酰胺、乙胺丁醇（HRZE）或异烟肼、利福平、吡嗪酰胺（HRZ）为主要方案，疗程6～9个月。氨基糖苷类抗结核药尽量少用或酌减剂量。一般主张前两个月的强化期宜含上述全部药物而后4～7个月则可停用乙胺丁醇、吡嗪酰胺及氨基糖苷类药物。也有作者主张为安全起见，采用HR或HRE方案即可。常用的方案有2HRE（Z/4～7HRE（HR）、2HRE/4～7HR或9HRE。复治肺结核可参照WHO指南给予2HRZES/1HRZE/5HRE、3HRZES/5HRE，但是强化期不推荐使用链霉素，可将强化期延长1个月，也可酌情用左氧氟沙星替代。若因各种原因不能使用异烟肼或吡嗪酰胺者，可用左氧氟沙星替代。WHO关于结核病治疗成功率的目标是超过85%，但是欧盟统计老年患者治疗成功率低于85%。Oshi DC对比分析了尼日利亚老年结核病患者的治疗转归，所有患者均接受以社区为基础的直接督导短程化疗，方案为2RHZE/6EH及2RHZE/4RH，结果显示老年组治疗成功率为68.9%。但是若没有使用利福平的禁忌证者WHO不推荐继续期不含利福平的2RHZE/6EH方案。印度关于老年肺结核治疗结局的研究，初治患者给予Ⅰ类方案$2H_3R_3Z_3E_3/4H_3R_3$及Ⅲ类方案$2H_3R_3Z_3/4H_3R_3$，复治患者给予Ⅱ类方案$2H_3R_3Z_3E_3S_3/1H_3R_3Z_3E_3/5H_3R_3E_3$抗结核治疗，Ⅰ类方案治愈或完成治疗老年组71%；Ⅲ类方案治愈或完成治疗老年组77%。但是对于老年患者Ⅰ类方案与Ⅲ类方案治疗结局差异未进行统计学分析。虽然我国并不提倡间歇疗法，但对于耐受性差的老年患者可酌情考虑。不能耐受者可采用对氨基水杨酸异烟肼复合制剂替代异烟肼、以乙胺丁醇替代链霉素、以左氧氟沙星替代吡嗪酰胺和以利福喷丁替代利福平。

耐药结核病化疗方案应以我国《耐药结核病化学治疗指南（2015）》推荐的各种化疗方案为基础，结合患者用药史、药物敏感性试验结果、经济状况、本地区的耐药情况以及患者的耐受性及脏器功能情况适当增减药物，制定个体化方案，必要时适当延长疗程。老年耐药结核病治疗的原则要考虑安全、有效、经济。对老年结核病患者要酌情放宽二线药品及喹诺酮类药品的使用范围，包括对氨基水杨酸钠、利福喷丁等，已有研究论证了利福喷丁治疗结核病的优势。老年患者氨基糖苷类针剂的选择要十分慎重，70岁以上患者不推荐使用。必须要使用时可给予常规用量的1/2～3/4量或隔日用药，也可根据肌酐清除率给药。郝晓晖等总结了上海市老年MDR-TB患者的治疗转归，该研究根据老年患者的肝肾功能情况及药物敏感性试验为患者制定较为合理的个体化治疗方案，疗程为24个月，化疗方案主要药物组成为：对氨基水杨酸或对氨基水杨酸异烟肼、乙胺丁醇、吡嗪酰胺、左氧氟沙星、丙硫异烟胺和克拉霉素等，不包含注射剂。研究结果治愈率仅为28.8%，失败率27.1%，死亡率17.0%，丢失率13.6%。环丝氨酸在耐多药及广泛耐药结核病的治疗中取得了较好的治疗效果，但是关于环丝氨酸在老年患者中的应用情况尚不明确。韩国仁济大学釜山白医院对18～75岁患者关于MDR-TB治疗药物浓度监测，结果显示包含环丝氨酸（＜20 μg/ml）、丙硫异烟胺（＜1 μg/ml）、莫西沙星（2.5 μg/ml）低药物浓度在治疗2个月末痰菌阴转组及未阴转组无统计学意义，而环丝氨酸不良反应随血药浓度增高不良反应发生概率增高。因此，老年患者可给予250mg，每日2次治疗，酌情给予监测血药浓度。

## 四、治疗中的不良反应及监测

利福平是抗结核治疗中重要的杀菌剂，含利福平治疗方案治疗结局优于不含利福平治疗方案。一项关于高龄结核患者使用利福平治疗副作用及临床预后的研究显示：在接受利福平治疗时，高龄和肝炎是不良结果的独立相关因素。与非老年组相比较，老年组患者更易发生肝损伤、胃肠道反应及治疗不良结局，结果还显示高龄患者使用二线药物时更容易出现不良后果。戈启萍对129例含丙硫异烟胺和对氨基水杨酸治疗方案发生药物性肝损伤的患者进行研究分析，结果显示应用含丙硫异烟胺（Pto）和（或）对氨基水杨酸等二线抗结核药物时应警惕药物性肝损伤的发生。在不同抗结核药物组合方案中，丙硫异烟胺+对氨基水杨酸+吡嗪酰胺方案的药物性肝损伤发生率高达20.7%，高于丙硫异烟胺+吡嗪酰胺方案的9.8%，高于总体发生率7.5%。因此，老年患者的应避免丙硫异烟胺+对氨基水杨酸+吡嗪酰胺方案，若必须使用，应减量使用并密切监测。

## 五、关注药物间的相互作用

许多老年结核病患者有基础疾病。在结核病治疗开始时，应询问患者目前所服药物。利福平可诱导药物代谢，降低以下相关药物的浓度和效果。为了保证治疗效果，有必要增加相关药物的剂量或尽量避免同时使用。当停用利福平后，其代谢诱导效应在2周内消除，此时其他药物的剂量应相应降低。利福平可大幅减少以下药物的浓度和效应。

抗感染药物（某些抗逆转录病毒药物如甲氟喹；唑类抗真菌药；克拉霉素、红霉素、多西环素、阿托伐醌、氯霉素）；激素（包括炔雌醇、炔诺酮、他莫昔芬、左甲状腺素）；美沙酮；华法林；环孢素；皮质类固醇；抗惊厥药（包括苯妥英钠）；心血管药物，包括地高辛（应用于肾功能不全时）、毛地黄毒苷、维拉帕米、硝苯地平、地尔硫䓬、普萘洛尔、美托洛尔、依那普利、氯沙坦、奎尼丁、美西律、妥卡尼、普罗帕酮；茶碱；磺酰脲类降血糖药；降血脂药物，包括辛伐他汀与氟伐他汀。

对于老年结核病的治疗应采取综合治疗措施，而且需要具体的策略来解决老年结核病的全程管理。临床医师应在遵循WHO及我国结核病诊治指南基础上，保障治疗安全的前提下，综合考虑老年结核病患者病情、经济状况及当地的医疗资源制定安全有效的抗结核治疗方案，以提高老年结核病的治愈率。

（梅早仙　吴　琦）

# 第三节　儿童结核病的治疗

WHO发布的2015年全球结核病报告中指出，2014年全球约有100万儿童罹患结核病，其中14万人死于结核病，仅有1/3的儿童被成功诊断出来并接受药物治疗。儿童结核病治疗有着不同于成人的特殊性，近年来儿童结核病治疗方面取得了较大进展，现总结如下。

## 一、儿童抗结核药物用药剂量

WHO2014年出版的《国家儿童结核病管理指南（第二版）》中指出，年龄可能会影响药物代谢。当给予5岁以下幼儿与成人及较大儿童每千克体重相同的药物剂量时可能达不到相同的血药浓度；而在幼儿给予每千克体重更大的药物剂量时可达到有效杀菌浓度。该指南推荐儿童一线抗结核药物剂量范围如下：异烟肼为10mg/kg（7～15mg/kg），每日最大剂量300mg；利福平为15mg/kg（10～20mg/kg），每日最大剂量为600mg；吡嗪酰胺为35mg/kg（30～40mg/kg）；乙胺丁醇为20mg/kg（15～25mg/kg）。儿童体重达到25kg，即可应用成人剂量；幼儿可选择剂量范围的高值，较大儿童选择剂量范围低值。研究表明：修改后的推荐剂量有很好的安全性，并未因药物剂量增加而增加由异烟肼或吡嗪酰胺导致的肝损伤、乙胺丁醇引起的视神经损害等。

## 二、新诊断的儿童结核病治疗方案

WHO 2014版《国家儿童结核病管理指南》中对新诊断的不同类型儿童结核病患者的治疗方案进行了推荐。指南中指出，对新诊断的结核病患儿的抗结核方案有以下几点建议：①抗结核方案中应包括6个月利福平；②链霉素因应用不便及安全性问题，不再推荐作为儿童肺结核或淋巴结结核的一线治疗药物；③抗结核药物全程均需应用合适的剂量，药物剂量要随体重增加进行调整。

同时，该指南中指出不同地区及人群推荐不同的治疗方案如下。①HIV低流行（和HIV阴性）和异烟肼低耐药地区，涂阴肺结核、胸内淋巴结结核、外周淋巴结结核，推荐治疗方案为2HRZ/4HR；除了结核性脑膜炎和骨结核以外的，病变广泛的肺结核、涂阳肺结核、严重的肺外结核，推荐治疗方案为2HRZE/4HR。②HIV高流行或异烟肼耐药高流行或两者均存在的地区：涂阳肺结核、涂阴肺结核合并或不合并广泛肺实质病变，除结核性脑膜炎和骨结核以外的所有肺外结核，推荐治疗方案为2HRZE/4HR。③所有地区的结核性脑膜炎和骨结核治疗方案2HRZE/10HR。HIV高流行或异烟肼耐药高流行地区，强化期予四联方案主要原因是为减少MDR-TB的发生危险及传播。

另外，对于儿童结核病是否适合间歇治疗，指南中也给出了具体建议：HIV高流行地区或确定有HIV感染及肺部有广泛病变及血行播散性结核病的患儿不推荐应用间歇治疗方案。每周3次的方案可推荐用于HIV阴性和DOT策略执行好的治疗机构的儿童；非HIV流行地区，每周3次的间歇治疗方案可作为一种治疗选择。印度的Ramachandran等研究了727例HIV感染的1～15岁结核病儿童强化期间歇治疗方案的药物代谢动力学结果发现：利福平、异烟肼和吡嗪酰胺的血药峰浓度低于正常峰浓度的儿童比率分别为97%、28%和33%，5岁以下儿童与5岁以上者相比有较低的平均异烟肼、吡嗪酰胺的血药峰浓度和药时曲线下面积，在研究的所有因素中，吡嗪酰胺的血药峰浓度对治疗结果影响最明显。由于目前使用的抗结核药物没有儿童剂型，而碎片药物剂量及血药浓度与整片药物之间可能存在一定差异，因此，研发适合儿童剂型的抗结核药物是有必要的。

## 三、儿童结核性脑膜炎的治疗进展

儿童自身免疫力较弱，体内缺乏结核病特异性抗体，一旦感染结核分枝杆菌，容易发生结核血行播散和结核性脑膜炎。儿童结核性脑膜炎不仅影响儿童的健康成长，且死亡率高。儿童结核性脑膜炎强化期治疗一般为2～3个月，必须联合应用HRZ，其中HR是治疗的关键。链霉素和乙胺丁醇不易透过血脑屏障，但在脑膜有炎症时通透性增加，可推荐使用。一般吡嗪酰胺应用3个月，病情重或恢复较慢者可延长到6个月。巩固期治疗联合应用HR，若脑脊液培养阳性或病情重、症状缓解缓慢者，疗程可延长到12～24个月。糖皮质激素有抗炎症、抗纤维性变的作用，可使中毒症状及脑膜刺激症状迅速消失、颅内压降低和脑积水减轻，为有效的辅助疗法。激素的剂量和疗程要适中，目前常用泼尼松或泼尼松龙1.5～2mg/（kg・d），最大量不超过45mg/d；足量激素用4～6周后缓慢减量，根据病情在2～3个月内减完，总疗程8～12周。控制颅高压和脑积水可以使用脱水剂和利尿剂。常用20%甘露醇0.5～1.5g/kg，每日3～4次；甘油果糖每日1～2次。呋塞米可直接抑制钠进入正常或损伤的脑组织，缩小脑容积，降低脑脊液的生成率，使尿排出增多，剂量每次0.5～1mg/kg。乙酰唑胺为碳酸酐酶抑制剂，可抑制脑室脉络丛中碳酸酐酶的作用，从而使脑脊液生成减少，降低颅内压，对慢性脑积水更为适用，剂量20～40mg/（kg・d），持续2周至6个月。侧脑室穿刺引流适用于急性脑积水及慢性脑积水急性发作，用其他降颅压措施无效，或疑有脑疝形成时。侧脑室穿刺引流有效表现为颅压增高症状很快缓解或消失，如高热下降、头痛和呕吐消失、抽搐停止、呼吸变规则、意识障碍明显好转或恢复正常。一般持续引流时间1～3周，引流量每天可达50～200ml。如果引流时间较长者，可两侧脑室交替穿刺引流。侧脑室引流只能起到缓解症状的作用，长期引流易继发感染。对于严重梗阻性脑积水，在抗结核治疗脑脊液基本恢复正常或炎症基本控制的情况下，可考虑采用脑室脑池分流术。

Chiang等分析了2014年10月12日之前出版的有关儿童结核性脑膜炎治疗结果的文献，19项研究符合纳入标准，共分析了1636名儿童结核性脑膜炎的治疗结果，在诊断时为疾病晚期的患者占47%（307/657名），并且与极差的治疗结果相关。死亡风险为19.3%（95%*CI*：14.0～26.1），无神经系统后遗症生存概率为36.7%（95%*CI*：27.9～46.4），幸存者中神经系统后遗症的危险性为53.9%（95%*CI*：42.6～64.9）。Chiang分析后认为：即使给予治疗，儿童结核性脑膜炎往往预后不良，且早期不易诊断，因此，应强调结核病接触儿童预防性治疗的重要性以及结核性脑膜炎可疑者经验性治疗的门槛要低。

类固醇激素是治疗结核性脑膜炎的重要药物。由于在儿童结核性脑膜炎时尚缺少类固醇激素最佳剂量的指南，Shah等纳入了63名患结核性脑膜炎的儿童使用不同剂量糖皮质激素进行研究，发现泼尼松龙2mg/（kg·d）的剂量既发挥了最佳的治疗效果，还同时发生不良反应程度和概率最低，可作为推荐剂量。

为估计结核性脑膜炎儿童最佳的利福平和左氧氟沙星口服剂量，Savic等汇总了成人血清和脑脊液药物代谢动力学试验数据和儿童血清药物代谢动力学数据。为达到使用成人药效学模型数据定义的利福平和左氧氟沙星的目标值，儿童需要的利福平每日剂量至少为口服30mg/kg或静脉注射15mg/kg，而口服左氧氟沙星剂量至少需要达到19～33mg/kg。

Moultrie等对HIV阳性且接受利福布丁和洛匹那韦/利托那韦的5岁以下儿童中利福布丁的药物代谢动力学和安全性研究分析结果发现，与成人每日接受150mg利福布丁相比，儿童利福布丁剂量为5mg/kg，每周3次，结果显示，利福布丁和25-*O*-去乙酰基利福布丁的药时曲线下面积和血药峰浓度值均较低。但仍不确定接受洛匹那韦/利托那韦治疗的结核病儿童有效的利福布丁剂量。

## 四、儿童耐药结核病的治疗进展

儿童耐药结核病大多为初始耐药，多由耐药结核病患者直接传播而来，极少为反复治疗不愈所致。据专家估计，2011年全球耐药结核病患者中儿童占10%～20%，即每年大约有8万例患儿为耐药结核病。其中大约4万例为耐多药结核病。治疗时应尽量以药物敏感性试验结果指导治疗，避免对儿童不必要地使用毒性大的药物。由于儿童MDR-TB危及生命，故在儿童中使用抗结核药物无绝对的禁忌，尤其是在患儿生命受到威胁的情况下，但应充分掌握每种抗结核药物的风险与获益，并在治疗过程中进行密切的安全性监测。

WHO指南中指出，儿童MDR-TB治疗原则与成人相同，治疗方案中需包含注射剂及氟喹诺酮类药物，这些药物在儿童中使用经验较少，也缺乏适合儿童的二线药物剂型及合适剂量的药物代谢动力学资料，选择时需谨慎。尽管二线抗结核药物的药物代谢动力学数据有限，但给予适当治疗，儿童MDR-TB甚至XDR-TB患者的治疗预后是乐观的。

由于儿童应用二线抗结核药物长期治疗的经验不多，设计治疗方案时应仔细考虑每一种药物的利弊。特别是在治疗开始时，要与家庭成员进行坦诚沟通。有结核病密切接触史的儿童原发或初始耐药结核病，应注意参考密切接触者的抗结核药物使用史和药物敏感性试验结果。药物剂量除乙胺丁醇外，一般按照药物剂量范围的高限使用。治疗过程中需根据患儿体重变化及时调整药物剂量。

氟喹诺酮类药物可引起犬类的软骨发育异常，但该现象并未在人体中得到证实。对于氟喹诺酮类药物在儿童耐药结核病患儿中的应用，WHO 2014年版《耐药结核病规划管理指南伙伴手册》中指出：氟喹诺酮类药物治疗儿童耐药结核病的获益大于风险，在儿童耐药结核病治疗中可以考虑应用，原则上不推荐氟喹诺酮类药物用于体重小于10kg的儿童，病情危重且无其他有效药物可选择时可谨慎使用。莫西沙星作为治疗MDR-TB的重要药物，对儿童的长期影响仍需要进一步观察研究。Thee等报道了在南非使用莫西沙星推荐剂量10mg/（kg·d）治疗儿童耐多药结核病的药物代谢动力学和安全性的研究结果，共有23名7～15岁儿童参与，6例（26.1%）为HIV感染，莫西沙星的$C_{max}$中位数、$AUC_{(0\sim8h)}$、$T_{max}$和半衰期分别为3.08（2.85～3.82）μg/ml、17.24（14.47～21.99）μg·h/ml、2.0（1.0～8.0）小时和4.14（IQR：3.45～6.11）小时，与整片相比，碎片药的$T_{max}$更短，除了1名儿童出现肝脏毒性外，所有其他的患儿不良反应轻微，没有QT间隔延长的不良反应发生。作者认为：儿童对莫西沙星10mg/（kg·d）耐受性良好，与成人每日接受400mg相比具有较低的血清浓度，因此，治疗MDR-TB的儿童可能需要更高剂量的莫西沙星。此外，乙硫异烟胺、对氨基水杨酸、环丝氨酸等药物在儿童耐药结核病治疗中也是有效的，且耐受性良好。

Garcia-Prats等利用数据系统评价利奈唑胺治疗小儿耐药结核病的疗效，结果显示，8篇文献中18例儿童难治耐药肺结核接受利奈唑胺治疗，所有患儿痰培养均阴转，其中15例已经成功治愈，9例有不良事件，5例仅需要利奈唑胺减量，2例因不良事件永久停用利奈唑胺。作者认为：利奈唑胺治疗儿童MDR-TB或XDR-TB具有较好疗效，在对儿童安全可用的新的抗结核药物出现之前，利奈唑胺是儿童难治性耐药结核病治疗方案的一个重要组成部分。Rodrigues等描述了2例新诊断的小儿耐药结核病，虽然有良好的临床效果，但是利奈唑胺和阿米卡星发生了严重的副作用，分别出现了骨髓发育不良和神经性听觉减退，表明多学科的方法密切监测对患儿治疗管理的重要性。

为评价儿童MDR-TB的总体疗效，Seddon等以149例15岁以下儿童MDR-TB为研究对象，以WHO指南指导下的方案进行治疗并随访，患儿平均月龄36个月，32例（22%）HIV（+），59例（40%）为实验室确诊。94例（66%）接受注射剂，平均疗程13个月，36例（24%）治愈，101 例（68%）可能治愈。提示90%以上的儿童MDR-TB可以治疗成功，且对非严重性MDR-TB儿童建议可以适当缩短疗程。

儿童耐多药结核病治疗复杂，治疗难度大，如果与HIV感染共存，会进一步增大治疗难度。结核病合并HIV感染者开始实施ART有可能引发结核相关免疫重建炎症综合征，虽然此综合征在成人已得到了很好的研究，但在儿童的发病率、病死率、基础免疫病理学和治疗方法知之甚少。

## 五、儿童潜伏结核感染的预防性治疗进展

### （一）常规预防性治疗进展

对儿童潜伏结核感染患者，如何采取预防性治疗措施及保证安全性、提高治疗依从性等方面取得了一定的进展。Devrim等对1038名接受异烟肼预防用药的患儿进行研究，结果显示异烟肼对儿童的肝毒性较低，而且停药后肝功能大部分都可以恢复。该研究对5岁以下儿童给予异烟肼预防性治疗策略的实施提供了安全性

方面的证据支持。Villarino等对来自全球29个研究点的近千名2～17岁结核潜伏感染患者进行了一项随机、不设盲的临床试验，比较了3个月12剂的利福喷丁联合异烟肼治疗方案与9个月270剂异烟肼单药治疗方案的疗效及安全性。结果显示3个月12剂的利福喷丁+异烟肼联合治疗与9个月270剂的异烟肼单药治疗疗效相同，而治疗完成率更高，此方案可能成为治疗儿童潜伏结核感染的新的替代方案。

### （二）耐药结核病密切接触者的预防性治疗

为评价耐多药结核病暴露后儿童预防性治疗的效果，Chiappini等进行了文献综述，收集文章至2012年9月，共18篇文章，其中8篇国际指南、4篇综述、4篇回顾性、2篇前瞻性，18篇文章一致认为对特殊的高危人群（包括5岁以下及免疫缺陷儿童）进行预防性耐多药治疗是有效的。然而对5岁以上或免疫正常的儿童是否使用预防性治疗，尚无统一意见。

在已知传染源药物敏感性的情况下，对儿童耐多药结核潜伏感染患者已有相应的尝试预防治疗方法。Garcia-Prats等在南非进行的耐多药结核病暴露的接触者调查结果显示：从以家庭为基础的日间护理中心的成人病例痰中培养出耐异烟肼、利福平和阿米卡星的结核分枝杆菌，确定了38例15岁以下密切接触儿童，34例同意接受常规筛查，所有患儿均无肺结核和免疫缺陷病毒感染，其中5岁以下患儿23 例，8例PPD试验硬结直径为10mm，最后24例接受了6个月氧氟沙星、乙胺丁醇和高剂量异烟肼的预防性治疗，21例完成12个月随访，结果无活动性结核病发生。作者认为，积极地预防性治疗可以避免耐药结核病发生。

另外，Adler-Shohet等报道了31名儿童在暴露于1例耐多药肺结核教师后发展为潜伏结核感染，26例采用左氧氟沙星和吡嗪酰胺治疗，12例因不良反应需要改变治疗，最常见的不良反应包括腹痛、关节痛/肌痛和转氨酶升高，所有儿童至少报道了1种不良反应，15例完成了治疗。作者认为，MDR-TB预防性治疗不良反应发生率高，尽管不良反应是短暂的，仍应谨慎使用含氟喹诺酮类的二线药物。然而，Seddon等在南非进行的一项前瞻性队列研究，选取5岁以下或HIV

（+）的15岁以下儿童暴露于假定氧氟沙星敏感的耐多药结核者，共选取186例MDR-TB暴露的儿童，接受6个月氧氟沙星、乙胺丁醇和高剂量异烟肼治疗。219例进行了随访，其中141例（75.8%）依从性好，仅有7例（3.7%）发生3级不良反应，1例（0.5%）死亡，6例（3.2%）发展为结核病；治疗效果差的相关因素为年龄小于1岁、暴露于多个传染源以及治疗依从性差。研究表明：患儿对3种药物组成的预防治疗方案耐受性好，如果坚持治疗很少发展为活动性结核病或死亡，对于暴露于耐多药患者的易感儿童可考虑给予预防性治疗。

总之，在儿童结核病治疗方面进展颇多。WHO推出了《儿童结核病管理指南（第二版）》，为儿童结核病治疗和管理指明了方向。儿童耐药结核病治疗、儿童结核性脑膜炎治疗、结核潜伏感染治疗等热点方面的研究也取得较大突破，为提高儿童结核病的治愈率、降低死亡率提供了可靠的手段。

（戈启萍　卢水华　李　亮　唐神结）

# 第四节　妊娠结核病的治疗

结核病是导致15～45岁育龄妇女死亡的三大病因之一，据估算2014年全球有320万妇女新发活动性肺结核，48万妇女死于肺结核。妊娠结核病因增加围生期妇女的死亡率和早产率及胎儿低体重率而受到重视。妊娠结核病由于临床表现缺乏特异性、部分症状体征易被妊娠表现所掩盖、不便接受X线检查筛查而易延误诊治。在育龄期妇女活动性结核的检出比例较低，说明妊娠和产后结核病的流行病学研究存在巨大的缺口，妊娠结核病的发病率在结核高负担国家可能远远被低估。由于很多的因素，妊娠结核病的发病率并不确切，但基本上与普通人群相似。据估计2011年全球有超过20万孕妇诊断为活动性结核病，大部分患者来自撒哈拉沙漠以南的非洲地区，其次是东南亚地区。推荐在疑诊妊娠肺结核时行痰或肺泡灌洗液Gene Xpert MTB/RIF做定性诊断，确诊后早期接受抗结核治疗。妊娠结核病的治疗涉及多学科，需要包括产科医师、结核科医师、新生儿专家、公共卫生专员在内的一个团队共同参与治疗。

## 一、妊娠敏感结核病的药物治疗

妊娠结核病的抗结核药物治疗与非妊娠妇女相似，主要通过DOTS策略联合抗结核药物治疗。对于药物敏感结核和依从性好的患者，结核治愈率高达90%以上。这个药物联合方案包括异烟肼、利福平、乙胺丁醇、吡嗪酰胺，其中异烟肼、利福平是必须包含的最主要的治疗药物。与非妊娠妇女不同的是避免使用链霉素，链霉素已证实有致畸性，它会导致致命性的畸形和胎儿第八对脑神经麻痹，后者会引起听力下降甚至双侧耳聋。指南建议对于敏感肺结核的标准方案是2个月的异烟肼、利福平、乙胺丁醇、吡嗪酰胺强化期，随后4个月的异烟肼、利福平继续期。指南还推荐妊娠结核病患者在接受异烟肼治疗的同时补充维生素$B_6$。虽然这4种抗结核药均可通过胎盘，胎儿体内会有低浓度的药物，但是尚未有相关致畸报道。

Bishara等总结了以色列6例妊娠及产后结核病的临床特点，结果显示从有症状开始诊断时间延误3～7个月。6名患者均接受异烟肼、利福平、乙胺丁醇含或不含吡嗪酰胺方案抗结核治疗后母体预后好。1例宫内发育迟缓，2例早产，1例新生儿肺炎。德国Manuel报道了一名来自苏丹的21岁孕25周的孕妇因发热、呼吸困难入院2周，胸部X线显示双上肺野广泛肺实变伴支气管充气征，右侧为重，伴右侧膈肌抬高。结合病史及影像学怀疑肺结核。但痰及BALF涂片、分枝杆菌培养、γ-干扰素释放试验均为阴性。为了避免X线、CT检查射线辐射行MRI检查。MRI显示广泛的肺实变伴支气管充气征及多发空洞，肺实变于T1及T2加权图像中呈不均匀信号，T1加权图像中肺实变的信号与肌肉信号相近，而T2加权图像中则稍高于肌肉信号，MRI影像学检查结果提示继发性肺结核。该患者接受

2HREZ/4HR方案抗结核治疗后症状立即改善，在妊娠39周自然分娩一健康足月婴儿，胎盘组织病理检查没有发现结核感染的依据。Habib报道了一名孕妇和一名在妊娠期间就有咳嗽症状的早产产妇都是HIV阴性且3次痰抗酸染色阴性，通过痰GeneXpert MTB/RIF检查阳性分别确诊血行播散型肺结核及继发性肺结核合并结核性心包炎、淋巴结结核，接受及时的异烟肼、利福平、乙胺丁醇、吡嗪酰胺抗结核治疗后症状缓解。Dana报道了瑞士1例19岁孕$28^{+1}$周的孕妇因逐渐加重的右侧肢体无力、复视及左侧眼睑下垂就诊，行头MRI检查考虑脑干结核瘤，脑脊液白细胞计数及蛋白定量正常。胸部X线检查显示右肺门淋巴结肿大，行活检示肉芽肿性病变。行支气管镜检查BALF Gene Xpert MTB阳性，BALF分枝杆菌培养阳性，异烟肼、利福平、链霉素、乙胺丁醇、吡嗪酰胺均敏感。给予异烟肼、利福平、乙胺丁醇、吡嗪酰胺抗结核及强的松5mg每天1次口服，于孕$40^{+5}$周自然分娩一名健康男婴。

一般情况下妊娠合并敏感结核病早期及时接受异烟肼、利福平、乙胺丁醇含或不含吡嗪酰胺方案抗结核治疗后母体预后尚好。

## 二、妊娠期耐药结核病的药物治疗

妊娠耐药结核病的治疗是临床上较为棘手的问题，目前国内外没有统一的方案。临床医师应以我国《耐药结核病化学治疗指南（2015）》推荐的各种化疗方案为基础，首先考虑母体及胎儿的安全性，结合患者用药史、药物敏感性试验结果、经济状况、本地区的耐药情况以及患者的耐受性及脏器功能情况适当增减药物，制定个体化方案，尽早开始抗结核治疗。在抗结核药物中乙胺丁醇、阿莫西林/克拉维酸属于B类药物；异烟肼、利福平、吡嗪酰胺、卷曲霉素、环丝氨酸、乙硫异烟胺、对氨基水杨酸、氯法齐明、亚胺培南、克拉霉素、氨硫脲属于C类药物；氨基糖苷类属于D类药物。制定妊娠耐多药结核病方案时要考虑以下原则。①治疗的益处和风险。大多数怀孕的肺结核患者诊断确定后应尽快开始治疗。然而，由于大多数的致畸效应发生在妊娠前3个月。对于早期妊娠可根据患者意愿酌情考虑终止妊娠，或把治疗推迟到怀孕中期或患者病情非常稳定时。但延迟治疗会增加孕妇的危险，必须权衡利弊，分析风险和收益，征得患者及其家人的同意，基于临床症状和体征、疾病的严重程度综合做出决定。②应用3种或4种二线抗结核药物治疗加吡嗪酰胺。需要时产后立即加用注射剂和其他药物。③妊娠期间避免使用注射制剂。如果在妊娠期间必须使用注射剂时，需要征得患者和家属同意，应首选卷曲霉素。④避免乙硫异烟胺。乙硫异烟胺可以增加怀孕相关的恶心和呕吐的风险，致畸作用已经在动物实验中观察到。⑤氟喹诺酮类药物被认为是怀孕期间治疗耐多药结核病的首选药物。⑥必要时酌情考虑终止妊娠。如果母亲的生命受到威胁，就要考虑终止妊娠。

韩丹等认为，对于妊娠MDR-TB患者的治疗，应根据患者的病情选择经验性、个体化或标准方案治疗，以挽救患者生命、改善症状为首要的治疗目标。如果患者生命受到威胁，即使在早孕期也应果断开始抗结核治疗，如果病情需要，征得患者及家属同意后氟喹诺酮类药物、注射剂、丙硫异烟胺或乙硫异烟胺仍可慎重考虑。

## 三、妊娠结核病的产科处理

结核病并非终止妊娠指征，但有以下情况时，应考虑终止妊娠：①妊娠3个月内可考虑终止妊娠；②肺结核合并严重并发症如呼吸衰竭估计不能耐受继续妊娠及分娩者；③考虑耐多药肺结核需使用二线抗结核药物估计对胎儿有不良影响者；④妊娠促进结核病恶化时；⑤合并其他产科并发症需终止妊娠者。

（梅早仙　吴　琦）

# 第五节　结核病合并糖尿病的治疗

WHO预计到2035年，全球糖尿病患者的总数将超过5.92亿。糖尿病的发病率不断增多极大地影响着结核病的流行。一项结核病传播模型研究显示，在13个结核高发国家，假设到2025年通过干预将糖尿病发病率减少到35%，到2035年将会减少780万（95%*CI*：6.7~9.0）结核病例产生和150万（95%*CI*：1.3~1.7）结核病患者死亡。糖尿病作为结核病发病的独立危险因素，不仅增加了结核病的发病风险，而且对结核病的进展及治疗也有着重要的影响。当结核病合并糖尿病时，活动性结核使得糖尿病患者的血糖难以控制，治疗中药物与药物之间的相互作用也有可能导致结核病和糖尿病治疗效果下降，同时还增加了药物的副作用。因此，结核病合并糖尿病（tuberculosis and diabetes，TB-DM）的治疗一直是临床医师关注的焦点。下面就近几年国内外的研究报道做进一步的阐述。

## 一、糖尿病患者的预防性抗结核治疗

美国胸科协会推荐所有糖尿病患者进行PPD试验检测。除非既往有结核病史，否则如果硬结直径达到10mm及以上，建议异烟肼治疗6～12个月。但有些研究者对这一建议的获益提出质疑。目前公认的是糖尿病患者结核分枝杆菌的感染率较高，而结核菌素皮肤试验灵敏度较低。

有关对糖尿病患者进行结核病预防有效的研究仅有两个。第一个是20世纪50年代在德国进行的，对患有活动性结核的糖尿病患者在完成规范的抗结核治疗后，继续INH预防性抗结核治疗6～24个月，结果提示这可以显著降低复发率。第二个研究是20世纪60年代在苏联进行的，糖尿病患者预防性使用异烟肼类似物后结核的发病率与对照组相比降低了2～3倍。两份研究都缺少随机对照，而且都缺少相关的研究细节。因此，对糖尿病患者进行预防性抗结核治疗的确切效果仍不明确。WHO不推荐使用预防性抗结核治疗。

## 二、结核病合并糖尿病患者的结核病治疗

目前针对结核病合并糖尿病患者这一特殊人群结核病的治疗尚无相关指南，抗结核治疗的方案与非糖尿病患者基本一致。究竟结核病合并糖尿病患者抗结核治疗是否需要调整，目前尚无大样本研究数据证实。近几年有研究显示，与单纯性结核病患者相比，结核病合并糖尿病患者更容易造成抗结核治疗失败、结核病复发。结核病合并糖尿病患者治疗失败率的升高，不仅是归结于耐药比例高和患者依从性差，还有其他的原因。可能与广泛的结核病灶、抗结核治疗的疗程不足以及糖尿病状态下免疫反应被改变或抗结核药物的血浆浓度降低等有关。

### （一）结核病合并糖尿病抗结核治疗的疗程

TB-DM患者比非TB-DM患有更容易形成肺部空洞和实质性损害。为了提高TB-DM患者的治疗效果，建议延长疗程。目前没有随机对照试验来评价延长疗程或改变治疗方案是否比标准的化疗方案更有效。但针对延长疗程这一观点，国内外均有相关研究报道。一项回顾性研究显示：伴有糖尿病的肺结核患者2年内的肺结核复发率更高，但DOTS治疗可以减少这种复发率。如不能依据DOTS行抗结核治疗时，抗结核方案延长至9个月，也可能会降低2年后结核病的复发率。另两项研究也显示：合并糖尿病的肺结核患者临床表现更重、短期疗效较差，需要延长抗结核治疗的疗程。

### （二）结核病合并糖尿病患者的治疗剂量

在并存DM或HIV的情况下，抗结核药物实际血药浓度低于靶预期浓度。有模型研究显示，在TB-DM患者中使用比非TB-DM患者更大剂量的利福平来预防治疗失败。一个回顾性研究也发现：合并糖尿病的肺结核患者在抗结核治疗时，监测异烟肼和（或）利福平的血清药物浓度是不足的，且异烟肼和利福平的血清

浓度低均与2个月治疗末痰菌阴转率降低相关。总体而言，这些研究均提示糖尿病可能影响抗结核药物药物代谢动力学。上述研究表明，对TB-DM患者提倡早期监测抗结核药物的血药浓度，以便指导患者用药，提高治疗效果。特别是糖尿病患者中血糖控制不理想、治疗效果不佳者。

还有研究证实，体重的增加与临床治疗失败的增加是相关联的。一个回顾性研究分析了目前相关药物的药物代谢动力学，结果显示：利福平、吡嗪酰胺、乙胺丁醇药物代谢动力学受体重的影响；左氧氟沙星一般不需要按体重调整剂量，但其药物代谢动力学肥胖人群中存在较大的变异。因此，对于糖尿病患者群抗结核治疗药物剂量按患者体重进行调整，是非常必要的。

## 三、结核病合并糖尿病的糖尿病治疗

无论是结核病本身还是抗结核药物都妨碍血糖的控制。至于结核病合并糖尿病时血糖控制在何水平才可以减少结核病治疗失败、复发、死亡的风险，目前尚无定论。但良好的血糖控制可以提高结核病治疗效果、预防糖尿病相关并发症。

### （一）血糖的管理

评价长期控制血糖的金标准仍是糖化血红蛋白（HbA1c）。中国2型糖尿病防治指南（2013年版）推荐：成人空腹血糖控制目标为4.4～7.0mmol/L，非空腹血糖控制目标为10.0mmol/L，糖化血红蛋白＜7.0%。临床上面对结核病患者不同个体（病程、年龄、低血糖风险、并发症及其他因素不同），应具体问题具体分析，确定适宜的HbA1c控制目标值。在TB-DM的患者中，HbA1c与空腹血糖及餐后2小时血糖存在明显的线性依存关系，HbA1c的监控有利于了解TB-DM患者的病情监测及判断预后。但当血糖控制不理想时，HbA1c水平不能反映患者是空腹血糖还是餐后2小时血糖增高，仍然需要检测空腹、餐后2小时血糖，来调整胰岛素或口服降糖药物的剂量，以便更好地控制血糖。频繁的血糖监测对于保证血糖控制是必要的，仅仅只靠患者自我测量血糖是不可行的。另外，随机血糖和尿糖测量方法比空腹血糖测量准确度更差。因此，需多个指标的监测。

除此之外，结核患者中积极进取的糖尿病管理方式是被推荐的。其他的干预措施，包括教育、生活方式干预、医学营养干预等强化管理措施也是必要的。生活方式干预是 2 型糖尿病的基础治疗措施，应贯穿于糖尿病治疗的始终。

### （二）降糖药物的选择

关于降糖药物的选择，需考虑抗结核药物与降糖药物之间的相互作用而导致的降糖药物的药物代谢动力学改变的情况。在抗结核治疗的早期主要推荐使用胰岛素，因为胰岛素不会对利福平和其他抗结核药物产生药物代谢动力学影响。利福平是$P_{450}$酶的诱导剂，同时使用利福平和磺脲类、美格替奈类似物和噻唑烷二酮类药物，会显著降低血药浓度。这使得降糖药物的剂量调整十分困难，增加了患者出现高血糖和低血糖的风险。因此，当利福平治疗被中断或停止时，其他口服抗糖尿病药物也应随之调整剂量。二甲双胍作为2型糖尿病的一线用药，与利福平合用时会增加肝脏对二甲双胍的摄取，导致降血糖效应加强，同时还可能增加出现胃肠道副作用和少见的乳酸酸中毒等并发症发生的概率。目前对新的抗糖尿病药物知之甚少，尚没有结核病患者使用这些药物的相关报道。

总之，对于TB-DM患者，血糖的控制除了降糖药物治疗以外，受许多因素的制约和影响。疾病本身、患者的依从性、是否有良好的健康护理管理系统、药物等因素都影响血糖的平衡。尤其不能忽视抗结核药物本身对血糖的影响。如吡嗪酰胺和乙硫异烟胺也可能影响糖尿病患者的血糖控制。氟喹诺酮类药物可引起血糖代谢障碍，不同品种的氟喹诺酮类药物影响程度不一。莫西沙星诱发高血糖的比例为0.6%，诱发低血糖者占1.0%；左氧氟沙星出现高血糖的比例0.39%，发生低血糖的比例0.93%；在糖尿病患者中不推荐使用加替沙星。

## 四、结核病合并糖尿病的辅助治疗

目前有研究维生素D可能在抗结核的免疫调节以及抗结核药物的协同杀菌作

用方面有重要的生物活性，同时在糖尿病患者中可能与抑制炎症反应、增强机体免疫、促进胰岛素合成及分泌、增加胰岛素敏感性等有关，适当适量地补充一些维生素$D_3$有助于提高肺结核合并糖尿病患者的治疗效果。

## 五、结核病和糖尿病的双向筛查

2011年8月，WHO和国际防痨和肺部疾病联合会认可了结核病和糖尿病共同管理的合作框架。但如何最好地进行两种疾病双向筛查，关键性的挑战有：筛查是应该针对所有的患者还是针对那些有高危因素的患者；结核病和糖尿病常规诊断中最合适的技术；结核病患者中筛查糖尿病的最佳时机；对于这两种疾病的筛查最具成本-效益的方法仍然需要进一步的研究。

### （一）糖尿病患者中活动性结核病的筛查

仅在结核病流行率为100/10万的国家考虑在糖尿病患者中进行系统性结核筛查，即使结核病的流行率较低，需要筛查结核病的人数也非常多。目前没有更精准有效的筛查手段。2011年后发表的来自不同结核高负担国家（如印度、中国）随访的一些研究显示：通过症状筛查和胸部影像学检查发现结核的策略是切实可行的。比如有结核疑似症状，连续咳嗽超过3周，消瘦、发热或影像学异常发现，需进一步确认有无活动性结核，应对这些病例进行筛查，尤其是对糖尿病未控制者以及接触过结核病患者的糖尿病儿童。

另外，还需进一步评估目标性人群的筛查。糖尿病患者的重要特征如高龄、较长的糖尿病程、较差的血糖控制、频繁饮酒和低BMI使他们面临更高的结核病患病风险，我们可以根据这些特征来决定哪些患者特别需要进行结核病筛查。

目前没有证据支持在糖尿病患者中进行潜在结核感染的筛查。

### （二）结核病患者中糖尿病的筛查

在结核病患者进行糖尿病筛查，可以早发现、早治疗糖尿病和对糖尿病进行二级预防。在结核病患者中筛查糖尿病是被广泛推荐的，尤其是那些糖尿病流行很高的地区。印度和太平洋岛国地区的结核病控制机构倡导在结核患者中筛查糖尿病。太平洋岛国地区的糖尿病流行非常高，达到1/3居民患病，推荐所有超过18岁的结核患者，加强糖尿病筛查，同时推荐在抗结核治疗2～4周后重新测试糖尿病，或是在抗结核治疗期间出现有症状的高血糖患者也应重新测试血糖。

结核病患者中有1.9%～35%患有糖尿病，患糖尿病比例最高的地区糖尿病的发病率也高。结核病患者中，高龄、肥胖、少动和有糖尿病家族史都是患糖尿病的危险因素。

结核病患者中筛查糖尿病的方法尚不明确，空腹血糖、随机血糖和餐后2小时血糖、尿糖、HBA1c和糖耐量试验均被推荐。一些研究者建议：餐后2小时血糖可能是最佳方案，简单、价廉、快捷而且结果可靠，相较于空腹血糖和随机血糖，其敏感性更高。对于亚洲人群，餐后2小时血糖敏感性高于空腹血糖和HBA1c。WHO推荐HBA1c作为帮助糖尿病诊断的一项检查，然而，此项检查昂贵且单项检查的意义尚有争论。尿糖的敏感性差，尤其对于糖尿病初级阶段的患者，其选择处于末位。因此，在结核病患者中提高糖尿病筛查的灵敏度迫在眉睫。

筛查的最佳时间尚不明确。一些研究者建议在疾病发展的后期即结核治疗有效时筛查，其原因是，作为一种感染性疾病，结核可以短暂性地升高血糖，感染相关性高血糖可能被误诊为糖尿病。然而，在疾病发展的早期进行筛查有利于糖尿病的早期治疗、患者教育和血糖控制，这在一定程度上对结核治疗的结果有正面意义。因此，建议在结核病治疗初期进行糖尿病筛查。鉴于高血糖在结核治疗后可能恢复正常，在结核病病治愈之后，有必要对血糖重新检测；甚至在血糖恢复正常之后，持续监测仍有必要。鉴于以上原因，一些研究者推荐在诊断结核的同时以及抗结核治疗3个月之后对糖尿病进行筛查。

总之，糖尿病与结核病的相互作用、相互影响是结核病控制领域中新的难题，有必要对两者的双向联系进一步研究，这将有利于我们制定合理的治疗策略来降低两者危害，提高两病并存患者的治疗效果。双向筛查和联合管理有利于提高两种疾病的早期诊断、治疗和改善预后。

（袁保东　杜　鹃）

# 第六节　肝肾功能异常合并结核病的治疗

结核病患者的药物治疗时间长，药物种类较多，会引起多种副作用，肝肾功能异常为发生频率最高的副作用之一；反之，肝肾功能异常亦可能造成患者的依从性和结核病治疗效果下降，导致抗结核治疗不规范、耐药性产生等一系列问题，已成为近年来结核病治疗关注的焦点。

## 一、肝功能异常合并结核病的治疗

### （一）抗结核药物所致药物性肝损伤的发生率及高危因素

从全球范围来看，抗结核药物是导致药物性肝损伤以及药物性急性肝衰竭的重要原因。中华医学会消化病学分会肝胆协作组在2013年公布了急性重症药物性肝损伤全国多中心调查分析数据。结果表明：我国抗结核药物引起的重症药物性肝损伤占急性重症药物性肝损伤的25.82%，仅次于中草药，抗结核药物导致死亡比例占总死亡数的18.29%，是导致我国重症药物性肝损伤以及死亡的主要病因。国外亦有报道，抗结核药物可以导致重症药物性肝损伤及多器官功能衰竭，死亡率高。抗结核药所致药物性肝损伤的发生率为8%～30%，国外报道的发生率较低，美国为小于1%，英国为4%，巴塞罗那为3.3%，土耳其为0.8%～18.0%，此差别可能与种族、社会经济状况、地理位置、研究者对药物性肝损伤的诊断标准、病毒性肝炎的流行等因素有关。老年人、酗酒、播散性结核病、肝炎病毒感染或合并其他急慢性肝病、营养不良和HIV感染等是抗结核药所致药物性肝损伤的公认危险因素。

刘建锋等对抗结核治疗后出现药物性肝损伤的169例初治结核病患者（9.52%）进行了回顾性分析，结果显示：结核性脑膜炎和血行播散型肺结核患者药物性肝损伤发生率（分别为36.84%，34.78%）高于其他类型结核病患者。就诊时间超过1个月、发热、过敏反应、合并乙型肝炎病毒感染、酗酒及血清白蛋白低于28g/L的患者药物性肝损伤发生率较高（*P*<0.05）。经保肝治疗，116例患者（68.6%）1个月内继续抗结核药治疗[血清生化检测显示：丙氨酸转氨酶（ALT）<2倍正常值上限（ULN）及直接胆红素（DBIL）<2倍ULN]；38例（22.5%）保肝治疗1个月以上继续抗结核治疗，取得满意疗效；反复迁延、多次出现肝功能异常而停止抗结核治疗者5例（3.0%）；出现重症药物性肝损伤患者10例（5.9%），其中2例（1.2%）转院进行血液净化（人工肝）治疗。

郑宜翔等*Meta*分析显示，乙型肝炎患者在抗结核治疗时出现药物性肝损伤的危险性是非乙型肝炎患者的5.83倍（*OR*5.83，95%*CI*：4.27～7.95）。而进一步亚组分析结果显示，HBeAg阳性免疫耐受期患者在抗结核治疗时发生药物性肝损伤的危险性是HBeAg阴性非活动性HBV携带者的2.10倍（*OR*2.10，95%*CI*：1.47～2.99）。乙型肝炎病毒感染是抗结核治疗时发生药物性肝损伤的危险因素，HBeAg阳性的乙型肝炎患者相对其他免疫状态的乙型肝炎患者，其危险性更高。但Liu等中国台湾的一项回顾性研究发现，在无慢性病毒性肝炎、乙型肝炎、丙型肝炎3组患者中，抗结核治疗导致药物性肝损伤的发病率和发病时间并无统计学差异。共计553例患者参加了这项研究。药物性肝损伤的发病率分别为：无慢性病毒性肝炎患者8%（32/392），乙型肝炎及丙型肝炎患者7%（11/161，*P*>0.05），仅发现一过性肝功能异常的发病率在慢性肝病患者中显著增高，分别为2%及12%（*P*<0.001）。药物性肝损伤的发生时间在3组患者之间亦无明显差异，分别为：无慢性病毒性肝炎患者40天，乙型肝炎患者39天，丙型肝炎患者67天（*P*>0.05）。一过性肝功能异常的发生时间3组有差异，分别为无慢性病毒性肝炎患者23天，乙型肝炎患者48天，丙型肝炎患者68天（*P*<0.05）。

为了确定抗结核药物导致药物性肝损伤的发生率及其相关危险因素，Gajanan等对2009～2013年就诊于印度2家三甲医院的3900例患者进行了前瞻性巢式病例对照研究，根据美国胸科协会的诊断标准对药物性肝损伤进行判断。结果发现，150例（3.8%）患者在抗结核治疗后出现了药物性肝损伤，单因素分析显示：肝脏疾病史、既往抗结核治疗病史、年龄＞60岁、女性、酗酒、病灶广泛、低蛋白血症、糖尿病为发生药物性肝损伤的危险因素（$P<0.05$）；HIV感染、肝毒性药物的使用、肝脏基础疾病、慢性阻塞性肺病与DILI发生相关性低（$P>0.05$）。进一步的多因素分析发现，肝脏疾病史（$OR$=1.5，95%$CI$：1.6～4.3，$P$=0.01）、年龄>60岁（$OR$=3.1，95%$CI$：1.6～7.6，$P$=0.002）、女性（$OR$=1.6，95%$CI$：1.0～2.5，$P$=0.03）、酗酒（$OR$=2.2，95%$CI$：1.9～5.3，$P$=0.005）、病灶广泛（$OR$=2.3，95%$CI$：2.1～4.9，$P$=0.002）、低蛋白血症（$OR$=3.2，95%$CI$：1.4～5.4，$P$=0.002）为DILI的独立相关危险因素。

Hassen等研究了MTB/HIV双重感染患者中药物性肝损伤的发病率及其预测因素。该研究共纳入患者288例，在所有患者中，抗结核药物所致药物性肝损伤的发生率为11.5%，绝大多数（93.9%）发生在抗结核治疗强化期内。Logistic回归分析结果显示：BMI＜18.5kg/$m^2$、播散性结核病、$CD4^+$T细胞计数≤50/$mm^3$和第4临床阶段的HIV患者为抗结核药物所致药物性肝损伤的相关因素。多因素Logistic回归分析结果表明，播散性结核病和BMI＜18.5 kg/$m^2$为抗结核药物所致药物性肝损伤的独立危险因素。

### （二）抗结核药物所致药物性肝损伤的发生机制

近年来对于遗传因素与抗结核药物所致药物性肝损伤的关联是研究的热点，许多抗结核药物代谢酶基因多态性与药物性肝损伤之间的关系被阐明，发现了一些有价值的药物性肝损伤生物标志物，包括：谷胱甘肽硫转移酶（GST）T1和M1（GSTM1）基因、*N*-乙酰转移酶（NAT2）、CYP2E1、谷胱甘肽S-转移酶（GST）、锰超氧化物歧化酶（MnSOD）、羧酸酯酶基因1（CESl），尿苷葡萄糖醛酸转移酶（UGT）、肿瘤坏死因子、诱导型NOS合酶（iNOS）、人类白细胞抗原（HLA）等。但由于地区、人种、实验设计、抗结核治疗方案、基因多态性分析方法等因素的不同，难以获得一致的结论。一般认为，在东亚人中药物性肝损伤与NAT2、CYP2E1和GSTM1基因变异具有较高的相关性。NAT2慢乙酰化基因型和GSTMl缺失基因型发生药物性肝损伤的风险增高。

安慧茹等研究了2008—2009年的住院初治结核病患者208例，其中发生抗结核药物性肝损伤的患者101例，无肝损伤发生的患者107例，通过PCR扩增产物直接测序的方法，分析两组的NAT2基因多态性并分型。结果发现：肝损伤组患者中，39.6%（40/101）为NAT2慢乙酰化基因型；对照组为12.2%（13/107）。NAT2慢乙酰化基因型者发生抗结核药物性肝损伤的风险系数（OR值）为4.74（95%*CI*：2.42～9.28；$\chi^2$ =20.62，$P<0.05$）。肝损伤组中，GSTM1缺失基因型占63.4%（64/101），GSTT1缺失基因型占47.5%（48/101）；对照组GSTM1缺失基因型占51.4%（55/107），GSTT1缺失基因型占45.8%（49/107），两组比较均无统计学意义。肝损伤组中同时具有NAT2慢乙酰化基因型及GSTM1缺失基因型的患者29例，对照组5例，发生抗结核药物性肝损伤的风险系数*OR*值高达10.21（95%*CI*：3.87～26.96，$\chi^2$ =20.62，$P<0.005$）。因此，*NAT2*基因的慢乙酰化基因型及GSTM1缺失基因型可能与抗结核药物性肝损伤有关。

Li等对谷胱甘肽硫转移酶GSTM1和GSTT1基因多态性与抗结核药物引起的肝毒性风险之间的关联结果进行了*Meta*分析。共纳入截至2012年10月的451个相关研究。结果显示：在接受HRZE或HRZES方案治疗时，携带GSTM1缺失基因型的患者（尤其是东亚人）药物性肝损伤发生的风险可能增加；而GSTT1缺失基因型的多态性似乎与抗结核药物所致药物性肝损伤没有任何关联。

### （三）抗结核药物所致药物性肝损伤的诊断和处理

由于国内外尚缺乏统一的抗结核药所致药物性肝损伤的诊断标准和处理指南，中华医学会结核病学分会于2013年制定了《抗结核药所致药物性肝损伤诊断与处理专家建议》，旨在规范诊疗方案，并提高广大临床医师对抗结核药所致药物性肝损伤的认识及其处理水平。

1.抗结核药所致药物性肝损伤的定义　指在使用抗结核药过程中，由于药物或其代谢产物引起的肝细胞毒性损伤或肝脏对药物及其代谢产物的变态反应所致病理过程。可以表现为无症状丙氨酸转氨酶升高，也可呈急性肝炎表现，甚至发生暴发性肝细胞坏死，少数患者可表现为慢性肝炎。血清生化检测显示：ALT＞2倍ULN或结合胆红素＞2倍ULN；或天冬氨酸转氨酶（AST）、碱性磷酸酶（ALP）和总胆红素同时升高，且至少1项大于2倍ULN。

2.诊断标准

（1）确诊病例。①发生时间：与药物性肝损伤发病规律相一致，初次用抗结核药物后，多数肝损伤发生在5天至2个月，有特异质反应者可发生在5天以内。②临床过程：停药后异常肝脏生化指标迅速恢复，肝细胞损伤型患者血清ALT 峰值水平在8天内下降＞50%为高度提示，在30天内下降≥50%为重要提示；胆汁淤积型患者血清ALP或总胆红素峰值水平在180 天内下降≥50%为重要提示。③必须排除其他病因或药物所致的肝损伤。④再次用药反应阳性：有再次用药后肝损伤复发史，肝药酶活性水平升高≥2倍ULN。符合上述诊断标准中①、②和③项；或前3项中有2项符合，加上④项，均可确诊为抗结核药所致药物性肝损伤。

（2）疑似病例：建议采用1993年修订的国际共识意见的Roussel Uclaf Causality评分表（RUCAM）进行量化评估。

3.抗结核药物导致药物性肝损伤的处理

（1）治疗前应综合评估患者的结核病病情、肝损伤程度、相关危险因素及全身状况等。

（2）仅ALT＜3倍ULN，无胆红素增高，无明显症状，可能为抗结核药物性肝损伤适应现象，即给予患者抗结核药物治疗后发生轻度肝脏生物化学指标升高，但继续用药通常会恢复正常，应在密切观察下保肝治疗，并酌情停用肝损伤发生频率高的抗结核药物。

（3）ALT≥3倍ULN，或总胆红素≥2倍ULN，应停用肝损伤发生频率高的抗结核药物，保肝治疗，密切观察。

（4）ALT≥5倍ULN，或ALT≥3倍ULN伴有黄疸、恶心、呕吐、乏力等症状，或总胆红素≥3倍ULN，应立即停用所有抗结核药物，积极保肝治疗，严重肝损伤患者应住院采取综合治疗措施，有肝衰竭表现时应积极采取抢救措施。Liu等采用高容量血浆置换疗法，成功治愈了药物性肝损伤相关的急性肝衰竭患者，其肝衰竭和4期肝性脑病症状在血浆置换后明显好转。但我国治疗急性重症药物性肝损伤的手段不足，人工肝治疗仅占24.88%，肝移植治疗的比例更少，为3.29%，与国外治疗水平相差较大。

### （四）抗结核药物所致DILI的预后

轻中度肝损伤患者停药后多能较快缓解，但急性重症肝损伤患者预后较差，死亡率可达10%～50%，急性重症药物性肝损伤全国多中心调查分析的数据提示：抗结核药物导致的急性重症药物性肝损伤，其死亡率达27.3%。年龄、性别、ALT升高水平、HIV或HBV感染并不影响抗结核药所致药物性肝损伤的预后，而抗结核治疗时间、肝性脑病和腹水、血清胆红素水平、血清白蛋白水平、血肌酐水平、凝血酶原时间标准化比值及白细胞计数等均与药物性肝损伤预后有关，合并肝性脑病、白蛋白、胆红素和肌酐异常为死亡的独立预测因素。抗结核药物所致肝损伤若发现较早，正确及时处理大多愈后良好。因此，大多数药物性肝损伤并不影响结核病治疗的预后。

### （五）预防性保肝治疗

对预防性保肝治疗的争议不断。比较一致的看法为：对存在药物性肝损伤高危因素的患者，可以给予预防性保肝治疗。对于不存在高危因素的患者，近期的研究结果表明，预防性保肝治疗可能是不必要的。

为了评价预防性保肝治疗对无药物性肝损伤易感因素肺结核患者的疗效，Gu等于2012年11月至2013年5月在全国进行了一项前瞻性、多中心、随机开放、对照研究，随机纳入12个研究中心的568例初治、无药物性肝损伤易感因素肺结核患者，其中试验组277例，对照组291例。两组均采用2HREZ（S）/4HR方案抗结核治疗，试验组加用水飞蓟宾胶囊口服（每次70mg，3次/日），疗程8周，观察8周内DILI发生情况、抗结核治疗方案的中断情况。结果发现，在治疗2周、4周、8周时，试验组的肝损伤发生率分别为：3.97%（11/277）、1.44%（3/277）、2.17%（6/277）；对照组的肝损伤发生率分别为：4.12%（12/291）、4.12%（12/291）、2.41%（7/291），两组患者在各治疗时段的肝损伤发生率均无统计学差异（$P>0.05$）。8周内总体药物性肝损伤发生数试验组为20例（7.22%），对照组为27例（9.28%）；34.30%（95/277）的试验组患者、27.49%（80/291）的对照组患者出现一过性肝功能异常或症状；3.25%（9/277）的试验组患者及6.19%（18/291）的对照组患者出现肝功能损伤及症状，并中断抗结核治疗，两组差异无统计学意义（$P>0.05$）。因此，在无肝损伤易感因素人群中进行预防性保肝治疗的意义不大。

杨雪迎等回顾性研究了不同护肝药物预防抗结核药物所致DILI的作用。观察对象为2012年1月至2013年10月就诊于广州市胸科医院的355例肺结核患者，在抗结核治疗时分别接受水飞蓟宾胶囊（水飞蓟宾组）及双环醇片（双环醇组）预防性保肝治疗，选取同期仅接受抗结核药物治疗的82例肺结核患者作为对照组。结果发现：水飞蓟宾组和双环醇组的药物性肝损伤发生率分别为16例（14.7%）和55例（22.4%）；对照组药物性肝损伤发生率为9例（11.0%）（$\chi^2=3.627$，$P>0.05$）。肝损伤出现时间均以4周内为主，各组无明显差异（$\chi^2=0.414$，$P>0.05$）；3组肝损伤程度比较无明显差异（U=0.288，$P>0.05$）。因此，在无高危因素情况下，采用抗炎保肝药和降酶药预防抗结核药物所致药物性肝损伤可能是无意义的。

## 二、肾功能不全合并结核病的治疗

肾功能不全患者合并结核病的研究相对较少，但在临床上两者合并的情况并不少见，有肾脏疾病的患者较容易感染结核分枝杆菌，服用抗结核药物后的不良反应较一般患者多见。

### （一）结核分枝杆菌感染和发病情况

Chagas等对巴西的418 例慢性肾脏病（CKD）患者进行结核菌素皮肤试验筛查，将结果阳性且肺部影像学未发现病灶的患者判断为潜伏结核感染，研究发现，CKD患者潜伏结核感染的发生率为10.3%，平均年龄为53.43 ± 14.97岁，63.9%为男性，58.6%为高加索人，49.8%学历低于小学，80%有肺结核患者接触史。Hu等对中国台湾1998—2009年接受透析的终末期肾病（ESRD）患者进行了队列研究，以评价该人群中结核病患病的风险。研究纳入4131例ESRD患者及16524例年龄、性别相匹配对照人群。与对照组相比，ESRD患者1年及1 ~ 2年内发生结核病的风险显著增高，事件率比（IRR）分别为4.13和2.12。Cox比例风险模型显示：ESRD［危险比（*HR*）：2.40］，年龄>65岁（*HR*：2.41），男性（*HR*：1.94），糖尿病（*HR*：1.36），硅沉着病（*HR*：7.70）和慢性阻塞性肺疾病（*HR*：1.61）为ESRD合并结核病发病的独立危险因素。

### （二）抗结核治疗后的不良反应与预后

抗结核药物的联合应用可导致肾功能不全的发生率显著增高。刘群群等研究了太原市第四人民医院2012年3月至2014年6月就诊的88例耐多药或广泛耐药结核病患者。结果发现：除最常见的胃肠道反应（51%）外，33例（38%）患者出现了肾脏毒性反应（包括尿蛋白阳性、尿潜血阳性、尿素氮或肌酐增高）。其中18例维持治疗，14例停用了阿米卡星和卷曲霉素，停药后肾功能指标均好转；1例应用卷曲霉素后发生重度肾功能不全后停用抗结核药物，1年后肺结核病情恶化死亡。共计80例患者接受了丁胺卡那霉素或卷曲霉素治疗，其中58例患者应用丁胺卡那霉素，21例（36%）患者出现肾毒性；22例患者应用卷曲霉素，12例发生肾毒性（54%），但两组的差异无统计学意义（$P>0.05$）。

Chang等对中国台湾台大医院2006年至2010年发生急性肾损伤（AKI）的结核病患者进行了回顾性研究。结果发现：在接受抗结核治疗的患者中，AKI的发生率为7.1%（99/1394），平均年龄为68岁，男性居多。60例（61%）患者在接受抗结核治疗的2个月内发生AKI，其中11例（11%）有利福平用药史；30例（30%）有慢性肾病或终末期肾病的基础病史；肾功能恢复的平均时间为39.6天（1～180天）。发热、皮疹和胃肠道功能紊乱为与肾功能恢复相关的预测因素。87%（62/71）的AKI患者肾功能恢复并重新服用利福平。研究结果提示：在老年患者中，抗结核药物使用后出现肾损伤并不是罕见的并发症；发热和皮疹的存在可能与肾功能的恢复有关。

Baghaei等对2004年至2011年就诊于伊朗德黑兰国家结核病转诊中心，接受抗结核治疗后发生DILI的患者进行了多因素分析。55例合并慢性肾衰竭（CRF）的结核病患者、165 单纯结核病患者被纳入研究。在抗结核治疗后，40例（18.2%）患者出现DILI，15例（6.8%）患者死亡。CRF患者更容易发生药物性肝损伤（27.3% *vs* 15.2%，$P$=0.04）和治疗期间死亡（16.4% *vs* 3.6%，$P$=0.001）。在多因素分析中，CRF与DILI无关，但与全因死亡率（*HR*：4.87，95%*CI*：1.73～13.65）显著相关。作者认为，伴CRF的结核病患者死亡的风险增加。

总之，肝肾功能不全和抗结核治疗的疗效和疾病预后密切相关。临床医师必须在抗结核治疗之前评估患者的情况，合理制定方案；在治疗过程中也应定期监测患者肝肾功能，避免严重不良反应的发生。

（顾　瑾）

## 参考文献

1. 沈银忠,卢洪洲.艾滋病合并结核病诊治现状.中国实用内科杂志,2015,35(8):671-674.

2. 陈耀凯，严晓峰．人类免疫缺陷病毒和结核分枝杆菌合并感染治疗的进展．中华传染病杂

志,2015,33(1):56-59.

3. 中国防痨协会.耐药结核病化学治疗指南(2015).中国防痨杂志,2015,37(5):421-469.

4. 唐神结.耐药结核病学.北京:人民卫生出版社,2014:276-287.

5. 余学清,姜爱萍.人免疫缺陷病毒合并结核分枝杆菌感染的诊治进展. 结核病与肺部健康杂志,2014,3(3):185-189.

6. 中华医学会感染学分会艾滋病学组.艾滋病诊疗指南(2011版).中华临床感染病杂志,2011,4(6): 321-330.

7. 何金戈,周林,刘二勇,等.对强制隔离戒毒所内符合条件的HIV感染与AIDS患者开展结核病预防性治疗的效果评价.中国防痨杂志,2014,36(12):1043-1046.

8. 范立萍,张悦凤,杨雪,等.肾脏替代治疗对抗结核药物浓度的影响.中华结核和呼吸杂志,2015,38(5):375-378.

9. 郝晓晖,姚岚,孙华,等.老年耐多药肺结核临床特征及转归分析.中华结核和呼吸杂志,2014,37(3):188-191.

10. 戈启萍,王庆枫,段鸿飞,等.含丙硫异烟胺和对氨基水杨酸治疗方案发生药物性肝损伤129例临床分析.中华结核和呼吸杂志,2013,36(10):737-740.

11. 姚岚,唐神结,肖和平,等.利奈唑胺治疗广泛耐药结核病的临床疗效观察.中华临床医师杂志,2010,4(12):68-73.

12. 韩丹,段琼红,陈梓,等.妊娠耐多药结核病化学治疗进展.中国防痨杂志,2014,36(2):126-130.

13. 唐神结,许绍发,李亮.耐药结核病学.北京:人民卫生出版社,2014.

14. 张杰,胡良安.妊娠期结核的研究进展.医学信息,2014,27(5):605-606.

15. 唐神结,高文.临床结核病学:妊娠结核病.北京:人民卫生出版社,2011.

16. 孙琳,胡迎芬,刘玉峰,等.188例肺结核合并糖尿病患者短期临床疗效分析. 中国防痨杂志,2014,36(3):198-203.

17. 中华医学会糖尿病学分会.中国2型糖尿病防治指南(2013年版).中华糖尿病杂志,2014,6(7):447-498.

18. 孔忠顺,黄麦玲,刘荣梅,等. 糖尿病合并初治肺结核患者临床特点. 中华糖尿病杂志,2014,6(5):329-331.

19. 中国防痨协会.耐药结核病化学治疗指南(2015). 中国防痨杂志,2015,37(5):421-469.

20. 李月翠,周晶,李成行,等.糖尿病合并肺结核患者补充维生素 $D_3$ 的临床价值.国际流行病学传染病学杂志,2015 ,42 (5):306-309.

21. 中华医学会消化病学分会肝胆协作组.急性重症药物性肝损伤全国多中心调查分析.中华消化杂志,2013,33(22): 80-83.

22. 刘建锋,雷建平,邓群,等.初治结核病患者抗结核治疗致肝损伤169例临床分析. 中国防痨杂志,2014,36(1):67-69.

23. 郑宜翔,马淑娟,谭德明,等.乙型肝炎患者抗结核治疗时肝损害的*Meta*分析.中华肝脏病杂志,2014,22(8):585-589.

24. 张俊仙,吴雪琼.抗结核药物所致肝损伤的分子机制.中国防痨杂志,2014,36(1):3-8.

25. 安慧茹,吴雪琼,王仲元.N-乙酰基转移酶2及谷胱甘肽S转移酶M1基因多态性与抗结核药物性肝损伤的关系研究. 中国防痨杂志,2014,36(1):64-66.

25. 中华医学会结核病学分会,中华结核和呼吸杂志编辑委员会.抗结核药所致药物性肝损伤诊断与处理专家建议. 中华结核和呼吸杂志,2013,36(10):732-736.

27. 戈启萍,王庆枫,段鸿飞,等.含丙硫异烟胺和对氨基水杨酸治疗方案发生药物性肝损伤129例临床分析.中华结核和呼吸杂志,2013,36(10):737-740.

28. 杨雪迎,李艳,李哲明,等.护肝药物预防抗结核药物所致肝损伤的作用. 实用医学杂志,2015,31(13):2194-2196.

29. 刘群群,苗艳芳. 耐多药肺结核88例抗结核药物不良反应发生情况分析. 中国药物与临床,2015,15(5):730-732.

30. Aguiree F, Brown A, Cho N H, et al. IDF diabetes atlas,2013.

31. World Health Organization. Global tuberculosis report 2015. WHO/HTM/TB/2015.22. Geneva: WHO, 2015.

32. World Health Organization.Consolidated guidelines on the use of antiretroviral drugs for treating and preventing HIV infection: Recommendations for a public health approach June 2013. Geneva: World Health Organization, 2013.

33. Ahmad Khan F, Minion J, Al-Motairi A ,et al . An updated systematic review and meta-analysis on the treatment of active tuberculosis in patients with HIV infection . Clin Infect Dis,2012,55(8):1154-1163.

34. Swaminathan S,Narendran G,Venkatesan P,et al.Efficacy of a 6-month versus 9-month intermittent treatment regimen in HIV-infected patients with tuberculosis.A randomized clinical trial.Am J Respir Crit Care Med,2010,181(7):743-751.

35. Agbor AA, Bigna JJR, Billong SC, et al. Factors Associated with Death during Tuberculosis Treatment of Patients Co-Infected with HIV at the Yaoundé Central Hospital, Cameroon: An 8-Year Hospital-Based Retrospective Cohort Study (2006–2013). PLoS ONE, 2014, 9(12): e115211.

36. Ismail I, Bulgiba A. Predictors of Death during Tuberculosis Treatment in TB/HIV Co-Infected Patients in Malaysia. PLoS One, 2013, 8(8):e73250.

37. Odone A, Amadasi S, White RG, et al. The Impact of Antiretroviral Therapy on Mortality in HIV Positive People during Tuberculosis Treatment: A Systematic Review and Meta-Analysis. PLoS ONE, 2014, 9(11): e112017.

38. Yang CH, Chen KJ, Tsaiet JJ, et al. The impact of HAART initiation timing on HIV-TB co-infected patients, a retrospective cohort study. BMC Infect Dis, 2014, 14: 304.

39. Umanah T, Ncayiyana J, Padanilam X, et al. Treatment outcomes in multidrug resistant tuberculosis-human immunodeficiency virus Co-infected patients on anti-retroviral therapy at Sizwe Tropical Disease Hospital Johannesburg, South Africa. BMC Infect Dis, 2015,15 :478.

40. Daniels JF, Khogali M, Mohr E, et al. Time to ART Initiation among Patients Treated for Rifampicin-Resistant Tuberculosis in Khayelitsha, South Africa: Impact on Mortality and Treatment Success. PLoS One, 2015,10(11):e142873.

41. Lee KY, Lin SW, Sun HY, et al. Therapeutic Drug Monitoring and Pharmacogenetic Study of HIV-

Infected Ethnic Chinese Receiving Efavirenz-Containing Antiretroviral Therapy with or without Rifampicin-Based Anti-Tuberculous Therapy. PLoS One, 2014, 9(2):e88497.

42. Regazzi M, Carvalho AC, Villani P, et al. Treatment optimization in patients co-infected with HIV and Mycobacterium tuberculosis infections: focus on drug-drug interactions with rifamycins. Clin Pharmacokinet, 2014, 53(6):489-507.

43. Sunpath H, Winternheimer P, Cohen S, et al. Double-dose lopinavir-ritonavir in combination with rifampicin-based anti-tuberculosis treatment in South Africa. Int J Tuberc Lung Dis, 2014, 18(6):689-693.

44. Lan NTN, Thu NTN, Barrail-Tran A, et al. Randomised Pharmacokinetic Trial of Rifabutin with Lopinavir/Ritonavir-Antiretroviral Therapy in Patients with HIV-Associated Tuberculosis in Vietnam. PLoS ONE, 2014, 9(1): e84866.

45. Yimer G, Gry M, Amogne W, et al. Evaluation of Patterns of Liver Toxicity in Patients on Antiretroviral and Anti-Tuberculosis Drugs: A Prospective Four Arm Observational Study in Ethiopian Patients. PLoS ONE, 2014, 9(4): e94271.

46. Andries A, Isaakidis P, Das M, et al. High Rate of Hypothyroidism in Multidrug-Resistant Tuberculosis Patients Co-Infected with HIV in Mumbai, India. PLoS ONE, 2013, 8(10): e78313.

47. Lai PRJ, Meintjes G, Wilkinson RJ. HIV-1 tuberculosis-associated immune reconstitution inflammatory syndrome. Seminars in Immunopathology, 2015. [Epub ahead of print].

48. Bonnet M, Baudin E, Jani IV, et al. Incidence of Paradoxical Tuberculosis-Associated Immune Reconstitution Inflammatory Syndrome and Impact on Patient Outcome. PLoS ONE, 2013, 8(12): e84585.

49. Andrade BB, Singh A, Narendran G, et al. Mycobacterial Antigen Driven Activation of $CD14^{++}CD16^{-}$ Monocytes Is a Predictor of Tuberculosis- Associated Immune Reconstitution Inflammatory Syndrome. PLoS Pathog, 2014, 10(10): e1004433.

50. Tan HY, Yong YK, Andrade BB, et al. Plasma interleukin-18 levels are a biomarker of innate immune responses that predict and characterize tuberculosis-associated immune reconstitution inflammatory syndrome. AIDS, 2015,29(4):421-431.

51. Yuen CM, Weyenga HO, Kim AA, et al. Comparison of Trends in Tuberculosis Incidence among Adults Living with HIV and Adults without HIV-Kenya,1998-2012. PLoS ONE, 2014, 9(6): e99880.

52. Alvaro MA, Rodriguez GL, Diaz A, et al. Incidence and mortality of tuberculosis disease in Spain between 1997 and 2010: Impact of human immunodeficiency virus (HIV) status. J Infect, 2014, 68(4): 355-362.

53. Martinson NA,Barnes GL,Moulton LH,et al. New regimens to prevent tuberculosis in adults with HIV infection.N Engl J Med,2011,365(1):11-20.

54. Yirdaw KD, Jerene D, Gashu Z, et al. Beneficial Effect of Isoniazid Preventive Therapy and Antiretroviral Therapy on the Incidence of Tuberculosis in People Living with HIV in Ethiopia. PLoS ONE, 2014, 9(8): e104557.

55. Danel C, Moh R, Gabillard D, et al. A Trial of Early Antiretrovirals and Isoniazid Preventive Therapy in Africa. N Engl J Med, 2015,373(9):808-822.
56. Rangaka MX, Wilkinson RJ, Boulle A, et al. Isoniazid plus antiretroviral therapy to prevent tuberculosis: A randomised double-blind, placebo-controlled trial. Lancet, 2014, 384:682-690.
57. World Health Organization. Recommendation on 36 Months Isoniazid Preventive Therapy to Adults and Adolescents Living with HIV in resource-constrained and high TB- and HIV-Prevalence Settings-2015 Update.WHO/HTM/TB/2015.15,WHO/HIV/2015.13.Geneva: World Health Organization, 2015.
58. WHO.Global tuberculosis report 2015. WHO/HTM/TB/2015.22. Geneva,Switzerland: WHO, 2015.
59. Tuberculosis Surveillance Center,RIT,JATA.TUBERCULOSIS ANNUAL REPORT 2013--(2) Tuberculosis in Pediatric and Elderly Patients. Kekkaku ,2015, 90(5):515-521.
60. Lui G,Wong RY,Li F,et al. High Mortality in Adults Hospitalized for Active Tuberculosis in a Low HIV Prevalence Setting.PLoS One,2014 , 9(3):e92077.
61. Vasakova M. Challenges of antituberculosis treatment in patients with difficult clinical conditions. Clin Respir J, 2015,9: 143-152.
62. Nakamura A, Hagiwara E, Hamai J,et al. Impact of underlying diabetes and presence of lung cavities on treatment outcomes in patients with pulmonary tuberculosis. Diabet Med. 2014,31(6):707-713.
63. Liaquat A, Iram S, Hussain S,et al. Concomitant presence of culture-proven active pulmonary tuberculosis in patients with chronic obstructive pulmonary disease - A hospital based study.Pak J Med Sci,2015,31(6):1344-1348.
64. Chung WS, Chen YF, Hsu JC, et al. Inhaled corticosteroids and the increased risk of pulmonary tuberculosis: a population-basedcase-control study.Int J Clin Pract,2014 ,68(10):1193-1199.
65. Brode SK,Jamieson FB,Nq R, et al. Increased risk of mycobacterial infections associated with anti-rheumatic medications.Thorax,2015,70(7):677-682.
66. Kim YJ, Kim YG, Shim TS,et al.Safety of resuming tumour necrosis factor inhibitors in patients who developed tuberculosis as a complication of previous TNF inhibitors.Rheumatology (Oxford),2014,53(8):1477-1481.
67. Karo B, Hauer B, Hollo V, et al. Tuberculosis treatment outcome in the European Union and European Economic Area: an analysis of surveillance data from 2002–2011.Euro Surveill,2015,20(48). doi: 10.2807/1560-7917.ES.2015.20.49.30087.
68. Oshi DC,Oshi SN,Alobu I,et al. Profile and Treatment Outcomes of Tuberculosis in the Elderly in Southeastern Nigeria, 2011–2012.PLoS One, 2014 ,9(11):e111910.
69. Velayutham BR,Nair D,Chandrasekaran V,et al. Profile and Response to Anti- Tuberculosis Treatment among Elderly Tuberculosis Patients Treated under the TB Control Programme in South India. PLoS One,2014,9(3):e88045.
70. Lee SH,Seo KA,Lee YM,et al. Low Serum Concentrations of Moxifloxacin, Prothionamide, and Cycloserine on Sputum Conversion in Multi-Drug Resistant TB.Yonsei Med J,2015,56(4):961-967.
71. Lin HS, Cheng CW, Lin MS, et al.The clinical outcomes of oldest old patients with tuberculosis treated

by regimens containing rifampicin, isoniazid, and pyrazinamide. Clin Interv Aging,2016,11:299-306.

72. World Health Organization. Global tuberculosis report 2015. WHO/HTM/TB/2015.22. Geneva, Switzerland: WHO, 2015.

73. World Health Organization. Guidance for national tuberculosis programmes on the management of tuberculosis in children- second edition. WHO/HTM/TB/2014.03.

74. Ramachandran G,Kumar AK,Bhavani PK,et al . Pharmacokineties of first-line antituberculosis drugs in HIV-infected children with tuberculosis treated with intermittent regimens in India . Antimicrob Agents Chemother,2015,59(2):1162-1167.

75. Chiang SS, Khan FA, Milstein MB, et al. Treatment outcomes of childhood tuberculous meningitis: A systematic review and meta-analysis. Lancet Infect Dis, 2014,14(10):947-957.

76. Shah I, Meshram L. High dose versus low dose steroids in children with tuberculous meningitis.JClin Neurosci,2014,21(5):761-764.

77. Savic RM, Ruslami R, HibmaJE,et al. Pediatric tuberculous meningitis: model-based approach to determining optimal doses of the anti-tuberculosis drugs rifampin and levofloxacin for children. ClinPharmacolTher, 2015, 98(6):622-629.

78. Moultrie H,MclleronH,SawryS,et al. Pharmacokinetics and safety of rifabutin in young HIV-infected children receiving rifabutin and lopinavir/ritonair. J Antimicrob Chemother,2015,70(2):543-549.

79. WHO. Companion handbook to the WHO guidelines for the programmatic management of drug-resistant tuberculosis. WHO/HTM/TB/2014.11.

80. World Health Organization . Towards universal access tO diagnosis and treatment of multi drug-resistant and extensively drug-resistant tuberculosis by 2015 . WHO / HTM / TB / 2011 . 3 . Geneva : World Health Organization,2011 .

81. Perez-Vetez CM.Pediatric tuberculosis:new guidelines and recommendations.Currtr Opintr Pediatr,2012,24(3):319-328 .

82. Shah I . Multidrug-resistant tuberculosis in children . Pediatr Infect Dis J,2012,3l(9) : 970-972 .

83. Takizawa T, Hashimoto K, Minami T, et al. The comparative arthropathy of fluoroquinolones in dogs. Hum ExpToxicol, 1999, 18(6):392-399.

84. Warren RW. Rheumatologic aspects of pediatric cystic fibrosis patients treated with fluoroquinolones. Pediatr Infect Dis J, 1997, 16(1):118-122.

85. Hampel B, Hullmann R, Schmidt H. Ciprofloxacin in pediatrics: worldwide clinical experience based on compassionate use—safety report. Pediatr Infect Dis J , 1997,16(1):127-129.

86. World Health Organization.Companion handbook to the WHO guidelines for the programmatic management of drug-resistant tuberculosis.WHO/HTM/TB/2014.11.Geneva:World Health Organization, 2014.

87. Thee S, Garcia-Prats AJ, Draper HR, et al. The pharmacokinetics and safety of moxifloxacin in children with multidrug-resistant tuberculosis.Clin Infect Dis, 2015,60(4):549-556.

88. Garcia-Prats AJ, Rose PC, Hesseling AC, et al. Linezolid for the treatment of drug-resistant tuberculosis

in children: A review and recommendations. Tuberculosis (Edinb), 2014,94(2):93-104.

89. Rodrigues M, Brito M, Villar M, et al. Treatment of multidrug-resistant and extensively drug-resistant tuberculosis in adolescent patients. Pediatr Infect Dis J, 2014,33(6):657-659.

90. SeddonJA,Hesseling AC, Godfrey-Faussett P, et al. High treatment success in children treated for multidrug-resistant tuberculosis: An observational cohort study. Thorax, 2014,69:458-464.

91. Devrim I, Devrim F, Aktürk H, et al. Isoniazid-induced hepatotoxicity in children with latent tuberculosis infection. Minerva Pediatr,2015,PMID:26377643.

92. Villarino ME, Scott NA, Weis SE, et al.Treatment for preventing tuberculosis in children and adolescents: A randomized clinical trial of a 3-month, 12-dose regimen of a combination of rifapentine and isoniazid. JAMA Pediatr, 2015,169(3): 247-255.

93. Chiappini E, Sollai S, Bonsignori F, et al. Controversies in preventive therapy for children contacts of multidrug-resistant tuberculosis. J Chemother,2014,26:1-12.

94. Garcia-Prats AJ, Zimri K, Mramba Z, et al. Children exposed to multidrug-resistant tuberculosis at a home-based day care centre:A contact investigation. Int J Tuberc Lung Dis, 2014,18(11):1292-1298.

95. Adler-Shohet FC, Low J, Carson M, et al. Management of latent tuberculosis infection in child contacts of multidrug-resistant tuberculosis. Pediatr Infect Dis J,2014,33(6):664-666.

96. Seddon JA, Garcia-Prats AJ, Kampmann B, et al. Toxicity and tolerability of fluoroquinolone-based preventive therapy for childhood contacts of multidrug-resistant tuberculosis. Pediatr Infect Dis J,2014,33(10):1098-1099.

97. WHO.Global tuberculosis report 2015. WHO/HTM/TB/2015.22. Geneva,Switzerland: WHO, 2015.

98. Mathad JS, Gupta A. Tuberculosis in Pregnant and Postpartum Women: Epidemiology, Management, and Research Gaps,2012. Clin Infect Dis,2012 , 55(11):1532-1549.

99. Bishara H,Goldstein N,Hakim M,et al. Tuberculosis during Pregnancy in Northern Israel,2002–2012: Epidemiology and Clinical Practices. Isr Med Assoc J,2015 ,17(6):346-350.

100. SugarmanJ,ColvinC,MoranAC,et al. Tuberculosis in pregnancy:An estimate of the global burden of disease. Lancet Glob Health, 2014,2(12):e710-716.

101. Manuel Schloß,JanHeckrodt,ChristianSchneider,et al. Magnetic Resonance Imaging of the Lung as an Alternative for a Pregnant Woman with Pulmonary Tuberculosis.JRadiol Case Rep,2015, 9(5): 7-13.

102. Habib ZG,Dayyab FM,Sanda A,et al.Role of GeneXpert MTB/Rif Assay in Diagnosing Tuberculosis in Pregnancy and Puerperium.Case Rep Infect Dis,2015;2015:794109.

103. Muin DA, Wagner K, Burian R,et al. Brainstem Tuberculoma in Pregnancy.Case Rep ObstetGynecol ,2015,2015: 179483.

104. Companion handbook to the WHO guidelines for the programmatic management of drug-resistant tuberculosis. Geneva: World Health Organization; WHO/HTM/TB/2014.11.

105. Pan SC, Ku CC, Kao D ,et al. Effect of diabetes on tuberculosis control in 13 countrieswith high tuberculosis: a modelling study. Lancet Diabetes Endocrinol, 2015 ,3(5):323-330.

106. Cohn DL, O'Brien RJ, Geiter LJ, et al. Targeted tuberculin testing and treatment of latent tuberculosis

infection. MMWR Morb Mortal Wkly Rep, 2000, 49(6): 1-54.

107. Webb EA, Hesseling AC, SchaafHS ,et al.High prevalence ofmycobacterium tuberculosis infection and disease in children and adolescents with type 1 diabetes mellitus. Int J Tuberc Lung Dis ,2009, 13(7):868-874.

108. Pfaffenberg R, Jahler H. Isoniazid & recurrence of tuberculosis in diabetics. ZeitschriftfürTuberkulose, 1958, 111(3-4): 167.

109. Lesnichii AV, Karpina LZ. Experience with the chemoprophylaxis of pulmonary tuberculosis in diabetes mellitus patients. ProblTuberk, 1969, 47(12):1-3.

110. World Health Organization. Guidelines on the management of latent tuberculosis infection. WHO/HTM/TB/2015.01

111. Lee PH, Lin HC, Huang ASE, et al. Diabetes and Risk of Tuberculosis Relapse: Nationwide Nested Case-Control Study. PloSOne, 2014,9(3):e92623.

112. Viswanathan V, Vigneswari A, Selvan K, et al. Effect of diabetes on treatment outcome of smear-positive pulmonary tuberculosis—A report from South India. J Diabetes Complicatio ns,2014,28(2):162-165.

113. Riza AL,PearsonF,Ugarte-Gil C, et al.Clinical management of concurrent diabetes and tuberculosis and the implications for patient services.Lancet,2014,2(9):740-753.

114. ChiangCY, Lee JJ, Chien ST, et al. Glycemic control and radiographic manifestations of tuberculosis in diabetic patients.PLoS One, 2014, 9: e93397.

115. Wang JY, Lee MC, Shu CC, et al. Optimal Duration of Anti-tuberculosis Treatment in Diabetic Patients: Nine or Six months? Chest,2015,147(2):520-528.

116. Wu Z, Guo J, Huang Y,et al. Diabetes mellitus in patients with pulmonary tuberculosis in an agingpopulation in Shanghai, China: Prevalence, clinical characteristicsand outcomes. J Diabetes Complications,2015, Dec 1. pii: S1056-8727(15)00452-3. doi: 10.1016/j.jdiacomp.

117. Wilby KJ, Ensom MHH, Marra F. Review of Evidence for Measuring Drug Concentrations of First-Line Antitubercular Agents in Adults. Clin Pharmacokinet, 2014,53(10): 873-890.

118. Chang MJ,ChaeJ,YunH,et al. Effects of type 2 diabetes mellitus on the population pharmacokinetics of rifampin in tuberculosis patients. Tuberculosis,2015,95(1):54-59.

119. Mah A, Kharrat H, Ahmed R,et al. Serum drug concentrations of INH and RMP predict 2-month sputum culture results in tuberculosis patients. Int J Tuberc Lung Dis , 2015 ,19(2):210-215.

120. G Hall II R. Evolving Larger: Dosing Anti-Tuberculosis (TB) Drugs in an Obese World. Current pharmaceutical design, 2015, 21(32): 4748-4751.

121. McIlleron H, Abdel-Rahman S, Dave JA,et al. Special Populations and Pharmacogenetic Issues in Tuberculosis Drug Development and Clinical Research. J Infect Dis, 2015 ,211Suppl 3:S115-125.

122. World Health Organization/International Union Against Tuberculosis and Lung Disease. Collaborative framework for care and control of tuberculosis and diabetes. Geneva, Switzerland: WHO, 2011.

123. HarriesAD,KumarAMV, SatyanarayanaS , et al. Diabetes mellitus and tuberculosis: programmatic

management issues . IntJ Tuberc Lung Dis ,2015,19(8):879-886.

124.Pacific Island TB Controllers Association. United States AffiliatedPacific Islands—standards for the management of tuberculosis anddiabetes, 2012. http://www.spc.int/tb/component/content/article/75-pacifi c-standards-for-management-of-tb-and-diabetes (accessedMarch 1, 2014).

125.International Union of Tuberculosis and Lung Disease. Screeningall TB patients for diabetes mellitus: from pilot to policy change.
http://old.theunion.org/index.php/en/newsroom/news/item/2310-screening-all-tb-patients-for-diabetes-mellitus-from-pilot-to-policychange(accessed March 1, 2014).

126.Baghaei P, Marjani M, JavanmardP,et al. Diabetes mellitus and tuberculosis facts and controversies. J Diabetes MetabDisord.2013 ,12(1):58. doi: 10.1186/2251-6581-12-58.

127.Ramachandran A, Ma RC, Snehalatha C. Diabetes in Asia. Lancet ,2010,375(9712): 408–418.

128.Jeon CY, Harries AD, Baker MA, et al. Bi-directional screening for tuberculosisand diabetes: a systematic review. Trop Med IntHealth ,2010,15(11):1300-1314.

129.Ottmani SE, Murray MB, Jeon CY, et al.Consultation meeting on tuberculosis anddiabetesmellitus :meetingsummary and recommendations. Int J Tuberc Lung Dis,2010,14(12):1513-1517.

130.Palmero D, Castagnino J, Musella RM, et al. Difficult clinical management of anti-tuberculosis DRESS syndrome. Int J Tuberc Lung Dis,2013 ,17(1):76-78.

131.Liu YM, Cheng YJ, Li YL, et al.Antituberculosis Treatment and Hepatotoxicity in Patientswith Chronic Viral Hepatitis. Lung, 2014, 192(1):205-210.

132.Gaude G. S, Chaudhury A, Hattiholi J. Drug-induced hepatitis and the risk factors for liver injury in pulmonary tuberculosis patients. J Family Med Prim Care, 2015 ,4(2):238-243.

133.Hassen AA, Belachew T, Yami A, et al. Anti-Tuberculosis Drug Induced Hepatotoxicity among TB/HIV Co-Infected Patients at Jimma University Hospital, Ethiopia: Nested Case-Control Study. PLoS One, 2013,8:e64622.

134.Huang YS. Recent progress in genetic variation and risk of antituberculosisdrug-induced liver injury.J Chin Med Assoc, 2014, 77(4):169-173.

135.Li C, Long J, Hu X, et al. GSTM1 and GSTT1 genetic polymorphisms and risk of anti-tuberculosis drug-induced hepatotoxicity: an updated meta-analysis. Eur J Clin Microbiol Infect Dis,2013,32(7):859-868.

136.Liu CT, Chen TH, Cheng CY.Successful treatment of drug-induced acute liver failure with high-volume plasma exchange. J Clin Apher,2013,28(6):430-434.

137.Devarbhavi H, Singh R, Patil M, et al. Outcome and determinants of mortality in 269 patients with combination anti-tuberculosis drug-induced liver injury. J Gastroenterol Hepatol, 2013,28(1):161-167.

138.Gu J, Tang SJ, Xiao HP, et al. An open-label, randomized and multi-center clinical trial to evaluate the efficacy of Silibinin in preventing drug-induced liver injury. Int J Clin Exp Med,2015, 8(3):4320-4327.

139.Chagas AC, Hans Filho G, de Oliveira SM, et al. Prevalence of latent tuberculosis and treatment adherence among patients with chronic kidney disease in Campo Grande, State of Mato Grosso do Sul.

Rev Soc Bras Med Trop, 2014, 47(2):204-211.

140. Hu HY, Wu CY, Huang N, et al. Increased risk of tuberculosis in patients with end-stage renal disease: A population-based cohort study in Taiwan, a country of high incidence of end-stage renal disease. Epidemiol Infect, 2014, 142(1):191-199.

141. Chang CH, Chen YF, Wu VC, et al. Acute kidney injury due to anti-tuberculosis drugs: A five-year experience in an aging population. BMC Infect Dis, 2014, 14:23.

142. Baghaei P, Marjani M, Tabarsi P, et al. Impact of chronic renal failure on anti-tuberculosis treatment outcomes. Int J Tuberc Lung Dis, 2014,18(3):352-356.

# 第八章
# 肺结核危急重症治疗进展

## 第一节　咯血

肺结核大咯血是常见的急症，可导致窒息、休克等致命后果，内科保守治疗往往效果不佳，病死率较高。数十年前，外科手术仍是治疗大咯血的主要手段，然而大部分患者因大咯血引起的呼吸功能降低而不能进行手术，即使术后死亡率也高达40%。自1974年第一例应用支气管动脉栓塞术（Bronchial Artery Embolization，BAE）治疗大咯血成功以来，随着介入放射学的发展、导管材料及栓塞剂的改进和完善，BAE已逐渐成为一种成熟的技术应用于大咯血治疗，并在很多医疗机构已成为首选疗法。如何术前对出血部位和风险进行评估，进一步提高止血率，减少复发率和并发症并最终减低死亡率是研究的重点，近年来在各个方面取得了较大的发展。

### 一、影像学对出血血管的诊断技术得到重视并不断提高

1.支气管动脉螺旋CT血管成像（CTA）　术前CTA检查发现支气管动脉敏感

度高，有助于介入术中快速查找出血动脉和优化介入治疗方案。大咯血病情危重，行动脉栓塞治疗要求尽快栓塞引起咯血的病变动脉，并尽量减少患者术中平卧时间。在短时间内查找变异复杂的支气管动脉，对经验丰富的医师也是一个挑战。介入治疗前行CTA检查，能够准确发现支气管动脉，特别是异常起源的支气管动脉，并可以根据血管的形态初步确定咯血责任血管，能大大节省查找出血血管的时间，因此，动脉栓塞术前支气管动脉CTA检查越来越得到重视，但CTA显示侧支供血动脉效果略差，不能作为确认出血血管的最终依据。

2.CT灌注技术　CT灌注技术的应用与进步进一步提高了病变血管的检出。螺旋CT血管成像对咯血患者进行肺内异常血管定位诊断，为介入治疗提供肺内畸形血管形态学信息，但不能提供血流动力学方面的信息，CT灌注成像自1991年Miles首次报道以来已经发展了数十年，随着CT扫描仪和后处理软件的不断进步，已成为主要的功能成像技术。CT灌注成像可以获得一系列反映组织器官的血流灌注状态的参数，因此，是反映组织器官血流动力学改变的一种功能成像技术。双入口CT灌注（dual-input CT perfusion， DICTp）模型是由Miles首次报道并用于肝脏的灌注，得到了普遍的认可。应用于肺部的DICTp技术是参考肝脏的DICTp模型而创建的，是以肺动脉和降主动脉作为输入动脉，左心房强化峰值作为区分体循环和肺循环的分界点来分析肺部血流状况的，这样更加贴近于肺部的实际：肺动脉和支气管动脉双重供血的血流状况。DICTp技术能同时对肺部的体循环和肺循环进行定量评价，可显示出肺结核大咯血患者肺部存在大量血流动力学异常，其中主要是体循环动脉（支气管动脉）-肺动脉瘘。DICTp技术能分别定量评价肺部病灶的体循环和肺循环，从而使得能够较全面地了解咯血患者肺部的血流动力学情况。体循环动脉-肺动脉瘘在体循环期，对比剂顺着压力差进入肺动脉并灌注其肺实质，导致肺实质灌注异常，表现为BF值增加；而在肺动脉期，由于没有局部肺动脉血供，表现为PF值下降。DICTp技术可敏感地检出这些异常。结果显示DICTp灌注成像和DSA造影在体循环动脉-肺动脉瘘的检出上有良好的一致性，并且ROC曲线表明PI值诊断价值最佳。但由于造成咯血的相关因素较多，DICTp技术虽可敏感地检出体循环动脉-肺动脉瘘，但与咯血量只有中度相关。

联合CTA和DICTp检查可以准确地显示出责任血管起源、走行及与病灶的关系。同时，DICTp技术能够检出动态血流动力学情况，如支气管动脉-肺动脉瘘，这弥补了CTA只能显示责任血管形态而不能显示血流动力学的缺点。两者结合可以基本明确肺部基础疾病、出血来源、责任血管，这样在BAE术前我们就可以通过CTA、DICTp图像全面了解咯血责任血管的空间关系，在介入手术操作过程中提高插管成功率，减少了患者和介入医师的辐射剂量，为介入治疗的成功提供重要保证。

## 二、血管栓塞技术和理念更加精准和成熟

1.出血责任非支气管性体动脉（nonbronchial systemic arteries，NBSA）栓塞

NBSA栓塞治疗肺结核大咯血的重要性已得到普遍认同。NBSA包括肋间动脉、胸廓内动脉、最上肋间动脉、甲状颈干、胸肩峰动脉、肩胛下动脉、胸外侧动脉和膈下动脉等分支，以往对NBSA及其分支作为出血的责任血管认识不足，加之这些动脉栓塞治疗时存在一定风险，因此，并未常规行NBSA造影和分支栓塞。肺结核好发于上肺野，极易累及锁骨下动脉分支，由于结核病灶常常累及胸膜，也是造成NBSA参与咯血的原因之一，如不对其进行治疗，极易造成复发，因此，现在认为应常规行NBSA造影和异常分支栓塞。锁骨下动脉NBSA参与肺内出血的动脉分支主要有甲状颈干和胸廓内动脉，甲状颈干在椎动脉的外侧，起自第 1 段的上壁，为一短干，很快分支；胸廓内动脉起自胸廓内近端锁骨下动脉，下行过锁骨上后方进入胸腔，15%的人群有侧肋分支，再向下行发出心包膈动脉，供应膈神经的血供。胸廓内动脉在胸壁上面沿胸骨旁外侧约1.5cm下行，发出肋间血管和胸壁穿透支，在第六肋软骨水平分成膈肌动脉和腹壁上动脉。胸廓

内动脉多在近肺门区有异常大量网状血管和支气管动脉或肋间动脉形成侧支，该动脉较细，行锁骨下动脉造影时，不易发现出血征象，因此，应尽量行选择性胸廓内动脉造影，栓塞时主要闭塞血管近肺门出血段，选用明胶海绵条或和弹簧圈联合应用。本组有1例单纯应用弹簧圈栓塞半年后再次出血，应尽量避免单纯应用弹簧圈栓塞。

腋动脉分支也可参与肺内咯血，常见胸上动脉和胸外侧动脉出血。腋动脉分支胸上动脉出现率为85%，发自腋动脉第1段，以胸肩峰动脉起点部位较固定，以胸外侧动脉起点较分散，可直接起自腋动脉第1～3段，也可与胸肩峰动脉、肩胛下动脉共干或由胸背动脉分出。

以往由于肋间动脉常常由脊髓动脉发出，对常规肋间动脉造影和栓塞是否增加横断性脊髓炎的发生率有不同意见。随着非离子造影剂的应用，其对血管的刺激明显减少。微导管的应用可越过脊髓动脉行超选择性栓塞病变段血管。肺结核大量咯血患者常有非支气管动脉出血，因此，肺结核咯血行介入治疗时，常规行相应锁骨下动脉和肋间动脉插管造影，尤其是对伴有胸膜增厚的患者，应反复寻找以发现异常的出血动脉，当病变区或非病变区动脉造影出现造影剂外溢直接征象，或发现异常网状血管及动脉-肺动脉瘘、动脉-肺静脉瘘或异常网状血管并有侧支交通与出血的支气管动脉相通的血管，应进行完全栓塞。

2.对支气管动脉-肺动脉瘘或侧支体动脉-肺动脉瘘的认识和处理日趋成熟　肺结核大咯血大部分病例有病变区或非病变区异常网状血管及动脉-肺动脉瘘或动脉-肺静脉瘘，有研究证实采用较大粒径（直径＞500μm）的栓塞剂动脉栓塞治疗后咯血停止，并无栓塞剂通过瘘口异位栓塞的征象。说明动脉-肺动脉瘘或动脉-肺静脉瘘是肺结核血管损伤出血的间接表现，即使无造影剂外溢的征象，也应该栓塞治疗。动脉-肺动脉瘘或动脉-肺静脉瘘均为末梢血管的交通，未见有血管主干的瘘形成，特别是肺结核病灶累及胸膜和胸膜下肺组织，形成大量异常血管并造成肋间动脉及体循环胸壁动脉分支-肺动脉瘘或动脉-肺静脉瘘，主要侵及肺边缘的末梢血管，应用较大直径栓塞剂栓塞治疗是安全有效的。

3.脊髓动脉的认识和处理日趋成熟　肺结核大咯血栓塞治疗时最严重的并发症是脊髓损伤，脊髓由脊前动脉、脊后动脉、根髓动脉及冠状动脉构成的丰富的血管网供血，误栓可造成脊髓缺血、坏死，发生脊髓损伤，因此，DSA下对脊髓动脉的识别十分重要。应了解根髓动脉和脊前动脉的影像学形态，但由于异常肋间动脉常有增多的纵隔侧支血管显影，和脊髓动脉鉴别较为困难，术中可加用不屏气的电影模式放大造影动态观察，纵隔血管往往随着呼吸和心脏及大血管的运动而移动，根髓动脉和脊前动脉则固定不动，再结合其在椎管内的固定位置，可大大提高检出率。发现脊髓动脉后应使用微导管技术越过其开口进行超选择性插管栓塞，如在准备行栓塞治疗时，欲栓塞动脉脊髓动脉较常发出的位置未见有脊髓动脉显影，也应行超选择性栓塞，总之，应尽可能地超选择性栓塞责任血管。

4.咯血复发率不断降低　支气管动脉栓塞术止血效果已经获得了广泛的认可，尤其是近期疗效，患者术后即刻止血率接近100%；但也有一定的复发率，文献报道为10%～30%，术后咯血复发的原因有漏栓、栓塞不彻底、新侧支建立、肺动脉出血和病变进展，随着对复发原因的认识和栓塞技术的进步，咯血的复发率不断降低。现将术后咯血复发的原因概括如下。

（1）漏栓。结核性大咯血几乎均为多支血管供血，BAE时未能全部选择性插管造影，造成出血血管遗漏。避免措施：要对可能参与出血的血管尽可能的造影。

（2）栓塞不彻底或新侧支建立。多见于栓塞只用钢圈栓塞动脉主干，不但咯血复发还为以后治疗造成了困难。避免措施：栓塞病变血管床，避免远端小动脉间侧支的建立。

（3）肺动脉出血。排除以上两种情形后仍然出血者，要考虑肺动脉出血。尽快行多排CT动脉增强扫描观察肺动脉期相或者行肺动脉造影。证实后用钢圈暂时性止血，尽快外科干预。

（4）病变进展或合并霉菌感染。BAE后仍然要进行抗结核治疗，尤其对曲霉菌球、空洞进行积极治疗。

5.并发症的发生率不断降低　随着介入治疗技术的进步，栓塞并发症的发生率不断降低。血管栓塞术需要注意的原则概括如下。

（1）防止脊髓动脉的栓塞。脊髓动脉显示时，应采用微导管超选择插管技术避开脊髓动脉和栓塞远段出血血管。如出血段血管与脊髓动脉交通不能避开时，应放弃栓塞治疗。术中应严密观察下肢感觉，发现异常，立即放弃栓塞治疗，采取抗凝、扩容和激素等治疗。

（2）避免过多栓塞相邻肋间动脉。一般同侧相邻肋间动脉栓塞不宜超过5支，栓塞较多时易出现严重胸痛。

（3）胸廓内动脉节段栓塞，防止膈肌麻痹。文献报道有因栓塞胸廓内动脉引起膈肌麻痹导致呼吸衰竭的病例。肺结核中量及大量咯血，多累及胸廓内动脉中上段，因此，在行胸廓内动脉栓塞时，以中上段节段栓塞为主，先用明胶海绵条栓塞中段，再行近段明胶海绵条或弹簧圈栓塞，以达到末梢血管保留的作用，减少其严重并发症。

（4）同轴微导管的应用。栓塞治疗常用的导管有Cobra、Simmons、Verb等。这些导管管径在4～5F范围内，仅能越过血管开口约0.5cm，注入栓塞剂时容易发生反流，发生异位栓塞的风险加大；并且当栓塞动脉与脊髓动脉或其他动脉发生共干时，不宜进行栓塞。这些都阻碍了栓塞治疗的成功。同轴微导管的管径在2.2～2.7F之间，可以超选择达到血管远端，越过血管开口约3cm，这样可以有效地避免栓塞剂的反流，有时也可以越过脊髓动脉或其他不予栓塞动脉的开口，减少了异位栓塞的概率。

## 三、栓塞剂的应用技术和相关新型栓塞剂的研究不断深入

1.栓塞材料的研究不断深入　血管栓塞术后咯血复发主要原因之一为栓塞材料在体内吸收和栓塞区域侧支循环的建立。因此，栓塞材料的正确选用十分重

要。理想的栓塞材料应能同时栓塞支气管动脉的主干和末梢，操作方法简便安全、并发症少、复发率低。栓塞材料多种多样，目前常用的支气管动脉栓塞剂为聚乙烯醇（PVA）颗粒、明胶海绵颗粒、弹簧钢圈等，近年关于应用不同栓塞剂治疗大咯血的临床效果的研究更加细致深入，栓塞剂的形态更加规则、生物相容性更高、使用更加规范，新型含药栓塞剂的研究初露端倪。

明胶海绵是应用最为广泛的栓塞剂，主要是由于它取材方便、可塑性较强而且价格便宜，同时与组织相容性良好，以往认为是短效栓塞剂，约14天后它开始降解，栓塞血管可再通，不应单独应用于咯血的栓塞。但有研究表明明胶海绵颗粒较PVA颗粒膨胀情况略明显，黏附性及适形性较PVA颗粒强；使用明胶海绵颗粒的近期靶血管再通率低于PVA颗粒，近期疗效明胶海绵颗粒较好；而且足够多的明胶海绵栓塞动脉也可以造成永久性栓塞。

聚乙烯醇颗粒也是应用较多的治疗大咯血的栓塞剂，在体内不可降解，为永久性栓塞物质，但远期与人体相容性仍较好，无毒性；形态和大小相对明胶海绵更为规则，近似球形，因此，栓塞的末梢血管直径较易控制。最常选用的是直径在300～600μm之间的微球，这是因为支气管动脉-肺动、静脉瘘的交通支血管直径在100～500μm之间，和所选生物微球直径相当。这样既能达到栓塞末梢血管的水平，又不至于因直径过小进入肺循环系统，降低了异位栓塞的风险。

弹簧圈是一种永久性栓塞材料，其栓塞水平在大管径血管主干，由金属材质部分和纤毛部分组成，金属部分可以嵌入周围血管壁，周围附着的纤毛作为外来凝血因子，容易使血栓形成从而达到永久性栓塞的目的。单独应用弹簧圈栓塞后，由于远端病变区域血管床结构未被破坏，侧支循环容易形成，造成咯血复发的概率增大；复发后再次行BAE较为困难。目前建议和生物微球、明胶海绵合用。

生物微球是一种永久栓塞剂，栓塞水平位于血管末梢，可以缓慢充盈靶血管远端网状血管结构，远期栓塞效果较好。待血管内形成机化血栓后，可被人体降解，降解产物无毒性，经肾脏代谢排出体外。生物微球包括很多种微球类型，如海藻酸钠微球血管栓塞剂应用于临床治疗大咯血取得良好疗效，其基质材料为海藻酸钠，主要取材于海带，是从天然植物褐藻中提取的多糖，具有水合力强及分子量大的特点，在溶于水后可形成黏稠胶体，并受到钙离子的影响发生大分子链间交联固化反应，具有可加工性，可被加工为规则的圆形或者类圆形，在进入人体之后，可发挥出机械血管栓塞作用，但不参与机体的代谢，可随时间推移逐渐被降解，最终降解产物为甘露糖、古罗糖，经尿液排出体外，对人体安全无害。

2.栓塞方法不断改进　随着栓塞材料和微导管的应用，栓塞方法也经历了不断改进的过程。目前一致认为多种栓塞剂联合栓塞法效果最佳。在微导管超选择性插入责任血管后，先缓慢注入微球类栓塞剂对异常小血管进行广泛栓塞，再用明胶海绵颗粒栓塞较大动脉段，如动脉主干增粗明显，应再用弹簧圈堵塞血管主干。这样既栓塞了病灶部位的血管床，也栓塞了大血管主干，降低了侧支循环形成及血管主干再通的概率。

3.栓塞与止血药物的联合应用　咯血患者在行介入治疗前，往往都经急诊或病房给予缩血管药物治疗，如垂体后叶素，其具有“内科止血钳”之称，是治疗咯血的常用药物，广泛应用于内科治疗肺结核大咯血。所以在行BAE时患者的血管是处于收缩状态的，同时在进行支气管动脉插管时也会刺激血管造成挛缩，在术后停止缩血管药物的使用后，靶血管管径会有一定的复张。这就要求栓塞剂也要有一定的膨胀性来适应靶血管的复张。将栓塞剂颗粒注入血管后，如果管腔发生形变，血管复张时颗粒的栓塞状态就会随着血管管型的变化而游动，加上动脉血流的冲击，颗粒都堆到血管远端。如果这时正好在栓塞管程中有一个小分支血管出血，这支小血管就会暴露于栓塞材料范围之外，成为再出血的因素，造成原有栓塞剂用量相对不足。而微球及颗粒遇水后都能够膨胀，特别是明胶海绵颗粒和海藻酸钠微球的膨胀性较高。另外，为避免术后再出血，动脉栓塞治疗后不应立即停用止血药物。

4.新型含药栓塞剂的研究初露端倪 载药微球的研究已经有近30年的历史，它除具有良好的缓释性，还可以减少药物用量，降低药物的不良反应；并且易被巨噬细胞吞噬，因此，利用微球技术改变现有抗结核药的载运方式引起了研究人员的注意。以往的研究应用途径包括上呼吸道吸入、静脉注射、腹腔内注射、口服及皮下注射；近年来随着抗肿瘤药物微球的研发和临床应用，抗结核药物微球动脉栓塞剂的研究也开始有报道。研究希望通过抗结核药物微球动脉栓塞剂阻塞靶血管达到止血的同时，在局部缓释出抗结核药物，通过动脉壁进入周围组织并维持长时间有效浓度达到局部抗结核的作用，从而进一步提高疗效、减少复发。

（敖国昆）

# 第二节 呼吸衰竭

呼吸衰竭（respiratory failure，简称呼衰）是由于肺通气不足、弥散功能障碍和肺通气/血流比例失调等因素，使静息状态下吸入空气时出现低氧血症和（或）二氧化碳潴留，从而引起一系列生理功能和代谢紊乱的临床综合征。呼吸衰竭的判断标准是：一般认为在海平面大气压下，于静息时呼吸室内空气，动脉血$PO_2$低于8kPa（60mmHg），伴或不伴有$PCO_2$高于6.77kPa（50mmHg）。

按照动脉血气分析结果，呼吸衰竭分为Ⅰ型和Ⅱ型。Ⅰ型呼吸衰竭，即缺氧性呼吸衰竭，血气分析特点是$PO_2$低于60mmHg，$PCO_2$降低或正常。见于换气功能障碍（通气/血流比例失调、弥散功能损害和肺动-静脉样分流）疾病，如肺部严重感染型疾病、间质性肺疾病、急性肺栓塞。Ⅱ型呼吸衰竭，即高碳酸性呼吸衰竭，血气分析特点是$PO_2$低于60mmHg，伴有$PCO_2$高于50mmHg。系肺泡通气不足所致，单纯通气不足，低氧血症和高碳酸血症的程度是平行的；若伴换气功能损害，则低氧血症更明显。

按照发病急缓分类，呼吸衰竭分为急性和慢性。急性呼吸衰竭是由于某些突发的因素（如严重肺疾患、创伤、急性气道阻塞）使肺通气和（或）换气功能迅速出现严重障碍，在短时间内引起呼吸衰竭。因机体不能代偿，如抢救不及时，会危及患者生命。慢性呼吸衰竭指由一些慢性疾病造成的呼吸功能慢性损害，经过较长时间发展成为呼吸衰竭。虽有低氧血症和（或）高碳酸血症，机体通过代偿适应，生理功能障碍和代谢紊乱较轻，患者仍能保持一定的活动能力。

在大多数情况下结核分枝杆菌造成的肺损伤是缓慢进展的，造成的呼吸功能损伤是慢性的，多为慢性呼吸衰竭，临床症状不明显，当合并有感染时可出现慢性呼吸衰竭急性加重，血气分析显示$PO_2$显著下降、$PCO_2$显著升高，临床症状陡然加重；当出现急性血行播散型肺结核、重症干酪性肺炎时可出现急性呼吸衰竭；结核性脑膜脑炎时可引起中枢性呼吸骤停，是结核性脑膜炎的主要致死原因。

呼吸衰竭总的治疗原则是纠正缺氧、$CO_2$潴留和酸碱失衡引起的代谢功能紊乱，在积极对症治疗的基础上，治疗原发病。

## 一、建立通畅的气道

保持呼吸道通畅是呼吸衰竭抢救成功的基本保障。气道不畅使呼吸阻力增加，加重呼吸肌疲劳；气道不畅可使分泌物排出困难，加重肺内感染，呼吸面积减少甚至发生肺不张；如发生急性完全阻塞，会发生窒息，短时间导致患者死亡。保持气道通畅的方法包括以下几种。

（1）鼓励患者积极主动咳痰，护理人员协助翻身拍背，可使用祛痰药物，使痰液稀释，以利痰液排出；对严重排痰障碍者，如昏迷患者，可采用鼻导管或纤维支气管镜吸痰。

（2）结核性脑膜炎等导致的昏迷患者应使其处于仰卧位，头后仰，托起下颌并将口打开，保持气道通畅；有吞咽障碍的患者，留置胃管进食，避免误吸。

（3）对于咯血患者，应鼓励患者将血痰咳出；对于大量咯血患者，需警惕出血导致的窒息，医护人员应该严密观察病情，如出现咯血骤然停止、意识丧失，应迅速清理呼吸道积血。

（4）支气管结核患者可因干酪样坏死物阻塞气道或瘢痕引起气道狭窄，对怀疑有支气管病变患者及时行纤维支气管镜检查，明确气道病变性质，给予妥善治疗，如抽吸干酪样物、黏膜下注药、球囊扩张、冷冻治疗，必要时放置支架，保持气道通畅。

（5）对气道痉挛者，积极使用支气管扩张剂：雾化吸入$\beta_2$受体激动剂（如沙丁胺醇）或选择性M受体阻滞剂异丙托溴铵；急性呼吸衰竭者可同时静脉给予$\beta_2$受体激动剂、糖皮质激素或氨茶碱等。

（6）若以上方法不能保持气道通畅，必要时建立人工气道，人工气道的建立有3种方法：简便人工气道、气管插管、气管切开，气管内置管是重建呼吸道的最可靠方法。

## 二、氧疗

氧疗是救治呼吸衰竭的关键治疗手段之一。氧疗可以纠正低氧血症，降低呼吸功，改善呼吸困难。氧疗还可以降低心脏负荷，有效的氧疗通过提高$PO_2$改善机体缺氧后，降低肺动脉压、减少心排出量，减轻心脏负荷。当$PO_2$升至50～65mmHg，$SaO_2$升至85%以上即能保证组织细胞的氧代谢需要。

1.氧疗的适应证和目标　当患者缺氧时就应该开展氧疗，临床上由于导致缺氧的原因不同，患者对缺氧的耐受性亦不同，因此，判断患者是否进行氧疗的客观依据是动脉血气分析检查。$PO_2$＜60mmHg是氧疗的绝对适应证；一些严重的COPD患者虽经适当的药物治疗，$PO_2$持续低于55mmHg，需要长期进行家庭氧疗。氧疗的目标是$PO_2$升至60mmHg以上，$SaO_2$升至90%以上，$PCO_2$升高小于10mmHg，达到保护组织、细胞的目的。

2.给氧装置和方法

（1）鼻导管或鼻塞给氧：是最常用的氧疗装置，优点是简便易行，不影响进食、咳痰、说话，是患者最愿意接受的给氧方式。缺点是吸入的氧浓度不稳定，氧流量大于2L/min 时，对鼻腔和咽喉黏膜刺激较大，容易结痂，咳痰不易咳出；吸氧流量过大（超过5L/min）时，患者不能耐受。

（2）面罩吸氧：面罩吸氧的优点是吸氧浓度可以提高，但是影响患者咳痰、进食和饮水。分为普通面罩和Venturi面罩。普通面罩的吸氧浓度难以计算，适用于无机械通气条件、严重低氧而无二氧化碳潴留的患者。Venturi面罩的吸入氧浓度恒定，不易产生$CO_2$潴留，是COPD患者出现呼吸衰竭时较好的氧疗装置。

（3）高压氧治疗：主要适用于外呼吸功能正常，而氧的运输发生障碍所致的呼吸衰竭，如一氧化碳中毒、减压病等。

3.氧疗方法的选择

（1）缺氧不伴有二氧化碳潴留时的氧疗。应该给予高浓度吸氧（＞35%），使$PO_2$升至60mmHg以上，$SaO_2$升至90%以上。由于此类患者主要的病变是氧合功能障碍，由于通气量足够，高浓度吸氧后并不会引起$CO_2$潴留。

（2）缺氧伴明显二氧化碳潴留时的氧疗。应该低浓度（＜35%）持续给氧，避免因$PO_2$迅速上升，使外周化学感受器失去了低氧的刺激，患者的呼吸变浅变慢，肺泡通气量下降，$PCO_2$随之上升，严重时可陷入“二氧化碳麻醉”状态。此外吸入高浓度氧气，解除了低氧性肺血管收缩，使肺内血液重分布，加重通气血流比例失调，$PCO_2$进一步上升。因此，根据血红蛋白氧离曲线的特性，调节吸入氧浓度，使$PO_2$升至60mmHg以上，$SaO_2$升至90%以上，既保证了组织细胞对氧的需求，又避免产生“二氧化碳麻醉”。对于全身状态差、极度疲劳状态及熟睡中的患者，应严密监测动脉血气变化，及时调整吸氧浓度。

（3）长期氧疗。对于肺结核病变广泛、肺组织已经产生结构性破坏的患者，或合并COPD的患者，虽经积极改善肺功能的治疗，但是$PO_2$持续低于55mmHg，伴或不伴有$PCO_2$升高大于45mmHg，需要长期吸氧，减缓肺动脉高压和右心负荷的进一步加重、恶化，延长患者的生命。研究显示：每天吸氧15小时的患者其病死率明显低于未吸氧的患者，而且每天吸氧的时间越长，病死率越低。

4.氧疗监护与调整　评价氧疗疗效的主要有动脉血气分析和临床症状的变化，后者受患者原发病的影响较大。动脉血气分析是评价氧疗是否达标的唯一可靠指标，接受氧疗的患者应该进行严密监护，随时调整氧疗浓度，避免未达到有效动脉氧分压或引起二氧化碳潴留。

5.氧疗的不良反应

（1）湿化不当造成呼吸道黏膜损伤或分泌物干结。

（2）不恰当的氧浓度抑制呼吸中枢，导致或加重高碳酸血症。

（3）吸入性肺不张，气道有堵塞时，吸入高能度的氧气，远端气体很容易被吸收而发生肺泡萎缩。

（4）氧中毒：当肺泡和动脉血氧分压过高时，刺激巨噬细胞生成并释放趋化因子，使多核白细胞黏附于内皮细胞上，细胞膜上还原辅酶Ⅱ氧化酶活性增强，引起呼吸加速，产生氧自由基，损伤组织细胞，引起气道黏膜充血、水肿，抑制纤毛运动，视网膜毛细血管受损，视力丧失等症状。

## 三、呼吸兴奋剂的应用

呼吸兴奋剂通过刺激呼吸中枢或周围化学感受器，增加呼吸频率和潮气量，可以改善通气。因使用方便，有一定疗效，广泛应用于临床。但使用呼吸兴奋剂时应该注意到，随着患者呼吸频率和潮气量的增加，患者的氧耗量和$CO_2$产生量亦相应增加，与通气量成正比。

呼吸兴奋剂使用的适应证：中枢抑制引起的通气量减少、明显嗜睡状态；不适用于以肺炎、肺水肿、肺广泛间质纤维化等引起的换气功能障碍为主的患者。

呼吸兴奋剂包括有尼可刹米、洛贝林、多沙普仑、阿米三嗪。洛贝林是目前主要选用的呼吸兴奋剂；阿米三嗪是口服呼吸兴奋剂，主要通过刺激颈动脉和主动脉化学感受器来兴奋呼吸中枢。使用呼吸兴奋剂时需要保证呼吸道畅通。

## 四、机械通气

机械通气（mechanical ventilation）是指借助人工装置的机械力量产生或辅助患者的呼吸动作达到增强和改善呼吸功能目的的一种治疗措施或方法。当造成患者呼吸衰竭的因素不能在短期内控制或去除，严重的低氧血症和二氧化碳潴留可危及患者的生命安全时，合理使用机械通气可以迅速纠正低氧血症及二氧化碳潴留带来的危害，为治疗原发病赢得时间，挽救患者的生命。

1.机械通气治疗的适应证　任何原因引起的缺氧及二氧化碳潴留均是机械通气治疗的适应证。具体包括以下几方面。

（1）各种原因所致的心搏、呼吸停止的心肺脑复苏后。

（2）中毒所致的呼吸抑制。

（3）神经-肌肉系统疾病产生的中枢或周围呼吸抑制和停止，如脑卒中、颅脑外伤、脑炎（细菌性、病毒性、寄生虫性）、各种原因导致的脑水肿。

（4）胸、肺疾病，如严重肺炎、COPD、危重哮喘等。

（5）胸部外伤造成的急性肺损伤。

（6）循环系统的疾病。抢救心源性休克、急性肺水肿、急性心肌梗死所致的心搏骤停。

（7）雾化吸入治疗。在进行机械通气的同时可以进行局部给药，可以提高药物在气管中的浓度，达到局部治疗的目的，但临床极少仅为给药而建立人工气道，施行机械通气的。

2.机械通气的指征　掌握施行机械通气的时机，可以为救治患者争取到宝贵的时间，尤其对于急性呼吸衰竭的患者，及早应用机械通气可以减少低氧血症对机体造成的不可逆损害。机械通气的时机选择包括以下几点。

（1）任何原因引起的呼吸停止或减弱（呼吸频率＜10次/分）。

（2）严重呼吸困难伴低氧血症（$PO_2$＜60mmHg）或者是极度呼吸窘迫（呼吸频率＞35次/分）。

（3）Ⅱ型呼吸衰竭伴有肺性脑病的患者。由于患者对于$PCO_2$的耐受性的差异，所以Ⅱ型呼吸衰竭应用机械通气的时机主要看患者的意识障碍的严重程度及短期内$PCO_2$的动态变化。如经对症治疗后症状无明显好转，应采用机械通气治疗。

（4）呼吸道分泌物增多。当患者因昏迷或无力排痰时，应该及早建立人工气道，以利排痰，辅助呼吸。

（5）胸部手术后有或可疑有肺不张致严重低氧血症时，及时建立人工气道，辅助呼吸，有利于肺复张。

（6）接受体外循环支持的心脏手术，应该常规应用机械通气，保证供氧，避免低氧造成的心肌损害。

3.机械通气禁忌证　有效的通气是抢救生命的重要保证，除了未经引流的气胸和肺大疱以外，机械通气没有绝对的禁忌证。在临床实践中应根据患者的具体病情，评估机械通气的利弊，以患者受益最大为原则。概括其禁忌证如下。

（1）严重肺大疱和未经引流的气胸在未建立胸腔闭式引流前是机械通气治疗的禁忌证。

（2）低血容量性休克在血容量没有补足之前，应该尽量避免采用机械通气治疗。

（3）肺组织无功能，对于已经完全丧失正常肺组织的病例，即使使用机械通气，也因缺少氧合面积，而不能达到应有的疗效。

（4）大咯血在气道未通畅前，不宜使用呼吸机，此时应该尽快清理呼吸道，以免正压通气加重血块阻塞气道并挤入更小的支气管。

（5）支气管胸膜瘘的患者应用机械通气治疗，可能达不到预期的效果。

## 五、抗感染治疗

肺结核患者发生的呼吸衰竭，多是在肺组织因结核病而致结构性破坏的基础上合并肺内感染所致；少部分由于机体对结核分枝杆菌菌体蛋白产生剧烈变态反应，造成大面积干酪样肺炎而致呼吸衰竭。因此，正确选用抗生素是纠正患者低氧血症、高碳酸血症的关键。

1.选药原则　对于长期服用抗结核药物的患者，选用抗生素时应考虑患者的既往用药史。比如耐药结核病患者治疗方案中含有氟喹诺酮和氨基糖苷类药物，当患者合并感染时，这两类药物极有可能已经耐药，临床选药应该避开这两类药物。

2.病原学检查　尽可能在开始抗生素治疗前获得病原学诊断依据，可行痰涂片及培养。涂片可以在第一时间判断感染的病原体为革兰阳性或阴性菌，为首次争取选用抗生素提供帮助；多次痰培养发现同种致病菌，是正确选用抗生素的依据。在采集呼吸道标本时应注意保护标本免受污染。在持续高热、可疑有菌血症时应该尽早留取血培养标本，必要时应多次送检痰液及血培养以期找到真正的致病菌。

3.注意给药频率及方法　应根据所选用抗生素的种类及细菌的特性合理应用抗生素。β内酰胺类药物需要每日3～4次给药，氟喹诺酮类可每日1～2次给药，头孢曲松由于具有较长的半衰期，可以每日1次给药。有些药物需要快速滴注，如β内酰胺类药物；而氨基糖胺类药物及红霉素需要缓慢滴注。

4.疗程　在结核病基础上的感染，由于存在肺组织的结构性破坏，因此，抗生素使用时间较单纯感染要长。症状消退3～4天后停用抗生素；一种抗生素使用3天后无效，则应考虑更改治疗药物种类。

5.抗结核治疗　在对症治疗的同时需要对活动性肺结核采用有效的治疗方

案，如对大面积干酪样肺炎引起的高热和呼吸衰竭时，可在有效抗结核治疗的基础上加用激素治疗，以减少剧烈变态反应对机体造成的损害。一般醋酸泼尼松30～40mg/d，体温、症状好转后减量，总用药时间1～2个月。

## 六、纠正酸碱平衡失调和电解质紊乱

在纠正呼吸衰竭的同时应注意纠正酸碱平衡和电解质紊乱，以期达到更好的抗炎作用，减少缺氧损伤。

1.呼吸性酸中毒　为呼吸衰竭常见的并发症。由于肺泡通气不足，$CO_2$在体内潴留产生高碳酸血症，改变了$HCO_3^-/H_2CO_3$的正常比例（20∶1），产生呼吸性酸中毒；慢性呼吸衰竭患者通过血液缓冲系统和肾脏的调节作用，使pH接近正常。呼吸性酸中毒的治疗主要是改善肺泡的通气量，一般不宜补碱。

2.呼吸性酸中毒合并代谢性酸中毒　低氧血症、血容量不足、心排出量减少、感染、发热等因素使体内乳酸产生增加，因此，在呼吸性酸中毒基础上合并代谢性酸中毒，pH 值下降。在治疗上应该积极治疗代谢性酸中毒的病因，适量补碱，使pH升至7.25，不可将pH 调至正常，以免加重$CO_2$潴留。

3.呼吸性酸中毒合并代谢性碱中毒　在慢性呼吸衰竭治疗过程中，由于机械通气使用不当，使CO2排出太快，或因补碱过量，导致代谢性碱中毒，pH 偏高，BE为正值。临床上应尽量避免产生医源性代谢性碱中毒，可以适量补氯和补钾，以缓解碱中毒。当pH 大于7.45而PaCO2不高时可考虑使用碳酸酐酶抑制剂，促进肾脏排出$HCO_3^-$，纠正代谢性碱中毒，常用剂量为0.25g，口服1～2次即可。

## 七、营养支持治疗

结核病为慢性消耗性疾病，抗结核治疗过程中由于药物对胃肠道的刺激，很多患者处于营养不良状态。当合并呼吸衰竭时，发热、呼吸功增加等原因导致能量消耗增加，降低机体免疫功能，低氧血症导致胃肠道水肿，影响肠道吸收营养物质，如出现低蛋白血症等情况影响氧合，更加重了呼吸衰竭。因此，在抢救呼吸衰竭时应该常规鼻饲高蛋白、高脂肪、低碳水化合物、适量维生素和矿物质，必要时静脉高营养治疗。

### 八、并发症的预防和发现

急性呼吸衰竭的并发症有消化道出血、休克、多器官衰竭。临床上应采取积极的救治措施，如保护胃黏膜、补充足量的血容量避免休克和肾损伤，防止心功能不全。慢性呼吸衰竭的患者常见并发症是慢性肺源性心脏病和右心功能不全。由结核病引起的慢性呼吸衰竭往往是由于结核病变恶化进展造成的肺损毁所致，呼吸面积永久性减少。针对此类患者，应该积极主动采用家庭长期吸氧疗法，避免慢性低氧血症造成的心肺功能进一步损伤。

（高孟秋）

## 第三节　自发性气胸

### 一、自发性气胸的简要概述

自发性气胸是指因肺部疾病使肺组织和脏层胸膜破裂，或靠近肺表面的肺大疱、细微气肿自行破裂，使肺和支气管内空气通过细微的裂孔进入胸膜腔，而引起的胸膜积气及肺组织萎陷。本病男性多于女性，男女之比约5∶1，多见于20～30岁青壮年，亦可见于老年。气胸单侧多见，双侧少见。治愈后，少部分患者可复发多次。本病属呼吸科急症之一。自发性气胸诊断及处理及时，绝大多数患者均能治愈，预后良好；严重者处理不及时，往往可迅速发生呼吸循环衰竭，甚至危及生命致死亡。

随着空气污染、慢性阻塞性肺疾病增多以及人口平均寿命的延长，自发性气胸的发病率亦呈上升趋势。自发性气胸可分为原发性和继发性。发生于有基础肺疾病或病因明确者，称为继发性自发性气胸。否则则称为原发性自发性气胸。

肺结核是继发性气胸常见的原因。肺结核患者胸膜下病灶或空洞破入胸腔、结核病灶纤维化或瘢痕化导致肺气肿或肺大疱破裂等均可导致自发性气胸。粟粒型肺结核发病机制包括胸膜下粟粒样结节干酪样变、坏死引起胸膜破裂，或者急性粟粒性播散导致肺气肿样变。

## 二、自发性气胸的分类

临床上根据胸腔内的压力测定（气胸与外界空气的关系）或根据临床症状及体征的判断把自发性气胸分为以下3种类型。

### （一）单纯性气胸（闭合性气胸）

破口较小，肺脏萎缩后破口很快闭合，空气不再进入胸膜腔，因此，胸膜腔内积气量不大，不抽气或肺压缩明显者抽气，胸腔内积气可逐渐吸收。胸腔测压时胸内压力常不高，经抽气后，可维持负压，肺脏复张较快，预后较好。

### （二）开放性气胸（交通性气胸）

破口较大，或胸膜裂口因粘连或受周围纤维组织固定而持续开放，或伴有支气管胸膜瘘，而使破口长久不能关闭，空气可自由出入胸膜腔。抽气后压力无改变，胸膜腔内压力维持在“0”上下，抽气后观察胸腔负压可迅速又恢复为正负压波动，预后不好。内科保守治疗常不宜使肺复张，常需外科手术或胸腔镜治疗。

### （三）张力性气胸（高压性气胸）

支气管胸膜瘘上的单向活瓣机制，即吸气时裂口张开空气经破口进入胸膜腔，呼气时破口关闭，胸膜腔内气体不能排出，导致胸膜腔积气增加，从而使胸腔内压力逐渐增高，超过大气压时便发生高压性气胸。胸膜腔内测压时呈较高的正压，抽气后虽可变为负压，但不久又恢复较高的正压。本类气胸不仅患侧肺脏被完全压缩，而且可出现纵隔向健侧（对侧）移位，严重者心脏和大血管受压。这一类型的气胸如果不及时处理减压，可导致心肺功能障碍，甚至发生急性呼吸循环衰竭，如抢救不及时而危及生命，可导致猝死。

胸膜破口可随病情而变化，故气胸类型也可相互转换。气胸发病后超过3个月，长时间肺未能复张者称为慢性气胸；多由于破口未闭，局部萎陷肺组织的脏层胸膜增厚等阻碍了肺的复张。

## 三、诊断与鉴别诊断

### （一）诊断

1.自发性气胸的临床表现

（1）病史。病史采集应注意以下几点：①自发性气胸多数继发于支气管肺部疾病，因此，应注意询问有无这些疾病的病史，并注意询问（特别是幼年时）有无呼吸道疾病或传染病如百日咳、麻疹等；②发病前胸部有无有创性检查或操作，胸部是否受过创伤，如针灸等；③应详细询问患者发病前有无剧咳、大声叫唱、剧烈运动、用力搬重物或做屏气动作等诱因，少部分患者可无明显诱因，安静休息时突然发生气胸。

（2）症状。取决于发生气胸的类型、肺基础疾病的程度和年龄等。轻者可无症状，经过休息和吸氧后胸腔内积气吸收，症状缓解。重者可有呼吸困难，甚至休克，危及生命的呼吸、循环衰竭等。一般最常见的症状包括以下几个方面。①胸痛：常突然发生在患侧胸部，咳嗽或呼吸时加重，疼痛可放射至同侧肩部、上肢或腹部；少数患者发病缓慢，可没有或仅有轻微胸痛。②呼吸困难：一般伴有不同程度的气短或呼吸困难，与气胸后肺萎陷程度以及肺内病变程度相关。如肺内病变较重，即使肺萎陷范围不大，患者也可表现明显呼吸困难。一般轻者感气短但尚可忍受，重者呈明显呼吸困难。特别注意老年患者，即使肺压缩比例不到10%，亦可产生明显的呼吸困难。③缺氧表现：可伴有口唇和甲床发绀，甚至头面部发绀，缺氧严重可发生烦躁不安、大小便失禁，甚至发生心律失常、血压下降或心脏骤停而导致死亡。④并发胸膜腔感染（脓胸）：患者可出现发热、刺激性咳嗽或咳脓痰（发生支气管胸膜瘘时）等症状。

（3）体征。气胸的严重程度、基础疾病不同，体征不一。现概括如下。①含气量少时的局限性气胸，可无明显体征，部分患者胸部听诊可闻及患侧局部呼吸音减弱、局部叩诊呈过清音或鼓音。②含气量大或张力性气胸，患者口唇和甲床发绀、呼吸三凹征、患侧胸廓饱满、肋间隙增宽、呼吸运动减弱，胸部叩诊患侧鼓音，语颤及呼吸音减弱或消失。如右肺气胸，则肝浊音界下移；左肺气胸则心浊音界可消失，心音减弱或消失。如气胸严重、肺压缩明显，可出现气管和纵隔向健侧移位。极少数患者气体进入皮下可出现患侧皮下气肿或头面部气肿，压之有“握雪感”，听诊有捻发音。③如患者自发性气胸前，就有一侧或两侧肺部严重基础疾病，合并代偿性或阻塞性肺气肿或心包积液，则可有上述类似体征，如呼吸困难等，不易确诊，需要立即胸部透视或拍摄胸部X线片证实。

2.胸部X线检查　胸部X线检查是确诊气胸的主要手段。少量气胸在常规吸气时或平卧位拍摄X线胸片检查时可被忽略或显示不清，因此，怀疑患者有气胸时，要常规拍摄立位或坐位胸片。具体要求如下。

（1）拍摄呼气位胸片，因为少量气胸在常规吸气可被忽略，而呼气时，肺的体积和密度发生变化的关系，有利观察到“气胸线”。注意不拍摄卧位胸片，因为卧位时气体与肺组织重叠，不利于发现气胸。如果患者高颅压或病重伴有胸腔积液等原因不能坐立，可拍侧卧位胸片便于观察“气胸线”。

（2）多轴透视是简便发现气胸的方法。多轴透视可详细观察肺萎陷的部位和程度。可找到气胸的切线位（即气胸最大横径，气胸最宽处），可为气胸治疗做好准备。

（3）普通X线胸片。气胸的典型X线表现为外凸弧形的细线条形阴影，系肺组织与胸腔内气体的交界线。线内为压缩的肺组织，萎陷的肺向肺门部靠拢，肺野透光度减低；线外肺纹理消失，透亮度明显增加。开放性气胸者胸部检查见患侧胸腔大量积气、肺萎陷，在肺门部位高度萎陷的肺呈密度增高的团块，有时可见条状或带状的胸膜粘连，纵隔向健侧移位；张力性气胸者胸部检查见胸腔严重积气，肺完全萎陷、纵隔移位，个别者有纵隔和皮下气肿。如并发胸腔积液，则可见液平面。

（4）胸部CT。气胸的基本CT表现为胸膜腔内出现极低密度的气体影，伴有肺组织不同程度的压缩萎陷改变。一般应在低窗位的肺窗条件下观察，含极少量气体的气胸和主要位于前中胸膜腔的局限性气胸，X线胸片可漏诊，而CT上则无影像重叠的缺点，气胸显示清晰，诊断容易。多数学者认为：对外伤患者，尤其是进行机械通气者，做CT扫描时，应对上腹部、下胸部的CT图像进行肺窗观察，以便发现隐匿型少量气胸。CT还可清楚显示位于纵隔旁的气胸、纵隔气肿、肺大疱以及皮下气肿等，CT检查常可发现X线胸片没有发现的气胸存在。肺CT比X线胸片观察气胸更具有优势，对纵隔气肿的诊断有决定性意义。

（5）气胸肺压缩程度的判断。常用简便估测有两种方法。①以往根据胸部X线平片，采用百分比方法可测算。一般以肺门作为中心点分别向上与第二前肋引出第一条线，向中与胸壁内缘垂直引出第二条平行线，向下与肋膈角引第三条线，共三条线，每条连线定为100%。在发生气胸时，可分别代表上、中、下肺野，测气胸线与该连线相交点，推算肺被压缩的百分比。如气胸发生在上肺，气胸线与第一条线相交在外1/3处，则可估算上肺野气胸压缩肺的约30%，如气胸线与第一条线相交点在内1/3处，则估算上肺压缩60%；中肺及下肺依此类推，分别判断上、中、下肺各压缩的百分比，根据判断肺压缩的程度以便采取不同的治疗措施。②当胸腔内气带宽度相当于患侧胸廓宽度1/4，肺被压缩大约为35%；当胸腔内气带宽度相当于患侧胸廓宽度1/3，肺被压缩约50%；当胸腔内气带宽度相当于患侧胸廓宽度1/2，肺被压缩约75%。

3.其他检查

（1）血常规：当胸腔并发感染时，多有白细胞总数和中性粒细胞增多。

（2）血气分析和肺功能：自发性气胸患者，根据肺内病变程度以及肺被压缩程度的不同，可有不同程度的低氧血症，轻者低氧血症不明显，重者可有严重低氧血症伴高碳酸血症。胸膜腔内气体成分压力的测定，有助于鉴别破裂口是否闭合。通常抽出胸膜腔气体做分析，若$PO_2$＞50mmHg，$PCO_2$＜40mmHg，应怀疑有持续存在的支气管胸膜瘘；反之，$PO_2$＜40mmHg、$PCO_2$＞45mmHg，则提示支气管胸膜瘘大致已愈合。气胸患者肺活量、肺容量下降，呈限制性通气功能障碍。

（3）胸膜腔造影：此方法可以明了胸膜表面的情况，易于明确气胸的病因。当肺压缩面积在30%～40%时行造影为宜，肺大疱表现为肺叶轮廓之内单个或多个囊状低密度影；胸膜裂口表现为冒泡喷雾现象，特别是当患者咳嗽时，由于肺内压增高，此征象更为明显，在局限性气胸和肺大疱的鉴别诊断中更具有意义。

（4）胸腔镜检查：可以较容易地发现气胸的病因，操作灵活，胸腔镜可达叶间裂、肺尖、肺门，几乎没有盲区，可直接观察脏层胸膜有无裂口、胸膜下有无肺大疱及胸腔内有无粘连带。

### （二）鉴别诊断

自发性气胸的诊断要根据胸部典型的X线特征性表现，结合患者症状、体征及诱因一般不难做出诊断。但往往有时要与巨型肺大疱、非ST段抬高型心肌梗死、支气管哮喘急性发作、巨大的肺脓肿、膈疝、急性呼吸窘迫综合征、纵隔气肿等疾病进行鉴别。

## 四、自发性气胸的治疗

治疗的目的有两个：①排除胸腔内的气体；②减少复发的可能。治疗原则包括卧床休息、吸氧、排气疗法、防止复发及预防并发症等。

### （一）一般对症治疗

1.卧床休息　对闭合性气胸肺被压缩20%以下，患者常无症状，或轻微气短，不需抽气，密切观察，单纯卧床休息即可。尽量少说话、减少肺活动度，有利于气体吸收、创口愈合。

2.饮食　进易消化的饮食，糖尿病患者必须控制好血糖。

3.对症治疗　祛痰、镇咳、避免大便用力，有利于气体吸收、肺复张。

4.吸氧　胸膜对于胸腔内游离气体的吸收能力约为每日吸收1.25%，即一个肺压缩15%的气胸完全吸收约需12天。给予吸氧可将气体的吸收率提高3～4倍。吸高浓度氧可使气胸患者的气体吸收率提高4.2%。其机制是提高血氧分压，使氮分压下降，从而增加胸腔与血液间的氮氧分压差，促使胸腔内的氮气自血液传递（氮-氧交换）加快肺复张。

5.肺内基础疾病的治疗　肺内有基础疾病者需要针对基础疾病进行治疗，如有效抗结核及抗感染治疗等。

6.禁用药品　吗啡类抑制呼吸中枢的药品慎用或禁用。

### （二）胸穿抽气治疗

胸膜腔穿刺术抽气适用于闭合性气胸，用气胸针在患侧锁骨中线第2肋间或腋下区第4、第5、第6肋间于皮肤消毒后直接刺入胸膜腔，随后连接于50ml或100ml注射器或人工气胸机辅助抽气并测压，直到患者呼吸困难缓解为止。每次抽气800～1000ml，或使胸膜腔内压在 −2～4cm$H_2O$为宜，隔日1次。有些患者抽气量已达1000ml，但无任何不适主诉，可继续谨慎抽气。当抽气达4000ml，且没有任何抵抗感，应考虑肺未扩张，此时应选择其他治疗方法。常见并发症有抽气不慎时可刺破肺泡或肺大疱而加重气胸。但本法简便，无须特殊设备和仪器。紧急情况下，可在X线定位下及叩诊最鼓音处抽气，以缓解患者的呼吸困难。对张力性气胸，迅速排除空气是挽救生命的简便措施。抽气部位，应在叩诊鼓音最明显处，要避免在胸膜粘连部位进针，以免发生出血或空气栓塞等并发症。

无论哪种类型的自发气胸，经反复抽气后，肺仍不能复张，则需及时采取胸腔闭式引流术。

## （三）胸腔闭式引流术

经胸腔穿刺抽气后，患者症状无明显改善或肺压缩50%以上有呼吸困难者，应及时行胸腔闭式引流术。

1.定位

（1）一般无胸腔积液时，通常在患侧锁骨中线第2肋间插入引流管。

（2）对局限性气胸或胸膜粘连者，应在X线透视定位下选择插管部位，插管部位与肺的破口越近越好。

（3）对合并胸腔积液者，选择插管部位要顾及胸腔积液的引流（即排气和胸液引流都兼顾），插管位置可选患侧胸腔积液处。但插管位置不宜太低，要避免肺复张后碰到横膈，一般可选腋前线或腋中线第5～6肋间，目的将积气和积液一同引流和排出。在单纯水封瓶前增加一个接胸腔导管的标本瓶，便于观察并记录胸腔内排出积液的总量、性状以及送检化验检查等。

2.气胸引流管的选择　可选择质软、刺激性小、外径细、内径大的硅胶管作为引流管，用套管针插入胸膜腔后，拔除针芯，插入硅胶管；或局部麻醉后切开皮肤，用血管钳分离软组织，将引流管插入胸膜腔。细口径的引流管插管具有操作简便、伤口创伤小、患者痛苦小的优点，但存在引流不充分、易阻塞等不足。一项研究结果提示：成功率84.5%，不成功率15.5%。另有一篇报道：自发性气胸细口径的引流插管与粗口径插管治疗气胸可获得同样效果。单纯水封瓶闭式引流术的优点为不易堵管、排气较细管好，缺点是局部创伤较细管大。

3.胸腔闭式引流类型

（1）水封瓶正压引流法。将胸腔的引流管连接单纯水封瓶正压连续排气装置，即水封瓶内的玻璃管一端置入水下面1～2cm，患者呼气时胸膜腔内正压，只要高于体外大气压1～2cm$H_2O$，就有气体排出。本法适用于各类型气胸，尤其是张力性气胸。本方法平均4天（3～6天）可取得成功。

（2）持续负压引流法。肺复张不理想者，可在水封瓶式引流的同时加上持续稳定低负压吸引，以加速肺复张。使肺组织复张所需的时间缩短，开放性气胸及肺气肿并发气胸者效果较好。压力以调节管插入水中的深度表示，初为5cm$H_2O$，以后可用8～12cm$H_2O$。过早、过大的负压会使肺破口重新张开，或发生复张后肺水肿。待肺完全张开后，水封瓶内的液面波动消失，肺呼吸音恢复，可再夹闭引流管观察24～48小时，摄呼气相胸片或胸透观察，证实气胸已经消失再拔管。

治疗中，若引流管显示水封瓶液面波动突然消失、患者气促加重、并出现皮下气肿，提示导管阻塞，需重新换管。胸腔闭式引流的不良反应包括：疼痛、皮下气肿和纵隔气肿、胸腔感染、置管位置不当、出血、低血压以及复张性肺水肿。特别提示：肺萎陷时间超过3天或肺压缩超过80%者，肺复张速度不宜过快，以免引起复张性肺水肿或心源性休克。

**（四）胸膜粘连术**

继发自发性气胸的复发率与原发自发性气胸相近，为 39% ～47%。为减少复发，在肋间插管引流至肺复张时，可用硬化剂使胸膜粘连，硬化剂包括米帕林、滑石粉、自身血液、四环素、硝酸银等。滑石粉为使用最早、疗效肯定的传统治疗方法。目前以在胸腔镜直视下喷撒滑石粉效果最佳。常见不良反应有胸痛和发热，胸痛较为剧烈，有报道滑石粉可以引起急性呼吸窘迫综合征，为滑石粉刺激胸膜所致，应密切观察。大多在2～4天消失，国内报道胸腔内喷撒滑石粉导致的并发症很少，但缺乏长期随访的数据。日本有一项研究是针对老年（65～87岁）慢阻肺并发气胸的患者18例，壁层胸膜局部麻醉后，用50%葡萄糖溶液200～500ml灌入胸腔的空间，采取胸膜固定术，重复2～3次，直到空气泄漏停止。结果显示该方法对患者是有效和安全的无明显不良反应，但有少数复发。印度一项胸膜固定术的*Meta*分析，包括499例患者。显著的并发症报道是不同程度的胸痛、全身性低血压，用聚维酮碘没有与此相关的死亡。结论：聚维酮碘可能被认为是一种安全、有效的化学剂，用于复发性气胸患者胸腔积液和胸膜固定术。近年来有针对难治性气胸、无法手术治疗的老年患者，国内采用内科胸腔镜手术治疗的病例报道，即“胸膜内固定”法，使患侧胸膜粘连，从而封闭破口，治愈气胸。但报道例数太少（仅2例），可行性尚需观察。但胸膜固定技术在日益完善，引入的化学性、生物性刺激剂使许多患者获益，并扩展至恶性胸腔积液的治疗。可能会有一定的治疗前景。

### （五）肺或大疱破口闭合法

在诊断为肺气肿大疱破裂而无其他的肺实质性病变时，可在不开胸的情况下经内镜使用激光或黏合剂使裂口闭合。

### （六）纵隔及皮下气肿的治疗

首先分析出现皮下气肿的原因，是否插管处没有全层缝合，是否插管过细或堵管致气体排出不畅等，针对原因而采取相应的对策。经过纠正后密切观察皮下气肿是否逐渐消退。如果皮下气肿未消退，并有增多趋势，要分析是否合并纵隔气肿。少数自发性气胸的患者，尤其是高压性气胸时，胸膜腔内的气体可穿破胸膜反折部进入纵隔而造成纵隔气肿，可进一步发展成颈、胸部皮下气肿。轻者不必处理，给予氧气吸入并严密观察；重者气体明显压迫心脏，憋气明显者，在胸骨上凹切开，直达上纵隔放出气体；破口较大时，需开胸手术修补。纵隔气肿消失后，皮下气肿也逐渐消退。

### （七）外科手术治疗

内科保守治疗无效，心、肺功能尚好，有手术条件者，可行手术治疗。手术也可通过电视辅助的胸腔镜进行，微创性手术技术不但能进行肺大疱修补，也能进行肺叶切除。术后应常规抗感染治疗；如有肺结核，应予抗结核治疗。手术适应证为：①复发性气胸特别是合并胸腔感染者，最好有效控制感染后进行；②张力性气胸闭式引流失败者；③长期漏气致肺不张者，或胸膜增厚致肺膨胀不全者；④大量血气胸；⑤双侧气胸（或一侧气胸，且对侧有气胸史）；⑥气胸侧合并明显肺大疱者；⑦特殊性气胸（如月经性自发性气胸等）。

## 五、自发性气胸的预后和预防

继发自发性气胸的复发率与原发自发性气胸相近，为39%~47%。最近研究表明，年龄是原发自发性气胸复发的独立危险因素，大多数在第一次气胸后 3 年内复发，而在 40 岁后复发危险性降低。因此，对于年轻人在相当长的一段时间里存在复发风险，故在首次气胸后采取预防措施获益要比年龄大的患者多。预防复发的干预：当肺复张完全时，经胸腔引流管将胸膜粘连剂注入治疗后的复发率为8%~25%，显著高于外科手术后的发生率。采用电视胸腔镜手术或开胸手术（腋下小切口）直视下切除胸膜下肺大疱，行机械的胸膜摩擦、胸膜电灼或注入高糖或滑石粉等手术治疗可显著地将气胸的复发率降至 3% 左右。胸腔镜手术较开胸手术而言，两者术后复发率差异无统计学意义，但在住院时间的长短以及围术期的疼痛等方面有明显优势。手术相关的并发症方面，继发性气胸要明显高于原发性气胸。艾滋病患者出现气胸是 HIV 感染的终末期表现之一，预后不良。在发生气胸后的 3~6 个月之内，大多患者死于艾滋病相关并发症，因此，气胸的治疗需考虑其潜在的预后。

自发性气胸最好的预防是去除病因，积极控制和治疗原发病，根据病情选对正确的治疗方法，才能减少气胸的复发率。

（张　静　高微微）

### 参考文献

1.李继军,尚健强.支气管动脉CTA检查在咯血介入治疗中的临床价值.医学影像学杂志,2015,25(2):230-233.

2.杨熙章,杨利,陈自蒲,等.支气管介入治疗中严重并发症的防治.介入放射学杂志,2005,14:536-638.

3.张电波,肖湘生.支气管动脉栓塞术并发症分析.实用放射学杂 志,2002,18:359-361.

4.敖国昆,袁小东.320层34肺双入口灌注技术对肺结核患者体循环动脉-肺动脉瘘的诊断价值.中国防痨杂志,2014,36(3):176-179.

5.渠海贤,敖国昆.320层动态容积CT灌注成像应用于肺结核伴咯血的初步研究.中国防痨杂志,2014,36(10),901-904.

6.袁小东,敖国昆.肺双重血供的CT灌注技术及其应用于肺结核的初步研究.中华临床医师杂志(电子版),2011,5(20):5913-5918.

7.敖国昆,张广宇.肺结核大咯血患者锁骨下动脉造影及其出血分支栓塞的临床意义.中华临床医师杂志(电子版),2011,5(20):5909-5912.

8.敖国昆,王仲元.肺结核中量及大量咯血患者非支气管动脉出血的影像改变和介入治疗,中国防痨杂志,2008,30(3):200-205.

9.杨青.顽固性咯血并支气管动脉-肺循环瘘介入治疗的基础与临床应用研究.昆明医学院博士论文,2010.

10.李巍,张士德.急诊介入栓塞治疗支气管动脉-肺动脉瘘大咯血的效果.现代生物医学进展,2015,15(2):248-260.

11.王克洪.745例介入治疗后大咯血复发的原因和对策分析.中国医学继续教育,2015,7(4):108.

12.段峰,王茂强.大咯血介入治疗失败的原因分析及处理.介入放射学杂志,2010,19(1):12-15.

13.孟祥宇.GS颗粒和PVA颗粒治疗急性大咯血近期靶血管再通比较研究.天津医科大学硕士学位论文,2014.

14.陈平有,余刚.PVA颗粒联合明胶海绵栓塞治疗大咯血54例.实用医学杂志,2009,25(17):2890-2891.

15.余平,艾永林.海藻酸钠微球支气管动脉栓塞材料治疗肺结核大咯血的有效性.中国组织工程研究,2015,19(47):7693-7697.

16.李强,渠海贤.膈下动脉参与肺结核大咯血供血的介入栓塞研究.中国医学影像杂志,2015.11(2):804-807.

17.石拯拯.利福平海藻酸钠微球栓塞剂肝脏局部组织代谢实验研究.河北北方医学院硕士学位论文,2013.

18.杨丽娜.利福平海藻酸钠微球栓塞剂的体外释放性质研究.中国药品生物制品检定所硕士研究生学位论文,2011.

19.朱元珏,陈文斌.呼吸病学.北京:人民卫生出版社,2006.

20.蔡柏蔷,李龙云.协和呼吸病学.北京:中国协和医科大学出版社,2006.

21.毛宝龄,钱桂生.呼吸衰竭.上海:上海科学技术出版社,2005.

22.殷凯生,戴山林.呼吸衰竭. 北京:科学出版社,2010.

23.中华医学会呼吸病学分会. 机械通气临床应用指南(2006).中国危重急救医学杂志,2007,19(2)：65-72.

24.唐神结,高文.临床结核病学.北京:人民卫生出版社,2011.

25.夏前明,刘自军,周鹏程.胸膜内固定与难治性气胸典型病例分析.中华肺部疾病杂志(电子版),2015,8(1):4-6.

26.肖佐才,杨利华.月经性自发性气胸八例.中华结核和呼吸杂志,2014,27(8)：574-575.

27.陈灏珠.实用内科学.14版.北京:人民卫生出版社,2013.

28. Andersen PE.Imaging and interventional radiologicaltreatment of hemoptysis. Acta Radiol,2006,47(8):780-792.

29. Wholey MH, Chamorro HA, Rao G, et al. Bronchial arteryembolization for massive hemoptysis. JAMA,1976,236:2501-2504.

30. Bruzzi JF, Remy-Jardin M, DelhayeD,et al. Multi–detector row CT of hemoptysis Radiographics,2006,26:3-22.

31. Kwon W, Kim YJ, Lee YH, et al. The effectivenessof embolotherapy for treatment of hemoptysis in patients withvarying severity of tuberculosis by assessment of chest radiography. Yonsei Med J,2006,47:377-383.

32. Remy J, Viosin C, Dupuis C, et al. Treatment of hemoptysis by embolization of the systemiccirculation. Ann Radiol,1974,17:5-16.

33. Jae HJ, Chung JW, Jung AY, et al.Transcatheter arterial embolization ofnon-variceal UGI bleed with N-butyl cyanoacrylate. Korean J Radio, 2007,8:48-56.

34. Tsukioka T,Inoue K,0ka H,et a1.Pleumdesis with a 50％Clucose Solution inPatients with Spontaneous Pneumothoraxin Whom an Operation is Contmindicated. Ann Thomc cardiovasc Surg, 2013,19(5):358—363.

35. Agarwal R,Khan A,Aggarwal AN,et al.Efficacy & safety of iodopovidone pleumdesjs:a syslemacic review & meta-analysis. Indian J MedRes,2012,135(3):297-304.

36. Ismall T, Ansha MF, How SH,et al.A survey on the Initial Management of Spontaneous Pneumothorax. Med J Malaysia ,2010,65(3):180-184.

37. Hany Elsayed, Will Kent,James MCShane,et al.Treatment of pneumothoraces at a tertiary centre: are we following the current guidelines?Interactive CardioVascular and Thoracic Surgery,2011 (12):430-434.

38. Joshi V, Kirmani B, Zacharias J.Thoracotomy versus VATS: is there an optimal approach to treating pneumothorax?Ann R Coll Surg Engl,2013,95(1):61-64.

# 第九章
# 非结核分枝杆菌病治疗进展

非结核分枝杆菌（nontuberculous mycobacteria， NTM）病是感染非结核分枝杆菌所致的病变，常见的病原菌包括鸟分枝杆菌复合群（Mycobacterium avium complex，MAC）、脓肿分枝杆菌、堪萨斯分枝杆菌和蟾分枝杆菌等，根据菌种不同，治愈率30%～80%不等，低于敏感结核病的治愈率。近年来，研究者对NTM病的治疗进行了一系列研究，使该领域有了较多进展。

## 一、慢生长分枝杆菌肺病的治疗

### （一）慢生长NTM肺病的治疗方案和疗程

尽管美国胸科学会在2007年NTM病诊治指南建议堪萨斯分枝杆菌肺病予以HRE方案治疗，但Philley等指出由于异烟肼对堪萨斯分枝杆菌的作用尚不明确，建议用具有更强活性的克拉霉素或喹诺酮类药物替代异烟肼。除鸟分枝杆菌复合群和堪萨斯分枝杆菌外的慢生长分枝杆菌病没有指南推荐的治疗方案，但均建议疗程为痰菌阴转后再治疗12个月（表9-1）。

表9-1　慢生长NTM肺病的疗程和治疗方案

| 病原菌 | 推荐方案 |
|---|---|
| MAC | 结节支气管扩张型：<br>克拉霉素每次1000mg，每周3次（或阿奇霉素500～600mg，每周3次）；乙胺丁醇每次25mg/kg，每周3次；利福平每次600mg，每周3次（或利福布丁300mg，每周3次）<br>空洞型：<br>克拉霉素每次500mg，每日2次（或阿奇霉素250～500mg，每日1次）；乙胺丁醇每次15mg/kg，每日1次；利福平每次600mg，每日1次（或利福布丁每次300mg 每日1次）；链霉素或阿米卡星每次5～15mg/kg，每周3次（疗程不少于3个月） |
| 堪萨斯分枝杆菌 | 利福平每次600mg，每日1次（或利福布丁每次150～300mg 每日1次）；乙胺丁醇每次15mg/kg，每日1次；克拉霉素每次500mg，每日2次（或阿奇霉素每次250～500mg，每日1次或莫西沙星每次400mg，每日1次） |
| 蟾分枝杆菌 | 克拉霉素每次500mg，每日2次（或阿奇霉素每次250～500mg，每日1次）；异烟肼每次300～600mg，每日1次；利福平600mg，每日1次（或利福布丁每次150～300mg，每日1次）；乙胺丁醇15mg/kg，每日1次。根据病情严重程度酌情加用链霉素或阿米卡星 |
| 苏尔加分枝杆菌 | 利福平每次600mg，每日1次（或利福布丁每次150～300mg，每日1次）；乙胺丁醇每次15mg/kg，每日1次；克拉霉素每次500mg，每日2次（或阿奇霉素每次250～500mg，每日1次或莫西沙星每次400mg，每日1次） |
| 玛尔摩分枝杆菌 | 利福平每次600mg，每日1次；乙胺丁醇每次15mg/kg，每日1次；异烟肼每次300mg，每日1次；克拉霉素每次500mg，每日2次（或阿奇霉素每次250～500mg，每日1次或莫西沙星每次400mg，每日1次） |
| 猿分枝杆菌 | 两倍常规剂量的磺胺类药物；阿米卡星每次5～15mg/kg，每周3次；克拉霉素每次500mg，每日2次（或阿奇霉素，250～500mg，每日1次或莫西沙星，400mg，每日1次） |

### （二）MAC肺病间歇服药研究

近年NTM肺病研究的亮点之一是MAC肺病间歇服药的研究。尽管2007年美国胸科协会建议结节支气管扩张型的MAC肺病可以每周3次间歇服药，但并没有临床试验数据支持这个建议。Jeong等比较结节支气管扩张型MAC肺病每日治疗和每周3次间歇服药的效果，对217例患者进行回顾性分析，其中99例每日服药，118例患者每周3次间歇服药，发现两组患者间症状改善率、影像改善率和痰培养阴转率没有显著差异。但每日治疗组和间歇服药组调整起始治疗方案的比例分别为46%和21%，特别是每日治疗组高达24%的患者停用乙胺丁醇，而间歇治疗组仅1%的患者停用。间歇治疗方案对结节支气管扩张型MAC肺病的患者依从性好。但是，间歇治疗仅适用于部分结节支气管扩张型的MAC肺病，Jeong等的研究排除了合并肺部空洞、既往有超过1个月大环内酯类用药史、既往曾接受过抗NTM治疗和克拉霉素药物敏感性试验提示为中介或耐药的患者。有专家建议痰菌持续阳性的患者，应将间歇治疗调整为每日治疗。Koh等报道20例间歇治疗12个月仍痰菌阳性的患者，调整为每日治疗后6例患者痰菌阴转。

### （三）MAC肺病治疗方案的研究

由于MAC肺病治疗需要多药联合，而目前推荐方案中的克拉霉素与利福平和利福布丁存在药物的相互作用，可能造成克拉霉素药物浓度的降低影响疗效，也可能造成利福布丁药物浓度升高增加药物的不良反应。为评估含氯法齐明方案的有效性，Jarand等回顾性分析了107例MAC肺病的治疗效果，所有患者均经过治疗并至少随访6个月。其中患者女性占79%，54%的患者痰涂片抗酸染色阳性，85%的患者接受氯法齐明联合大环内酯类和乙胺丁醇治疗，13%的患者接受利福平、大环内酯类和乙胺丁醇的联合治疗。95%的患者治疗后痰菌阴转，痰菌阴转时间（4.5 ± 4.2）个月（0～30个月）。与含利福平的方案相比，含氯法齐明方案治疗的患者痰菌阴转率显著升高（100% *vs* 71%，$P$=0.0002）。49%（52/107）的患者出现复发，36%的患者需要再次治疗，两组患者复发率和需要再次治疗率没有显著差别。作者认为，在本研究的队列中，含氯法齐明的方案至少不劣于含利福平的治疗方案，氯法齐明应作为MAC肺病的替代治疗药物。

### （四）MAC肺病疗效监测的研究

为了研究结节支气管扩张型MAC肺病治疗中分枝杆菌半定量的培养结果是否与疾病严重程度相关，以及是否能预测远期的分枝杆菌培养阴转，Griffith等研究了180例接受含大环内酯类方案治疗的MAC肺病患者，定期评估症状、影像和包括半定量分枝杆菌培养在内的细菌学检查，分析能预测远期痰培养阴转的临床和微生物因素。经过12个月的治疗，148例（82%）患者痰培养阴转。研究发现痰培养阴转和未阴转患者基线痰分枝杆菌培养半定量评分没有显著差异，在治疗3个月后痰分枝杆菌培养半定量评分预测着远期痰培养阴转、咳嗽等改善和早期影像学吸收。研究表明：早期琼脂板半定量分枝杆菌培养结果能预测症状改善、影像学改善及远期的痰培养阴转。作者建议：可以把痰培养半定量评分作为评估NTM肺病疗效的工具。

## 二、快速生长分枝杆菌肺病的治疗方案和疗程

脓肿分枝杆菌病目前缺乏有效的方案，合理的治疗方案和疗程还有待研究。脓肿分枝杆菌肺外疾病治疗方案的报道不多，对治疗的建议只能依赖于回顾性的病例报道。值得注意的是，尽管喹诺酮类经常被用于脓肿分枝杆菌病的治疗，但Lee等指出脓肿分枝杆菌对环丙沙星和莫西沙星耐药率分别为82.6%和74.1%，对克拉霉素、头孢西丁和阿米卡星有良好的灵敏度，耐药率分别为13.9%、15.1%和7.7%和55.6%。脓肿分枝杆菌病的治疗需要大环内酯类联合静脉注射剂2周至数月，然后维持大环内酯类等药物口服。静脉注射药物包括阿米卡星（每次25mg/kg，每周3次）联合头孢西丁（12g/d）或阿米卡星（每次25mg/kg，每周3次）联合亚胺培南（每次500mg，每天2～4次）（表9-2）。

**表9-2　脓肿分枝杆菌病推荐治疗方案**

| 病变类型 | 推荐方案 | 推荐疗程 |
| --- | --- | --- |
| 肺病 | 大环内酯、头孢西丁和阿米卡星 | 痰菌阴转后12月 |
| 皮肤和软组织感染 | 大环内酯、阿米卡星和头孢西丁/亚胺培南结合手术 | 总疗程不少于4个月，注射类药物不少于2周 |
| 中枢神经系统感染 | 克拉霉素为核心、包含阿米卡星的方案 | 12个月 |
| 菌血症 | 至少两种药物（优先选择阿米卡星）结合取出导管和（或）手术切除感染灶 | 血培养阴转后至少4周 |
| 眼睛感染 | 局部用药（阿米卡星，克拉霉素）和（或）全身用药（克拉霉素，阿米卡星或头孢西丁）和（或）手术 | 6周至6个月 |

目前认为脓肿分枝杆菌肺病的预后与以后因素相关。

（1）感染脓肿分枝杆菌的亚种。Koh等研究24例为脓肿分枝杆菌脓肿亚种

肺病，33例脓肿分枝杆菌马赛亚种肺病，脓肿分枝杆菌脓肿亚种和马赛亚种症状改善率（75% *vs* 97%，$P<0.05$）、影像学改善率（42% *vs* 82%，$P<0.05$）、痰菌阴转率（25% *vs* 88%，$P<0.05$）有显著差异。

（2）患者是否接受了手术治疗。2010年美国的研究者报道：107 例脓肿分枝杆菌肺病患者中24例接受了抗生素联合手术治疗，49例患者痰菌阴转，其中16例痰菌阴转后复发。手术治疗组细菌学改善（痰菌阴转且持续1年以上）高于抗生素治疗组（57% *vs* 28%，$P$=0.022）。

脓肿分枝杆菌病目前缺乏有效的方案，合理的治疗方案和疗程还有待研究。值得注意的是，尽管喹诺酮类经常被用于脓肿分枝杆菌病的治疗，但Lee等指出脓肿分枝杆菌对环丙沙星和莫西沙星耐药率分别为82.6%和74.1%，对克拉霉素、头孢西丁和阿米卡星则有良好的灵敏度，耐药率分别为13.9%、15.1%和7.7%和55.6%。由于体外实验显示贝达喹啉、替加环素对脓肿分枝杆菌的MIC较低，已有用于治疗失败脓肿分枝杆菌病的报道。

龟分枝杆菌病治疗方案与脓肿分枝杆菌病类似，但预后优于脓肿分枝杆菌。治疗方案应选择至少两种有活性的药物，由于妥布霉素体外活性优于阿米卡星，应优先选择前者。龟分枝杆菌体外对头孢西丁耐药，不应使用头孢西丁而应选用亚胺培南。偶发分枝杆菌病治疗应选择不少于两种有活性的药物，细菌对喹诺酮、多西环素、米诺环素和磺胺类均敏感，但具有可诱导的大环内酯类耐药机制，应慎重使用大环内酯类药物。

## 三、治疗失败NTM肺病的治疗

目前认为一线方案对MAC肺病的治愈率为40%～55%，脓肿分枝杆菌肺病的治愈率为25%～30%，大量治疗失败的NTM肺病为临床治疗带来巨大挑战。研究者报道了新的药物和手术对治疗失败NTM肺病的疗效。

### （一）治疗失败NTM肺病的化学治疗

Philley等最近报道了贝达喹啉用于NTM病治疗的研究，尽管早在贝达喹啉问世时就发现了它对NTM也具有抑制作用，但用于NTM患者的治疗尚属首次报道。该研究包括6例治疗失败的鸟分枝杆菌复合群肺病和4例治疗失败的脓肿分枝杆菌肺病，这些患者在接受贝达喹啉治疗前接受了1～8年的抗NTM治疗，8例为克拉霉素耐药。患者被予以贝达喹啉联合其他合并药物（平均5种药物）。经过6个月治疗后，5例患者出现了一次或一次以上痰培养阴转，常见的药物不良反应包括恶心（6例）、关节痛（4例）、纳差和烦热（3例）。尽管贝达喹啉对结核分枝杆菌具有杀菌活性，但对于NTM仅具有抑菌活性。该研究表明贝达喹啉对治疗失败的MAC肺病和脓肿分枝杆菌肺病具有一定作用，但还需要更大的样本和对患者更长时间的随访评价其作用。对于一线方案治疗失败的MAC肺病，还可以考虑由间歇服药调整为每日服药、利福平调整为利福布丁、应用阿米卡星静脉注射和（或）雾化吸入。

### （二）治疗失败NTM肺病的手术治疗

由于NTM肺病化疗治愈率较低，手术治疗经常成为治愈患者最后的手段。日本从2008年至2012年，非结核分枝杆菌肺病手术例数增加76%，而同期肺结核手术病例则保持稳定。Mitchell指出NTM肺病手术适应证包括：①化疗失败；②有频繁或严重的咯血症状；③为延缓疾病进展而进行的病变消减手术。韩国研究者Kang等报道70例NTM肺病手术的疗效，患者中位数年龄50岁，24例为胞内分枝杆菌肺病，21例鸟分枝杆菌肺病，15例脓肿分枝杆菌肺病，8例马赛分枝杆菌肺病。38例表现为结节支气管扩张型，28例表现为纤维空洞型。手术指征包括：内科治疗失败（52例），残留空洞和严重支气管扩张（14例），咯血（4例）。术前痰菌涂片抗酸染色阳性44例，痰培养阳性54例。术式包括肺叶切除和肺叶加肺段切除（50例），肺段切除（11例），全肺切除或余肺切除（8例），双肺叶切除或双肺叶加肺段切除（4例），楔形切除（1例）。15例患者发生术后并发症，包括1例术后死亡，5例纤维空洞型的患者术后出现支气管胸膜瘘，57例患者术后痰培养阴性。作者认为：尽管手术治疗会出现一定的手术并发症，但使内科治疗失败的患者有机会被治愈。

## 四、颈部NTM淋巴结病的治疗

免疫正常的儿童，颈部淋巴结炎是常见的NTM病表现形式，最常见的病原菌是MAC。尽管有专家认为淋巴结切除是标准的治疗方案，但合理的治疗方案还有待研究。Zimmermann等对NTM淋巴结炎的不同处理方式进行了*Meta*分析，他们的研究包含了60篇文献的1951例患者，发现淋巴结完全切除的治愈率98%，抗分枝杆菌治疗治愈率73.1%，而未干预的患者70.4%痊愈。与不干预相比，只有完全切除与治愈率升高相关（*OR*33.1；95%*CI*：10.8～102.9；$P<0.001$）。但是，淋巴结完全切除的患者10%出现面神经麻痹，其中2%为永久麻痹。未干预的患者则与淋巴结肿大延迟消退相关。作者认为，NTM颈部淋巴结炎选择完全切除治愈率最高，但面神经麻痹发生率也最高。作者同时发现切开引流、刮除术和细针抽吸与治愈率降低和瘘管形成相关。在缺乏大规模设计良好的随机对照临床试验前提下，选择手术切除、抗分枝杆菌治疗或不干预取决于病变的范围和位置，以及患者对淋巴结肿大延迟消退的接受程度。

Gonzalez等报道儿童难治性NTM头颈部淋巴结病抗生素联合手术治疗的效果，通过回顾性的队列研究发现，72例患者年龄7～204个月，62%的患者为多处淋巴结病变，治疗方案包括切开引流、刮除术、抗生素治疗、切除以及手术结合抗生素治疗。34例患者仅接受手术切除，并发症发生率高达50%。18例患者由于病变范围和位置接受了抗生素联合手术治疗，并发症发生率高达67%。最常见的手术并发症包括面神经损伤（24.6%）、伤口愈合不佳或瘢痕形成（10.8%）和Frey's 综合征（6.2%）。作者认为，由于并发症发生率较高而且缺乏确实有效的方案，需要考虑患者病变部位和严重程度的风险再确定治疗方案。

## 五、皮肤软组织NTM病的治疗

皮肤软组织NTM病多发生于外伤、手术、美容、针灸后，也可以作为播散性分枝杆菌病的表现方式之一。最常引起皮肤软组织病变的NTM是快速生长分枝杆菌，多与医源性因素感染相关，海分枝杆菌和溃疡分枝杆菌等慢生长分枝杆菌也可引起皮肤软组织病变（表9-3）。其临床表现多为非特异性的，表现为脓肿、蜂窝织炎、结节、溃疡、脂膜炎、瘘管、毛囊炎等。皮肤软组织NTM病多种多样的表现形式增加了诊断难度，对于常规抗生素治疗效果欠佳的患者需考虑NTM病的可能性，根据菌种鉴定的结果选择合理的治疗方案（表9-4）。

**表9–3　引起皮肤软组织NTM病的常见NTM菌种**

| 病原菌 | 临床情况 |
|---|---|
| 海分枝杆菌 | 常见于免疫正常患者有微小创伤后接触淡水或海水 |
| 溃疡分枝杆菌 | 主要见于西非和澳大利亚 |
| 堪萨斯分枝杆菌 | 局部创伤后暴露于受污染的水或严重免疫缺陷患者 |
| 嗜血分枝杆菌 | 通常见于严重免疫缺陷患者 |
| 偶发分枝杆菌 | 多见于各种创伤或手术 |
| 脓肿分枝杆菌 | 多与院内使用受污染的水相关 |
| 龟分枝杆菌 | 继发于外伤、手术、注射、脂肪抽吸、激光手术、皮肤活检、莫氏显微手术、文身、针灸、修脚等 |

**表9–4　常见引起皮肤软组织NTM病的治疗方案**

| NTM 病 | 治疗方案 |
|---|---|
| 海分枝杆菌病 | 局部皮肤软组织感染：克拉霉素、多西环素、米诺环素或复方新诺明单药治疗 3 个月<br>严重皮肤软组织感染：联合应用利福平和乙胺丁醇 |
| 溃疡分枝杆菌病 | 联合应用利福平和链霉素疗程 8 周，抗生素治疗 4 周后病变增大者联合手术治疗，积极治疗合并的感染，对于较大皮肤缺损进行皮肤移植 |
| 堪萨斯分枝杆菌病 | 常规抗分枝杆菌治疗 |
| 嗜血分枝杆菌病 | 没有指南推荐的治疗方案，一般联合应用克拉霉素、利福布丁和环丙沙星 |
| 偶发分枝杆菌病、脓肿分枝杆菌病、龟分枝杆菌病 | 不推荐单药治疗，局部皮肤软组织损害口服两种敏感药物至少 2 个月；严重皮肤软组织损害或播散性病变起始用 2 ～ 3 种静脉注射药物，口服药物 6 ～ 12 个月 |

## 六、播散性NTM病的治疗

快生长分枝杆菌和慢生长分枝杆菌都可以引起播散性NTM病，常见病原菌包括MAC、堪萨斯分枝杆菌、嗜血分枝杆菌、海分枝杆菌、龟分枝杆菌，而M.genavense、脓肿分枝杆菌、偶发分枝杆菌有时也可引起播散性病变。播散性NTM病往往见于艾滋病、多毛细胞白血病、血液系统恶性肿瘤、造血干细胞移植、器官移植、使用生物制剂和长期使用糖皮质激素。其中多达24%的艾滋病患者发生播散性NTM病。

播散性NTM病患者的治疗要注意以下原则。

（1）适当调整原发病治疗方案。免疫抑制剂相关播散性NTM病在可能情况下要减少或停用免疫抑制药物，使用肿瘤坏死因子抑制剂的患者可以替换为阿巴西普或托珠单抗，后者引起分枝杆菌病的风险较低。

（2）注意治疗基础疾病药物与抗NTM药物的相互作用。器官移植的患者需使用环孢素、雷帕霉素（西罗莫司）时，与利福霉素和克拉霉素存在药物的相互作用，影响抗排异药物的效果可能使患者出现排异反应。

（3）播散性NTM病的治疗方案取决于具体菌种，但疗程取决于基础病是否完全去除，如对于低复发风险的艾滋病合并播散性MAC病，疗程不少于12个月，但高复发风险的患者需要终生抗MAC治疗。

## 七、2016年美国囊性纤维化基金会和欧洲囊性纤维化学会对囊性纤维化人群合并NTM肺病的治疗建议

1.大环内酯类药物的使用　大环内酯类药物（克拉霉素和阿奇霉素）是MAC肺病治疗的核心药物。与含克拉霉素的方案相比，含阿奇霉素的方案在有效率、痰菌阴转率以及发生大环内酯类耐药的比例方面没有显著差别。但是，2016年美国囊性纤维化基金会和欧洲囊性纤维化学会建议优先选择阿奇霉素，主要是考虑到除抗分枝杆菌活性外，阿奇霉素的药物浓度受利福霉素的影响不大，而且阿

奇霉素具有抗炎和免疫调节作用。

2.氨基糖苷类药物的使用　2007年美国胸科协会的NTM病诊治指南和2012年中华医学会结核病学分会的NTM病诊治指南都建议在空洞型、病变严重的结节支气管扩张型、复治或病灶广泛的MAC肺病应使用氨基糖苷类药物2～3个月。2016年美国囊性纤维化基金会和欧洲囊性纤维化学会建议，出现以下情况之一者应使用氨基糖苷类药物：①呼吸道标本涂片抗酸染色阳性；②出现肺部空洞或严重感染；③出现严重的全身症状。

3.NTM肺病的治疗分期　美国囊性纤维化基金会和欧洲囊性纤维化学会建议脓肿分枝杆菌肺病的治疗应该由起始期（initiation phase）和巩固期（Continuation phase）组成。起始期的目的是快速减少细菌负荷，通常至少联合两种静脉注射的抗生素，包括头孢西丁、亚胺培南、阿米卡星、替加环素等，疗程为数周至数月。巩固期除大环内酯类外，联合两种或两种以上的口服药物，包括氯法齐明、利奈唑胺和喹诺酮类，也可以同时雾化吸入阿米卡星。

（段鸿飞　初乃惠）

## 参考文献


1. Philley JV, Griffith DE. Treatment of slowly growing mycobacteria. Clin Chest Med, 2015,36(1):79-90.
2. Jeong BH, Jeon K, Park HY, et al. Intermittent antibiotic therapy for nodular bronchiectatic Mycobacterium avium complex lung disease. Am J Respir Crit Care Med, 2015,191(1):96-103.
3. Koh WJ, Jeong BH, Jeon K, et al.Response to Switch from Intermittent Therapy to Daily Therapy for Refractory Nodular Bronchiectatic Mycobacterium avium Complex Lung Disease. Antimicrob Agents Chemother, 2015,59(8):4994-4996.
4. Jarand J, Davis JP, Cowie RL, et al. Long Term Follow Up Of Mycobacterium Avium Complex Lung Disease In Patients Treated With Regimens Including Clofazimine and/or Rifampin. Chest, 2015, Oct 29. doi: 10.1378/chest.15-0543.
5. Griffith DE, Adjemian J, Brown-Elliott BA, et al. Semiquantitative Culture Analysis during Therapy for Mycobacterium avium Complex Lung Disease. Am J Respir Crit Care Med, 2015, 192(6):754-760.
6. Lee MR, Sheng WH, Hung CC, et al. Mycobacterium abscessus Complex Infections in Humans. Emerg Infect Dis, 2015, 21(9):1638-1646.
7. Koh WJ, Jeon K, Lee NY, et al. Clinical significance of differentiation of Mycobacterium massiliense

from Mycobacterium abscessus. Am J Respir Crit Care Med, 2011, 183(3): 405-410.

8. Jarand J, Levin A, Zhang L, et al. Clinical and Microbiologic Outcomes in Patients Receiving Treatment for Mycobacterium abscessus Pulmonary Disease. Clin Infect Dis,2011,52(5):565-571.

9. Lee MR, Sheng WH, Hung CC, et al. Mycobacterium abscessus Complex Infections in Humans. Emerg Infect Dis, 2015, 21(9):1638-1646.

10. Philley JV, Wallace RJ Jr, Benwill JL, et al. Preliminary Results of Bedaquiline as Salvage Therapy for Patients With Nontuberculous Mycobacterial Lung Disease.Chest, 2015,148(2):499-506.

11. Wallace RJ Jr, Dukart G, Brown-Elliott BA, et al. Clinical experience in 52 patients with tigecycline-containing regimens for salvage treatment of Mycobacterium abscessus and Mycobacterium chelonae infections. J Antimicrob Chemother,2014 ,69(7):1945-1953.

12. Kasperbauer SH, De Groote MA. The treatment of rapidly growing mycobacterial infections.Clin Chest Med,2015,36(1):67-78.

13. Shiraishi Y. Current status of nontuberculous mycobacterial surgery in Japan: Analysis of data from the annual survey by the Japanese Association for Thoracic Surgery. Gen Thorac Cardiovasc Surg, 2016, 64(1):14-17.

14. Mitchell JD. Surgical approach to pulmonary nontuberculous mycobacterial infections.Clin Chest Med,2015,36(1):117-122.

15. Kang HK, Park HY, Kim D, et al. Treatment outcomes of adjuvant resectional surgery for nontuberculous mycobacterial lung disease.BMC Infect Dis,2015,15:76.

16. Zimmermann P, Tebruegge M, Curtis N, et al. The management of non-tuberculous cervicofacial lymphadenitis in children: A systematic review and meta-analysis. J Infect, 2015,71(1):9-18.

17. Gonzalez C, Petersen MG, Miller M, et al. Complex nontuberculous mycobacterial cervicofacial lymphadenitis: What is the optimal approach? Laryngoscope,2015, Sep 15. doi: 10.1002/lary.25603.

18. Gonzalez-Santiago TM, Drage LA. Nontuberculous Mycobacteria: Skin and Soft Tissue Infections. Dermatol Clin, 2015,33(3):563-577.

19. Henkle E, Winthrop KL. Nontuberculous mycobacteria infections in immunosuppressed hosts. Clin Chest Med,2015,36(1):91-99.

20. Floto RA, Olivier KN, Saiman L, et al. US Cystic Fibrosis Foundation and European Cystic Fibrosis Society consensus recommendations for the management of non-tuberculous mycobacteria in individuals with cystic fibrosis. Thorax,2016,71( Suppl 1):i1-i22.